LE MOUVEMENT

ET LES

Exercices physiques

LEÇONS PRATIQUES SUR LES SYSTÈMES OSSEUX ET MUSCULAIRE

Faites à l'Association philotechnique de Saint-Denis

PAR LE Dr L. E. DUPUY

MÉDECIN DE L'HÔPITAL DE SAINT-DENIS, ANCIEN INTERNE DES HÔPITAUX DE PARIS

PRÉCÉDÉES D'UNE INTRODUCTION

PAR LE Dr DASTRE

PROFESSEUR DE PHYSIOLOGIE A LA FACULTÉ DES SCIENCES DE PARIS

Avec 139 figures intercalées dans le texte

PARIS

J.-B. BAILLIÈRE ET FILS	BERGER-LEVRAULT ET Cie
RUE HAUTEFEUILLE, 19	RUE DES BEAUX-ARTS, 5
(près le boulevard Saint-Germain)	(MÊME MAISON A NANCY)

1893

Tous droits réservés

LE MOUVEMENT

ET

LES EXERCICES PHYSIQUES

PRINCIPALES PUBLICATIONS SCIENTIFIQUES DU Dr L. E. DUPUY

Abcès lymphatiques du membre supérieur. (*Annales de dermatologie*, 1870.)

Polype fibreux à apparitions intermittentes. (*Gazette des Hôpitaux*, 1872.)

De la Syphilis osseuse héréditaire des nouveau-nés. (*Mouvement Médical*, 1872.)

Thrombose de l'artère fémorale. (*Bulletins de la Société anatomique*, 1872.)

Épithélioma tubulé de la marge de l'anus. (*Ibid.*, 1872.)

Élongation hypertrophique de la portion sous-vaginale du col. (*Revue photographique des Hôpitaux*, 1872.)

Étude sur la Faradisation d'après Weisflau. (*Mouvement Médical*, 1872.)

Étude sur quelques lésions du mésentère dans les hernies. (Duval, éditeur, 6, rue des Écoles, Paris, 1873.)

Des Injections sous-cutanées d'agents stimulants dans les états adynamiques graves. (*Progrès Médical*, 1873.)

Traitement de la pneumatose intestinale. (*Union Médicale*, 1873.)

Du Traitement des kystes hydatiques du foie par aspiration. (*Mouvement Médical*, 1873.)

Lipôme sous-parotidien. (*Bulletins de la Société anatomique*, 1873.)

Des Rétrécissements du bassin. (*Annales de Gynécologie*, 1874.)

De la Perforation des parois utérines par l'hystéromètre. (Thèse, Paris, 1874.)

Contribution à l'étude des polypes naso-pharyngiens. (*Progrès Médical*, 1875.)

De l'Élongation hypertrophique de la portion vaginale du col utérin. (*Ibid.*, 1875 et 1876.)

Contribution à l'étude des Jumeaux, par AHFLLD. Traduit de l'allemand par L. E. Dupuy. (*Annales de Gynécologie*, t. III, IV, V, 1875-1876.)

De la Situation des invalides en Allemagne et en Autriche-Hongrie. (230 pages, J. Dumaine, 2, rue Christine, Paris, 1876.)

Des Accidents gravido-cardiaques. (*Gaz. Obstétricale*, 1876.)

Des Dangers de la section du filet chez les nouveau-nés. (*Ibid.*)

Hémorrhagie de l'ombilic, causée par la rupture du cordon au moment de l'expulsion. (*Ibid.*, 1877.)

Promenade d'un accoucheur à l'Exposition universelle de 1878. (Brochure in-8°, avec nombreuses figures. Berger-Levrault et Cie, 5, rue des Beaux-Arts, Paris, 1879.)

Empoisonnements par l'arsenic. (*Progrès Médical*, 1880.)

Du Préjugé et de la Superstition en médecine. (Berger-Levrault et Cie, Paris, 1880.)

Les Thèses du concours d'agrégation de 1881, avec une préface de M. le professeur PAJOT. (Berger-Levrault et Cie, Paris, 1881.)

Du Méphitisme des gaz d'égout. (*Progrès Médical*, 1882.)

Des Injections sous-cutanées d'éther sulfurique et de leur application au traitement du choléra dans la période algide. (Delahaye et Lecrosnier, éditeurs, place de l'École-de-Médecine, Paris, 1882.)

Isolement et antisepsie médicale à l'hôpital de Saint-Denis. (Vve Babé et Cie, éditeurs, place de l'École-de-Médecine, Paris, 1892.)

Le Choléra à l'hôpital de Saint-Denis. (*Progrès Médical*, 1892.)

Le Mouvement et les Exercices physiques. Leçons pratiques sur les systèmes osseux et musculaire faites à l'Association philotechnique de Saint-Denis. Ouvrage précédé d'une introduction de M. Dastre, professeur de physiologie à la Faculté des sciences de Paris, et orné de 139 fig. intercalées dans le texte. (J.-B. Baillière et Berger Levrault et Cie, éditeurs, Paris, 1893.)

En préparation :

Facultés intellectuelles et Somnambulisme. Leçons pratiques sur le système nerveux faites en 1892 à l'Association philotechnique de Saint-Denis.

LE MOUVEMENT

ET LES

Exercices physiques

LEÇONS PRATIQUES SUR LES SYSTÈMES OSSEUX ET MUSCULAIRE

Faites à l'Association philotechnique de Saint-Denis

PAR LE Dr L. E. DUPUY

MÉDECIN DE L'HÔPITAL DE SAINT-DENIS, ANCIEN INTERNE DES HÔPITAUX DE PARIS

PRÉCÉDÉES D'UNE INTRODUCTION

PAR LE Dr DASTRE

PROFESSEUR DE PHYSIOLOGIE A LA FACULTÉ DES SCIENCES DE PARIS

Avec 139 figures intercalées dans le texte

PARIS

J.-B. BAILLIÈRE ET FILS	BERGER-LEVRAULT ET Cie
RUE HAUTEFEUILLE, 19	RUE DES BEAUX-ARTS, 5
(près le boulevard Saint-Germain)	(MÊME MAISON A NANCY)

1893

Tous droits réservés

INTRODUCTION

Le livre de M. Dupuy est la reproduction d'un
enseignement éprouvé par vingt années de succès.
Cet enseignement, l'un des plus utiles qui puissent être offerts au public, a été, en fait, l'un de
ceux qu'il a le mieux compris et le plus goûtés.
Le lecteur fera certainement à l'ouvrage imprimé
le même accueil empressé que l'auditeur a fait
aux leçons du maître.

Je voudrais dire en quelques mots ce qui constitue le mérite et l'originalité de ce livre : et je
voudrais le dire à tous ceux à qui il s'adresse,
depuis l'élève des lycées ou des écoles normales
qui y trouvera le développement d'une partie de
son programme d'études, jusqu'au simple curieux,
lettré ou non, qui y rencontrera la solution de la
plupart des énigmes relatives à l'organisation.

Le plus difficile est de trouver dans les cadres

usuels de l'enseignement un titre pour ces leçons. C'est un cours d'hygiène, sans doute, c'est-à-dire qu'il tend à la connaissance des préceptes de cet art, qui devrait être cher à l'humanité puisqu'il lui enseigne à conserver et à cultiver le plus précieux de ses biens matériels, la santé. Mais la santé, c'est le maintien du fonctionnement régulier et harmonique des organes. Il faut, pour la comprendre, connaître l'organisation dans son état normal, c'est-à-dire l'anatomie et la physiologie, et la connaître aussi dans ses déviations et ses irrégularités, c'est-à-dire savoir la pathologie. Toutes ces notions se soutiennent et se complètent les unes les autres; elles s'éclairent les unes par les autres. Il n'est pas un acte, le plus simple de ceux qui s'exécutent en nous, qui ne suppose pour être compris des connaissances empruntées à toutes ces sciences biologiques. Ce qui se fait en nous continuellement, ce que nous faisons sans le savoir, c'est de l'anatomie, de la physiologie, de la pathologie, de l'hygiène, mêlées, entrelacées, combinées de la façon la plus étroite et la plus intime.

C'est précisément cet entrelacement des sciences connexes, des sciences biologiques, intervenant dans l'explication de l'homme en repos ou en action, c'est-à-dire dans la réalité naturelle, que l'auteur a voulu nous représenter. Tandis que toutes ces sciences s'enseignent à part, isolément, indépendamment les unes des autres, il faut cependant bien qu'elles se synthétisent dans une tête bien faite, qu'elles s'y combinent et s'y intègrent. — Imaginons qu'un savant versé dans toutes ces études veuille appliquer son attention à l'une des manifestations les plus ordinaires de sa vie quotidienne. Il sera obligé de puiser, pour ainsi dire, à toutes les sources qui lui sont familières ; il sera contraint de consulter tous les casiers où sont classées les connaissances qu'il a acquises isolément par une étude fragmentaire et distincte : et il les rapprochera, les combinera, les éclairera par une opération de synthèse compréhensive.

Voilà le travail que l'auteur a fait pour nous en donner le résultat. Il nous enseigne donc ce qu'il faut d'anatomie, de physiologie, de pathologie, et de beaucoup d'autres sciences pour avoir une idée suffisante des conditions de notre vie.

On se rend compte de l'attrait et de l'utilité d'une telle manière de faire. Le lecteur ne perd jamais pied : il se sent toujours sur le terrain solide des faits. La théorie n'intervient que pour éclairer l'application : la déduction pratique sort de la notion aride. L'enseignement se vivifie, s'anime, palpite. C'est de la biologie substantielle.

Tel est le but que s'est proposé l'auteur de cet ouvrage; il l'a réalisé exactement, simplement, et de la manière qui convenait le mieux aux besoins de son public.

La tentative est originale, encore bien que d'autres, auparavant, aient ouvert la voie. Parmi les initiateurs il est nécessaire de citer d'abord Gratiolet, le plus éloquent des naturalistes, l'auteur d'un livre admirable sur les mouvements de la physionomie. Paul Bert, plus tard, créa, pour ainsi dire, le modèle du genre. Dans ses leçons professées de 1869 à 1879 à l'association pour l'enseignement secondaire des jeunes filles, et publiées sous le nom de *Leçons de zoologie*, Paul Bert a essayé, avec un grand succès, cette mixture de l'anatomie, de la physiologie, de la médecine, de l'hygiène et de la vie pratique. Les exemples abondent; c'est ainsi qu'à propos du squelette, il décrit les déviations de la colonne vertébrale, l'hydrocéphalie, l'ostéomalacie, les fractures, les nécroses ; puis, les maladies des articulations, l'arthrite, la coxalgie ; à propos des muscles, le torticolis, l'atrophie musculaire ; à propos des dents, la carie dentaire, la production des abcès dentaires, la pratique des dentistes pour cautériser la pulpe, oblitérer la cavité ou exécuter l'avulsion.

C'est dans cette voie que M. Dupuy s'est engagé résolument. Il y récoltera les mêmes succès : je devrais dire qu'il les a déjà recueillis. Il a pu juger en effet quel intérêt cette forme d'enseignement excitait dans cet auditoire varié de l'Association philotechnique qui est comme un raccourci de notre Société, à tous ses degrés. Il s'adressait là à des écoliers, des étudiants, des employés, des ouvriers, des artisans, des bourgeois, des femmes, des enfants, des jeunes filles. Le professeur a pu observer chez beaucoup d'entre eux, d'une culture cependant assez négligée, une grande ardeur pour ce genre d'études et des merveilles d'assimilation. Paul Bert, dans un autre milieu, avait fait des constatations analogues.

La publication de ce livre est donc un service rendu à toutes les bonnes volontés qui existent en puissance, et à toutes les curiosités qui attendent leur aliment.

Dirai-je, maintenant, en détail comment l'au-

teur a exécuté sa tâche et rempli son programme ? Faut-il que j'explique au lecteur la variété et l'agrément des excursions par lesquelles
on le distrait des fatigues de l'étape ? Ce serait
faire une chose inutile. Que le lecteur aborde tout
de suite et sans plus long préambule l'ouvrage qui
s'ouvre ici, et qu'il suive avec confiance le guide
qui s'offre à lui. C'est un guide sûr qui ne l'éga-
rera pas.

A. Dastre.

PRÉFACE

—

Décrire l'appareil du mouvement en tirant de cette description toutes les déductions pratiques qu'elle comporte, tel est le but poursuivi dans ce livre.

En même temps que le squelette, nous avons étudié : l'angle facial chez l'homme et les animaux ; les attitudes vicieuses dans leurs rapports avec les déviations de la colonne vertébrale ; la scoliose et les mobiliers scolaires ; les points de repère osseux sur lesquels repose l'anthropométrie qui a été envisagée à un triple point de vue : ethnologique, artistique, criminel ; la croissance, ses maladies et ses anomalies ; le rachitisme et ses causes ; les fractures et les premiers soins à donner aux blessés…

A propos des articulations, nous avons insisté sur le traitement de l'entorse et des luxations, sur les dangers que fait courir l'intervention de rebouteurs ignorants.

L'étude des organes actifs du mouvement nous a montré que l'homme tient réellement sous sa dépendance le système musculaire et le peut développer à son gré par l'exercice, que cet exercice a une influence salutaire et utile sur les autres fonctions de l'économie, notamment sur l'intelligence.

Les dangers du surmenage ont longuement attiré notre attention ; une rigoureuse interprétation des phénomènes chimiques de la contraction musculaire démontre que ce surmenage peut être aussi bien physique qu'intellectuel, que ses conséquences seront également fatales chez le soldat exténué par des marches forcées et chez le polytechnicien dont le travail cérébral exagéré n'est pas suffisamment réparé par le repos et le sommeil.

Nous avons analysé, au point de vue physiologique, la marche, la course, le patinage, le saut, la natation, l'équitation, la vélocipédie, le canotage et la gymnastique classique. On sait que cette dernière a été vivement attaquée en ce temps d'anglomanie à outrance ; il nous a été facile de démontrer l'injustice, voire même le danger de ces attaques. Nos gymnastes, puissamment organisés aujourd'hui, ne constituent-ils point une des forces vives de la patrie, et cette jeunesse disciplinée, robuste, rompue à tous les exercices corporels, endurante à la fatigue, n'est-elle pas devenue un des éléments importants de la défense nationale ?

Si nous avons visé à satisfaire chez nos lecteurs cette curiosité naturelle de l'esprit qui aspire à connaitre l'intime structure du corps, les ingénieux et compliqués rouages de la vie, nous avons dû reconnaitre que cette étude, pour être intéressante, n'est pas dépourvue d'aridité : par de nombreuses figures nous avons essayé de la rendre plus facile sans l'amoindrir.

De même, à la fin des principaux chapitres, nous avons résumé et classé les notions de médecine usuelle en un système de tableaux qui permettent d'embrasser, d'un coup d'œil, la pathologie de chaque système organique.

L'appareil du mouvement doit être bien connu de tout artiste soucieux de respecter scrupuleusement la vérité anatomique ; nous avons étudié à ce point de vue spécial les proportions du corps, les principaux canons, la musculature humaine, la physionomie dont nous avons suivi les transformations dans les œuvres d'art à travers les siècles.

Terminons par un respectueux hommage à nos anciens maîtres Küss, Morel, Beaunis et Bouchard qui professèrent avec tant d'éclat l'anatomie et la physiologie pendant les dernières années de la Faculté française de Strasbourg : leurs leçons nous ont constamment inspiré dans cette publication.

L.-E. DUPUY.

LE MOUVEMENT

ET

LES EXERCICES PHYSIQUES

———— ✕ ————

GÉNÉRALITÉS SUR L'ORGANISME HUMAIN

————

CLASSIFICATION DES ORGANES ET DES FONCTIONS

Structure générale du corps humain. — Le corps est composé de parties solides nommées *tissus* et de parties liquides nommées *humeurs*.

Les *tissus* sont formés par la juxtaposition ou l'enchevêtrement de petits corps microscopiques nommés *éléments anatomiques*.

Ces éléments sont des petites cellules plus ou moins arrondies, des fibres en forme de fuseau, des tubes allongés ou contournés de façons diverses. En se combinant, ils forment les tissus des os, des muscles, des nerfs ou *tissus osseux, musculaire, nerveux*, etc., etc.

Les *humeurs* sont les parties liquides ou demi-liquides du corps ; à un grossissement convenable on voit qu'elles renferment en suspension dans l'eau de petits éléments analogues à ceux que nous venons de signaler dans les tissus et notamment de petites cellules arrondies ou globules.

Ainsi le sang qui est certainement l'humeur la plus importante du corps est un liquide dans lequel se trouvent des quantités innombrables de petits globules qui lui donnent sa coloration et ses propriétés.

Humeurs et tissus en se réunissant intimement, en affectant des formes particulières, constituent les *organes,* véritables instruments dont le jeu porte le nom de *fonctions.* Ainsi l'œil est un *organe,* formé à la fois d'humeurs et de tissus, dont la *fonction* s'appelle vision.

Lorsque plusieurs organes concourent à produire une même fonction, leur ensemble prend le nom d'*appareil.* Citons un exemple : la bouche, la gorge, l'estomac, l'intestin et le foie sont des organes qui tous concourent à une *fonction* unique, la digestion ; ils constituent l'*appareil* de la digestion.

Classification des fonctions et appareils. — Les diverses fonctions de l'organisme ont pour but de conserver l'individu et d'en propager l'espèce.

Elles se divisent en trois grandes classes :

Ire CLASSE. — Les **fonctions de relation** mettent l'homme en rapport avec le monde extérieur et surtout avec son semblable. Propres aux animaux, elles ne s'observent pas dans le règne végétal ; aussi les désigne-t-on également sous le nom de *fonctions de la vie animale.* Elles comprennent : 1° le *mouvement* actif et notamment la *locomotion* par laquelle l'homme se déplace à son gré ; 2° la *sensibilité* qui lui donne la faculté de percevoir les impressions venues du dehors, c'est-à-dire d'entendre, de voir, de sentir, etc., et l'*intelligence* qui élabore ces excitations extérieures perçues.

2e CLASSE. — Les **fonctions de nutrition** entretiennent le corps dans son intégrité malgré les pertes incessantes qu'il éprouve. On a dit : « La nutrition est la vie » ; en effet l'existence cesse lorsque la nutrition ne se fait plus ou ne se fait qu'imparfaitement.

Communes aux animaux et aux végétaux, elles portent aussi le nom de *fonctions de la vie végétative*.

Elles comprennent : 1° la *digestion* qui introduit dans l'organisme les aliments et les transforme en un liquide nourricier apte à passer dans le sang ; 2° la *circulation* du sang qui reçoit les produits de la digestion et les charrie dans tous les recoins de l'organisme, dans la profondeur des tissus de nos organes, afin de les entretenir et de les régénérer ; 3° la *respiration* par laquelle le sang, chargé de principes nuisibles, s'en débarrasse dans le poumon et s'y purifie au contact de l'air atmosphérique.

3ᵉ CLASSE. — Les **fonctions de reproduction**, destinées à propager l'espèce, consistent dans la formation, la fécondation et le développement du germe humain. Celui-ci est une simple cellule arrondie, mesurant 1 à 2 dixièmes de millimètre et par conséquent à peine visible à l'œil nu : on le nomme *ovule*. Tel est l'homme à son début et cette humble cellule a parfois de hautes destinées puisqu'elle pourra s'appeler un jour, après avoir évolué, Victor Hugo ou Napoléon Iᵉʳ.

Du reste, notre corps reste à tout âge une agglomération d'innombrables cellules plus ou moins modifiées, nos organes étant constitués par ces éléments anatomiques. L'homme naît de la cellule et demeure un composé de cellules dans chacune desquelles se passent les échanges continuels de la nutrition, c'est-à-dire les phénomènes essentiels de la vie.

PREMIÈRE PARTIE

LES OS

CHAPITRE Ier

GÉNÉRALITÉS SUR LES OS

Les mouvements volontaires du corps sont produits par les *muscles* agissant sur les *os*.

Les os sont des pièces dures, rigides qui forment la charpente du corps des animaux ; leur rôle dans le mouvement est purement passif, tandis que celui des muscles est, au contraire, essentiellement actif ; c'est en se contractant que les muscles mettent les os en mouvement.

But. — Les os du corps, dont l'ensemble porte le nom de *squelette,* ont un triple but : 1° ils déterminent la forme générale du corps ; 2° ils soutiennent les organes, leur donnent un point d'appui et les protègent contre les violences extérieures : ainsi le crâne, qui ressemble à une véritable boîte, renferme le cerveau, le soutient, et empêche les agents vulnérants de l'atteindre ; 3° ils donnent insertion aux muscles et concourent ainsi à produire le mouvement.

Forme. — Les os affectent différentes formes et, à ce point de vue, peuvent être divisés en 3 classes : 1° les os *plats,* véritables lames aplaties qui, en prenant différentes formes, recouvrent les principaux organes ; tels sont : le crâne, le sternum, l'omoplate, les os iliaques ; 2° les os *courts,* dont l'aspect se rapproche le plus souvent d'un petit cube ; ils existent dans la colonne vertébrale ou aux extrémités des membres ; 3° les os *longs,* qui constituent de véritables bras de levier légers et résistants ; ils se trouvent dans les membres. Leur partie médiane est cylindrique, mince, allongée ; elle porte le nom de *diaphyse ;* leurs extrémités sont, au contraire, renflées en forme de tête et sont nommées *épiphyses.* Cette variété d'os est surtout destinée à produire le mouvement ; leur longueur les expose aux fractures plus que les deux précédentes variétés.

Composition chimique. — La matière de l'os est composée de sels calcaires intimement associés à une matière organique, nommée *osséine.*

En plaçant un os dans un vase rempli d'acide chlorhydrique dilué, on le trouve au bout de quelques jours complètement ramolli : l'acide a dissous les sels calcaires et il ne reste plus que l'*osséine,* sous forme d'une masse demi-transparente conservant tous les détails de structure de l'os. L'osséine a la même composition chimique que la *gélatine,* mais elle est insoluble dans l'eau, tandis que la gélatine est soluble. Il suffit de faire bouillir l'osséine avec de l'eau pendant un temps assez long pour la transformer en gélatine employée journellement sous le nom de *colle d'os.*

Les sels calcaires, principes minéraux qui donnent à l'os sa dureté, sont le phosphate de chaux et le carbonate de chaux ; on trouve aussi dans les os une faible proportion de phosphate de magnésie.

Tableau indiquant la proportion p. 100 des éléments chimiques de l'os.

Matière organique (osséine) 31

Matières minérales.
{ Phosphate de chaux. 60
Carbonate de chaux. 8
Phosphate de magnésie 1

Cette analyse démontre que le phosphate de chaux est indispensable au développement et à la nutrition des os ; il faut, pour que le système osseux d'un nouveau-né s'accroisse régulièrement, lui administrer un aliment renfermant ce sel en quantité suffisante. Or, le lait remplit largement cette condition : il renferme 2/1000 environ de son poids de phosphate de chaux. Une nutrition défectueuse et une alimentation trop pauvre en phosphate et sels de chaux peuvent engendrer l'*Ostéomalacie* et le *Rachitisme*.

L'ostéomalacie est caractérisée par une mollesse et une flexibilité extrêmes des os ; le tissu osseux subit une altération spéciale dans sa structure et dans sa composition chimique ; l'élément calcaire qui lui donne sa solidité a disparu en partie et l'os frappé par l'ostéomalacie ressemble fort à celui qui a été traité par l'acide chlorhydrique dilué. Le corps humain, n'étant plus soutenu par une charpente osseuse solide, présente un aspect tout à fait lamentable : la position accroupie ou couchée est seule possible : les os des membres, mous comme de la cire, ne peuvent exécuter les mouvements les plus simples ou se brisent au moindre effort : la mâchoire inférieure même peut se ramollir au point de ne plus permettre de mâcher les aliments ; tout le corps finit par se déformer d'une façon extraordinaire ; ainsi, chez la femme Supiot dont l'histoire est relatée dans les *Mémoires de l'Académie des Sciences* (1743), les membres inférieurs s'étaient recourbés insensiblement vers le haut des bras, si bien que le pied gauche avait fini par servir d'oreiller à la tête.

Le **rachitisme** consiste également dans un vice de nutrition des os ; c'est une maladie de l'enfance et surtout de l'enfance pauvre des grandes villes dont le sang souvent est vicié dès la naissance et qui est élevée dans de mauvaises conditions d'hygiène et d'alimentation. Le rachitisme débute ordinairement au moment de la dentition, c'est-à-dire six ou huit mois après la naissance ; il est caractérisé par un *gonflement noueux* des extrémités articulaires des os (on dit vulgairement que ces enfants sont noués), par des déformations ou incurvations vicieuses des os longs, par une diminution considérable des sels calcaires qui, dans la composition des os, sont remplacés par de la graisse et du tissu cartilagineux. Chez l'enfant rachitique, les fontanelles persistent au delà du terme normal, la dentition est lente, les déformations noueuses apparaissent au genou et à la jonction des côtes et des cartilages costaux (chapelet rachitique), la poitrine, la colonne vertébrale et le bassin se déforment, le ventre devient saillant, les os des cuisses et des jambes se recourbent au point de gêner la marche. Cet état reste souvent stationnaire pendant un ou deux ans, puis les os se consolident, la guérison survient, mais les déformations susindiquées persistent. Jules Guérin a démontré par l'expérience suivante que le rachitisme était causé souvent par une alimentation vicieuse et notamment par la privation du lait chez les enfants sevrés prématurément : il prit des chiens d'une même portée et en laissa la moitié à la mère : ceux-ci, élevés à la mamelle, se développèrent parfaitement ; les autres furent nourris exclusivement avec de la viande : ils devinrent rachitiques.

Structure. — Le tissu osseux se présente sous deux aspects différents (*tissu compacte* et *tissu spongieux*) : à la partie médiane des os longs, il est dur, éburné, blanc, constituant un tube résistant au centre duquel se trouve un canal qui renferme une substance nommée moelle (*canal médullaire*), c'est le *tissu compacte ;* aux extrémités des os longs et dans

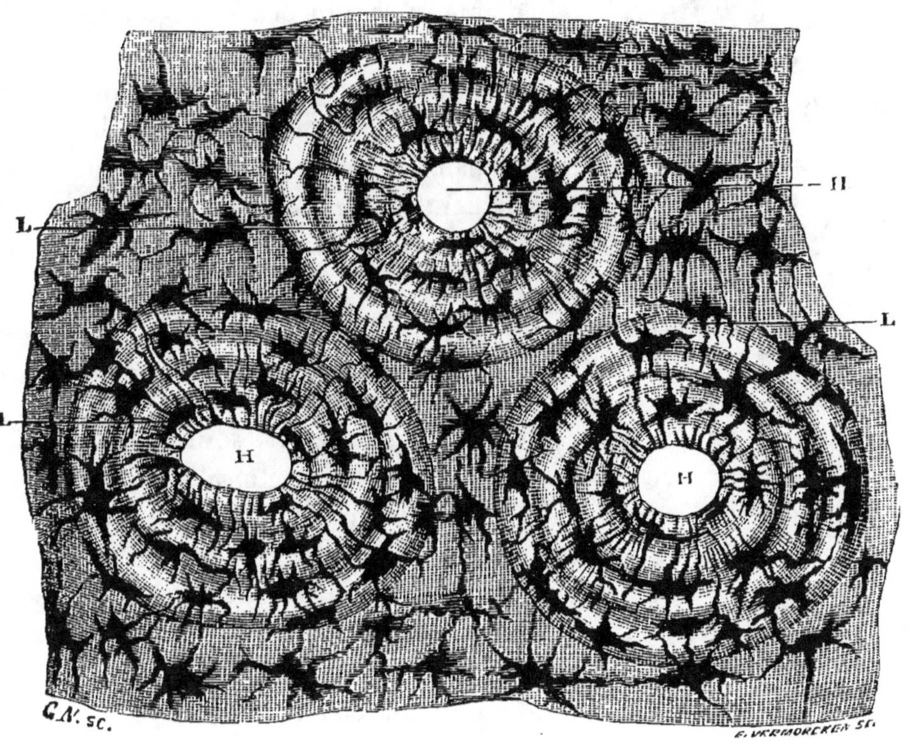

Fig. 1. — Coupe transversale d'un os examinée au microscope.

H, H, H. Canaux de Havers. — L, L, L. Cellules osseuses.

les os courts, il se présente sous forme de lamelles très minces, irrégulièrement enchevêtrées, au point de rappeler les pores d'une éponge, d'où le nom de *tissu spongieux ;* une couche plus ou moins épaisse de tissu compacte re- couvre et protège ce dernier (voir fig. 57).

Examiné au microscope, l'os se montre composé de petits corps dits *cellules osseuses* ou *ostéoplastes*, garnis d'une foule de minces prolongements qui communiquent entre eux. Ces *cellules osseuses* ont environ un centième de millimètre de diamètre et sont placées régulièrement en couches concentriques autour de petits canaux qui sillonnent en tous sens le tissu osseux (canaux de Havers) et qui communiquent avec les prolongements des cellules osseuses (fig. 1, 2, 3).

Chaque os est complètement enveloppé d'une membrane fibreuse, riche en vaisseaux, nommée *périoste*.

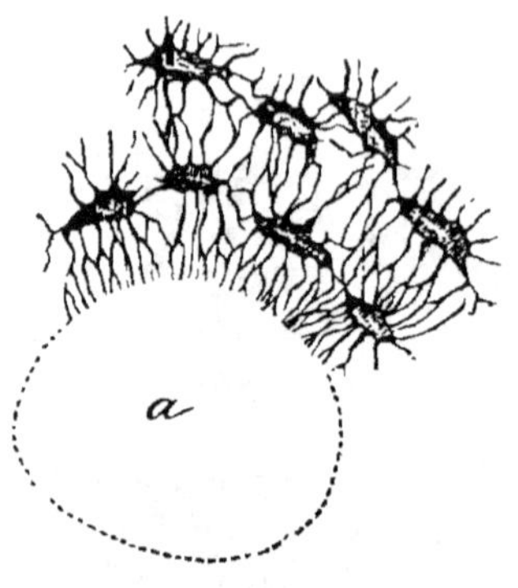

Fig. 2. — Communication des cellules osseuses avec les canaux de Havers.

Tous les canaux qui existent dans les os sont remplis d'une substance grasse, rougeâtre, nommée *moelle osseuse*, qui vient également se loger dans les mailles du tissu spongieux et sous le périoste. Elle joue un rôle important dans la croissance des os et jouit de la propriété de former du tissu osseux. Cette propriété est fréquemment utilisée par les chirurgiens ; lorsqu'ils sont obligés d'enlever des os ou des parties d'os malades, ils ont soin de respecter le périoste avec la moelle qui le tapisse intérieurement : celle-ci reformera un os nouveau à la place de celui qui manque.

On cite cet opéré de Maisonneuve qui quitta l'Hôtel-Dieu avec trois tibias : deux sains, dont un régénéré par le périoste, aux jambes, et le troisième, en poche : ce dernier, atteint de nécrose, ayant été enlevé par l'habile chirurgien.

Il peut même arriver que, par exagération de la puissance formatrice de la moelle, des couches osseuses nouvelles se forment sur un point nettement circonscrit de la surface

osseuse : la saillie anormale qui en résulte porte le nom
d'*exostose* (fig. 4).

Le périoste vient-il à s'enflammer, il en résulte une *périos-*

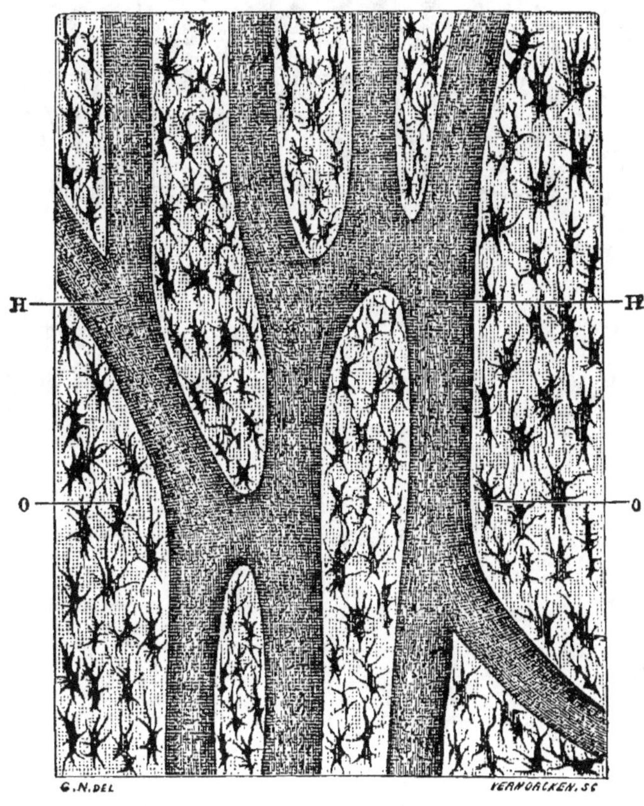

Fig. 3. — Coupe longitudinale d'un os examinée au microscope.

H, H. Canaux de Havers. — O, O. Cellules osseuses.

tite. Cette affection s'observe surtout aux endroits où le
périoste, superficiellement placé sous la peau, est exposé
aux chocs extérieurs, comme à la face antérieure du tibia,
par exemple. Sous l'influence de l'inflammation, le périoste

se vascularise, s'épaissit et parfois se détache plus ou moins
de l'os ; finalement la suppuration peut se produire et

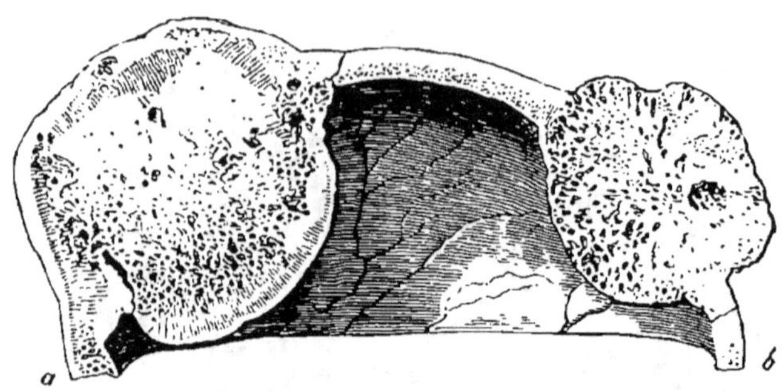

Fig. 4. — Exostoses du crâne.

lorsque le pus s'insinue entre l'os et le périoste, il en résulte
un *abcès sous-périostique* qui s'accompagne de douleurs
atroces.

CHAPITRE II

LE SQUELETTE

(Fig. 5)

Le squelette est l'assemblage de tous les os du corps ; il se divise en trois parties : la tête, le tronc et les membres.

§ I. — *LA TÊTE*

Elle comprend le *crâne* et la *face*, séparés par un plan oblique allant de la racine du nez à l'occiput. Le crâne est placé au-dessus et en arrière de la face.

a) CRANE (Fig. 6, 7, 8)

Véritable boîte osseuse de forme ovoïde, il renferme le cerveau, le cervelet et la moelle allongée et protège ces organes importants contre les chocs extérieurs. Sa partie supérieure, très convexe, est la *voûte du crâne* ; l'inférieure, plus aplatie, la *base*.

Formée d'os plats, ayant à peu près la même épaisseur, solidement réunis les uns aux autres par des dentelures s'enchevêtrant réciproquement, la voûte du crâne, quoique fort résistante, jouit d'une élasticité relative. On la démontre par une expérience curieuse : un crâne pris récemment sur un cadavre est dépouillé de son contenu et des parties molles

a. Frontal.

c. Orbite.

e. Maxillaire infé-
rieur.

g. Omoplate.

l. Os iliaque.

o. Carpe.
p. Métacarpe.

q. Phalanges.

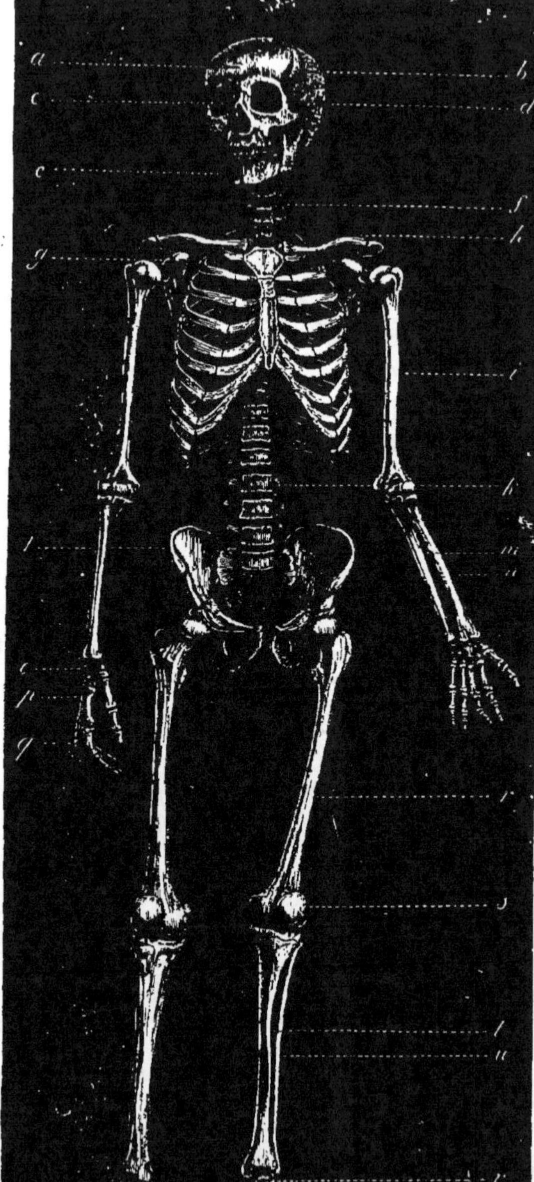

b. Pariétal.
d. Temporal.

f. Vertèbres cervi-
cales.
h. Clavicule.

i. Humérus.

k. Vertèbres lom-
baires.

m. Cubitus.
n. Radius.

r. Fémur.

s. Rotule.

t. Tibia.
u. Péroné.

v. Tarse.
x. Métatarse.
y. Phalanges.

Fig. 5. — Squelette.

qui l'entourent; puis l'expérimentateur le prend à pleines mains de telle façon que la voûte regarde en bas et le laisse tomber d'une hauteur modérée sur un sol résistant; il le voit rebondir à la façon d'une balle élastique.

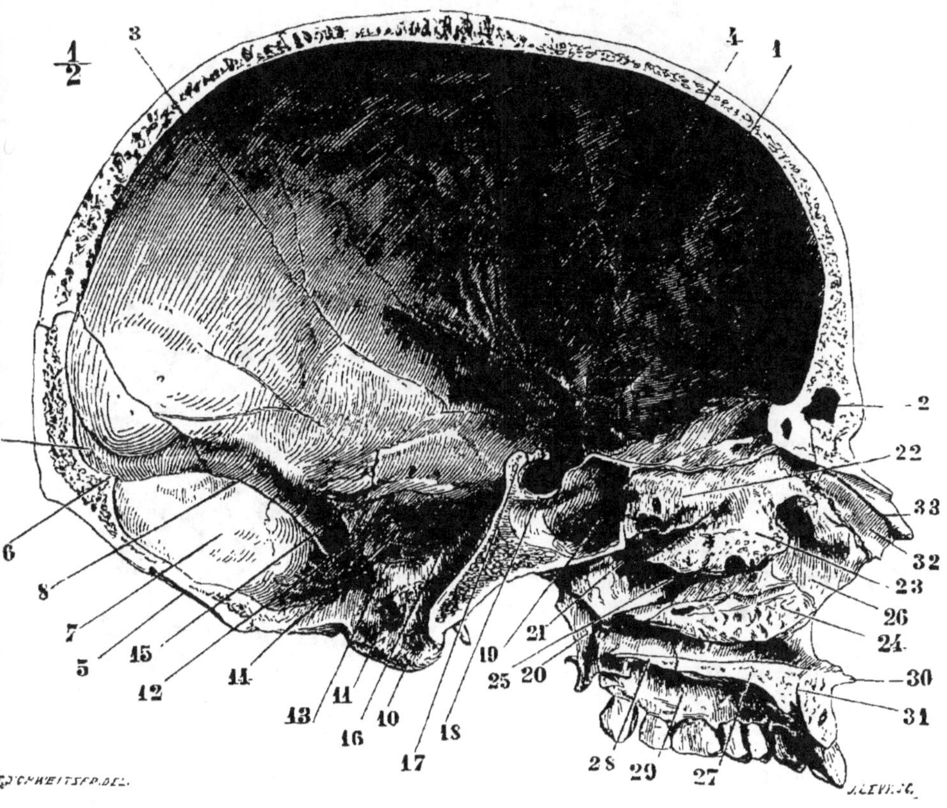

Fig. 6. — Coupe antéro-postérieure et médiane du crâne et de la face.

1, 3, 4. Cavité crânienne dont on a retiré le cerveau, le cervelet et la moelle allongée. — 2. Os frontal. — 5, 6, 7, 8, 9, 10. Os occipital. — 17, 18, 19, 20, 21. Os sphénoïde. — 22, 23. Os ethmoïde. — 26, 27, 29, 30. Os maxillaire supérieur et voûte du palais. — 28. Os palatin.

La *base du crâne*, formée d'os plus irréguliers et ayant une épaisseur variable, est loin de jouir de cette même élasticité; aussi quoiqu'abritée par sa position contre les chocs directs, cette base est sujette aux fractures, les fissures de la voûte se propageant jusqu'à elle avec une grande facilité.

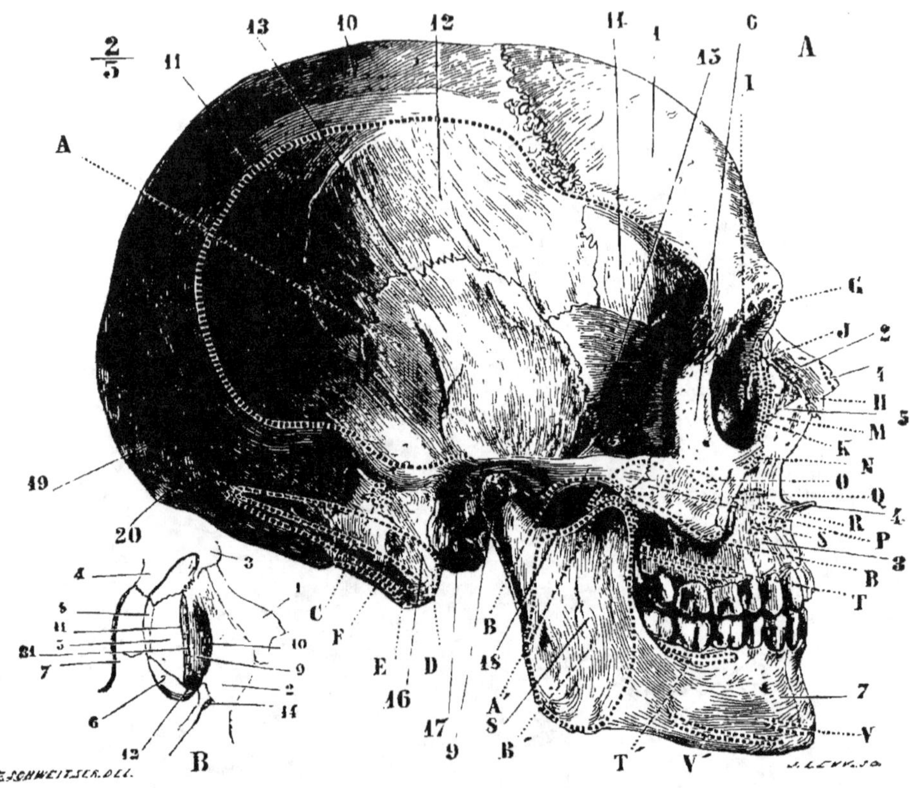

Fig. 7. — Le crâne et la face vus latéralement.

1, 14. Os frontal. — 2. Os propres du nez. — 3, 4, 5. Os maxillaire supérieur. — 6. Os malaire. — 7. Os maxillaire inférieur. — 8. Branche montante du maxillaire inférieur. — 9. Condyle du maxillaire inférieur. — 10, 11, 12. Os pariétal. — 13. Temporal. — 15. Os sphénoïde. — 16. Apophyse mastoïde. — 17. Conduit auditif externe. — 19, 20. Os occipital.

Points d'insertion des muscles les plus importants de la tête et du cou :

A, A'. Temporal. — B, B'. Masséter. — D. Sterno-cléido-mastoïdien. — G. Sourcilier. — H, I, J, K Orbiculaire des paupières. — M. Releveur commun de l'aile du nez et de la lèvre supérieure. — O. Petit zygomatique. — P. Grand zygomatique. — T, T'. Buccinateur. — V. Carré du menton. — V'. Triangulaire des lèvres.

La partie antérieure du crâne porte le nom de *front*, la postérieure, plus volumineuse, est l'*occiput*.

Le crâne se compose de huit os, solidement réunis par des sutures ; ce sont :

En avant, le frontal ou coronal.

En haut, deux pariétaux.

Sur les côtés, deux temporaux.

En bas, le sphénoïde et l'ethmoïde.

En arrière, l'occipital.

Le *frontal* et les *pariétaux*, os plats, forment le front et la plus grande partie de la voûte crânienne.

Les *temporaux*, ou os de la tempe, ont une portion plate mince et fragile, dite *écailleuse,* qui se soude aux pariétaux pour constituer les parties latérales de la voûte et une portion dure, compacte, nommée *rocher,* dans laquelle se trouve logée la partie interne de l'oreille.

L'*occipital* termine postérieurement la voûte par sa partie élargie ; il appartient à la base par sa partie inférieure et recourbée ; celle-ci est percée d'un trou par lequel la moelle épinière passe du crâne dans un long canal creusé dans la colonne vertébrale, c'est le *trou occipital*. De chaque côté de ce trou, se trouvent deux saillies, nommées *condyles,* par lesquelles le crâne s'articule avec la colonne vertébrale.

Le *sphénoïde* est enclavé comme un coin entre les os qui forment la base du crâne ; de là son nom qui signifie en forme de coin.

L'*ethmoïde,* petit os très délicat, de forme cubique, est enchâssé dans une échancrure que présente le frontal à sa partie inférieure ; il concourt à former la base du crâne et les cavités du nez et de l'orbite.

Tandis que chez l'adulte, les os que nous venons de décrire sont fortement réunis par les sutures au point de former une boîte osseuse solide, efficacement protectrice des organes qu'elle renferme, chez l'*enfant à la naissance,* ces os encore minces et en quelque sorte flexibles sont unis assez lâchement par de simples membranes fibreuses et il

Fig. 8. — Os du crâne et de la face vus par leur partie antérieure.

1, 2, 3, 4, 5, 6, 7, 8, 9	Os frontal.
10	Os propres du nez (os nasaux).
11, 12, 13	Os maxillaire supérieur.
17, 18, 19	Os malaire.
20, 21, 24	Os sphénoïde.
25	Os pariétal.
26	Partie écailleuse de l'os temporal.
28	Os ethmoïde.
31	Os maxillaire inférieur.
32	Branches montantes du maxillaire inférieur.

Points d'insertion des principaux muscles de la face.

A	Sourcilier.
C, D, E, F	Orbiculaire des paupières.
G	Releveur commun de l'aile du nez et de la èvre supérieure.
J	Transversal du nez.
L L'	Buccinateur.
M	Grand zygomatique.
N	Petit zygomatique.
O O'	Masséter.
P	Sterno-cléido-mastoïdien.
Q	Temporal.
R	Triangulaire des lèvres.
S	Carré du menton.

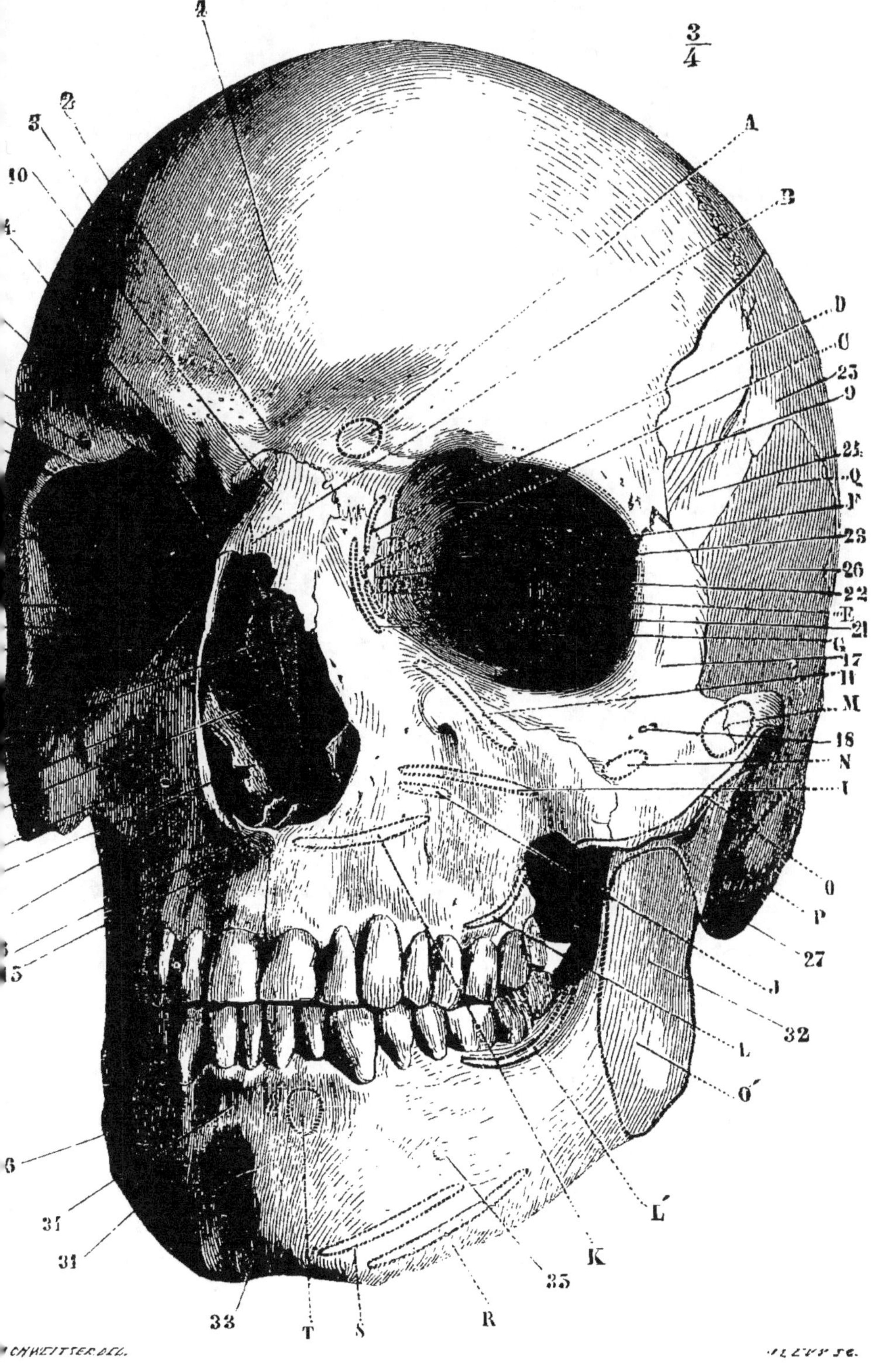

Fig. 8. — Crâne et face (partie antérieure).

existe entre les os des intervalles où le cerveau n'est protégé que par ces membranes ; ces espaces ont reçu le nom de *fontanelles*. Il en existe deux principales : l'une, *antérieure*, entre le frontal et les pariétaux ; l'autre, *postérieure*, entre l'occipital et les pariétaux. Grâce à cette disposition, les os du crâne peuvent chevaucher les uns sur les autres ; et, en

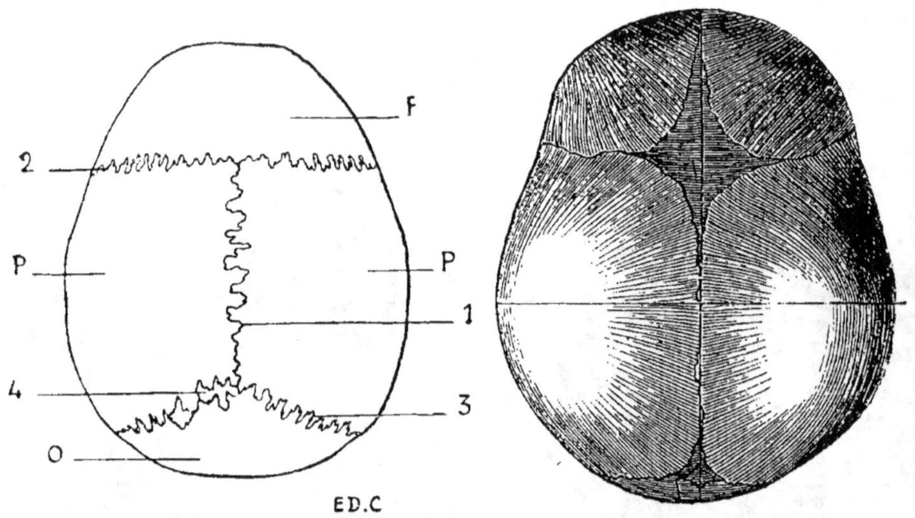

Fig. 9. — Face supérieure ou voûte
du crâne chez l'adulte.

Fig. 10. — Face supérieure du crâne
chez le nouveau-né (Fontanelles).

F. Os frontal. — P P. Os pariétaux. — O. Os occipital.
1, 2, 3, 4. Sutures ou articulations des os crâniens.

serrant trop la tête de jeunes enfants, on s'expose à comprimer leur cerveau. Ainsi des coiffures mal comprises ont pu entraîner une déformation du crâne, et l'on connaît les rites bizarres de peuples primitifs ou de tribus sauvages qui déformaient les crânes de leurs nouveau-nés systématiquement, soit en les aplatissant pendant plusieurs mois entre des planches ou des plaquettes d'argile, soit en les resserrant dans des liens circulaires pour obtenir la forme en pain de sucre vertical. Ces pratiques sauvages, exercées au détri-

ment des facultés intellectuelles, ont parfois amené la mort ;
cependant, il faut bien admettre que le cerveau peut, dans
ces cas, supporter un certain degré de compression, à condition que celle-ci soit partielle, progressive et très lente.
Chez les enfants atteints d'*Hydrocéphalie*, c'est-à-dire d'une
accumulation d'eau dans le cerveau, les parois crâniennes
sont considérablement distendues et les fontanelles, au lieu
de se fermer, s'élargissent : il en résulte un crâne énorme
surmontant une face normale.

b) FACE (Fig. 6, 7, 8)

Placée au-dessous et en avant du crâne auquel elle est intimement soudée, la face forme plusieurs cavités, destinées
surtout à loger les organes des sens, à savoir : 1° les *orbites*
qui reçoivent l'œil et l'appareil de la *vision ;* 2° les *fosses
nasales,* ou nez, tapissées par une membrane qui est le siège
de l'*odorat ;* 3° la *cavité buccale,* ou bouche, destinée à la fois
au sens du *goût* et à la mastication.

La face est essentiellement formée de deux parties : la
mâchoire supérieure et la mâchoire inférieure.

La *mâchoire supérieure* est composée de treize os, tous
fixes, solidement soudés entre eux et adhérant à la base du
crâne ; nous distinguerons parmi eux : l'os *maxillaire supérieur,* qui constitue la plus grande partie de la mâchoire supérieure et concourt à former les cavités de la bouche, du
nez et de l'orbite ; l'os *palatin,* dont une partie horizontale
forme la partie postérieure de la voûte du palais qui sépare
la cavité de la bouche de celle du nez ; l'os *malaire* (de *mala,*
joue), qui correspond à la joue et forme la saillie de la pommette ; les *os propres du nez.*

La *mâchoire inférieure* est formée d'un seul os, mobile,
le *maxillaire inférieur ;* garni de dents, comme le maxillaire
supérieur, il rappelle la forme d'un fer à cheval dont la

partie moyenne correspond au menton et dont les deux extrémités (*branches montantes*) se relèvent à angle droit et se terminent par une saillie arrondie (*condyle*) que reçoit une cavité de la base de l'os temporal (*cavité glénoïde*). Ce mode d'*articulation de la mâchoire inférieure* en facilite les mouvements et permet la mastication des aliments. Lorsqu'à la suite d'un choc le condyle est chassé de sa cavité, le maxillaire inférieur ne peut plus se mouvoir et reste abaissé, la bouche se maintient béante : à ces signes on reconnaît une luxation de la mâchoire.

De l'angle facial. — Les précédentes descriptions nous ont appris que le crâne de l'homme, renfermant le cerveau, organe de l'intelligence, est plus volumineux que la face et se trouve placé au-dessus d'elle. Chez les animaux quadrupèdes nous voyons, à mesure que l'on s'éloigne de l'espèce humaine, le crâne se rapetisser et se porter de plus en plus en arrière. Le chien, par exemple, dont l'odorat est très développé,

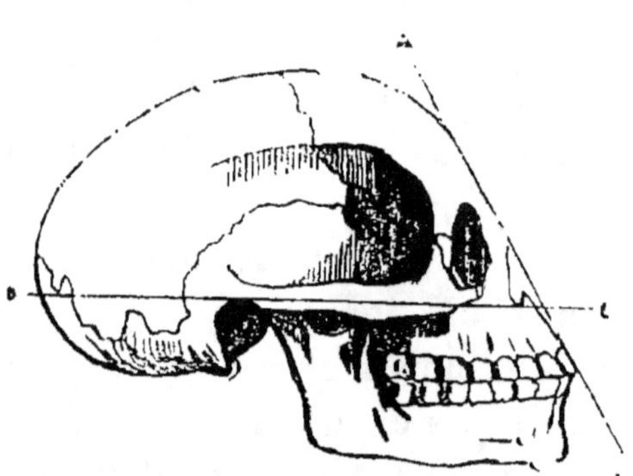

Fig. 11. — Angle facial.

a un nez allongé et porté en avant d'un crâne petit et aplati, ne renfermant qu'un cerveau relativement peu volumineux.

La prédominance de volume et la situation supérieure du crâne sont les caractères distinctifs de l'homme et, en général, de la supériorité des races.

Pour apprécier rigoureusement ces caractères importants, pour pouvoir les comparer de races à races, d'espèces à espèces, on a proposé diverses méthodes dont la plus répandue est la mesure de l'*angle facial*.

Cet angle (Jules Cloquet) est déterminé par deux lignes : l'une, *horizontale,* allant du trou de l'oreille au bord alvéolaire du maxillaire supérieur, l'autre, *faciale,* qui part de ce dernier point et monte en restant tangente au point le plus saillant de la face.

Voici, pour quelques espèces, la mesure de l'angle de Cloquet :

Homme blanc.	72°
Nègre namaquois	56°
Chimpanzé	38°,6
Gorille	32°,2
Blaireau	32°
Ours	30°,5
Éléphant	30°,2
Cheval	24°
Chien	24°,3
Mouton.	21°,5
Sanglier	10°

§ II. — *LE TRONC*

Il se divise en trois parties : la colonne vertébrale, le thorax et le bassin.

a) DE LA COLONNE VERTÉBRALE

La *colonne vertébrale* ou *rachis* (mot grec signifiant *épine*) est une tige longue et flexueuse, résultant de la superposition de vingt-quatre petits os ou *vertèbres,* percés chacun d'un trou, de manière à former par leur réunion un canal qui renferme la moelle épinière (fig. 13).

Située à la partie postérieure et médiane du tronc, elle

supporte en haut le crâne, et en bas se continue avec le *sacrum*, os résultant de la soudure de cinq vertèbres incomplètement développées (*fausses vertèbres*) et contribuant à former le bassin.

Elle se divise en trois régions ayant chacune une courbure différente et allant en sens inverse :

1° Région *cervicale* ou du cou, avec courbure à convexité antérieure et formée de sept vertèbres ;

2° Région *dorsale* ou du dos dont la courbure est à convexité postérieure et les vertèbres au nombre de douze ;

3° Région *lombaire* ou des reins, avec cinq vertèbres et une courbe convexe en avant.

Description d'une vertèbre. — Chaque vertèbre est un véritable anneau dont la partie antérieure épaisse, renflée, presque cylindrique se nomme le *corps* et la partie postérieure l'*arc vertébral*.

L'espace circonscrit par cet anneau est le *trou vertébral*, la succession de tous ces trous constitue le *canal vertébral* ou *rachidien*.

L'arc est garni de sept saillies ou apophyses, à savoir :

a) *Une apophyse épineuse*, prolongement en forme d'épine de la partie postérieure de l'arc ; quand on promène la main dans le milieu du dos, on y sent une crête formée par la série de ces éminences.

b) *Deux apophyses transverses*, naissant latéralement de l'arc, l'une à droite, l'autre à gauche, et se dirigeant horizontalement en dehors.

c) *Quatre apophyses articulaires* (deux supérieures et deux inférieures), naissant aussi des parties latérales de l'arc, et s'articulant par une de leurs faces, qui est encroûtée de cartilage, avec les apophyses articulaires correspondantes des vertèbres adjacentes.

L'arc présente, en outre, de chaque côté, immédiatement

derrière le corps vertébral, *deux échancrures*, l'une supérieure, l'autre inférieure, plus profonde. En s'unissant avec celles des vertèbres placées au-dessus et au-dessous, ces échancrures forment les *trous de conjugaison* par lesquels les nerfs se dégagent de la moelle épinière.

Caractères distinctifs des vertèbres de chaque région. — Il est facile de reconnaitre à l'examen d'une vertèbre isolée si elle provient des régions cervicale, dorsale ou lombaire. (Fig. 12.)

La *vertèbre cervicale* a un corps peu volumineux, son trou est triangulaire, son apophyse épineuse est courte et bifurquée à son sommet, ses apopyhses transverses sont percées à leur base d'un trou destiné au passage d'une artère.

La *vertèbre dorsale* présente sur chacune des parties latérales de son corps deux demi-facettes articulaires pour les côtes ; son trou est presque circulaire, son apophyse épineuse est très longue et non divisée à son extrémité.

La *vertèbre lombaire* se reconnait à un corps très volumineux, à une apophyse épineuse en forme de lame quadrilatère verticale, à une apophyse transverse, longue, grêle, aplatie, rappelant l'aspect d'une côte rudimentaire.

L'atlas et l'axis. — Ce sont les noms donnés aux deux premières vertèbres cervicales qui présentent des caractères tout particuliers (fig. 14 et 15.)

L'atlas, première vertèbre cervicale, soutient la tête (comme le géant de la Fable supportait le Ciel) et se compose d'un anneau sans corps ; son trou est considérable, circulaire et divisé par un ligament dit transverse en deux parties ; l'une, antérieure, beaucoup plus petite, reçoit un petit pivot osseux dont est surmonté le corps de la deuxième vertèbre cervicale ; l'autre, postérieure, plus grande, est destinée à la moelle épinière.

Fig. 12. — Vertébres cervicale, dorsale, lombaire.

A. *Vertèbre cervicale.*

1.	Corps.
2	Apophyse épineuse.
3.	Apophyse transverse.
5, 6.	Apophyses articulaires.

B. *Vertèbre dorsale.*

1.	Corps.
2	Apophyse épineuse.
3.	Apophyse transverse.
5, 6.	Apophyses articulaires.
10, 11.	Demi-facettes articulaires des côtes.

C. *Vertèbre lombaire.*

1.	Corps.
2.	Apophyse épineuse.
3.	Apophyse transverse.
5, 6.	Apophyses articulaires.

Fig. 13. — Coupe antéro-postérieure et médiane du crâne et du rachis.

1.	Atlas.
2.	Septième vertèbre cervicale.
3.	Première vertèbre dorsale.
4.	Douzième vertèbre dorsale.
5.	Première vertèbre lombaire.
6.	Sacrum.
7.	Coccyx.
A.	Inclinaison du bassin.
B.	Plan horizontal.

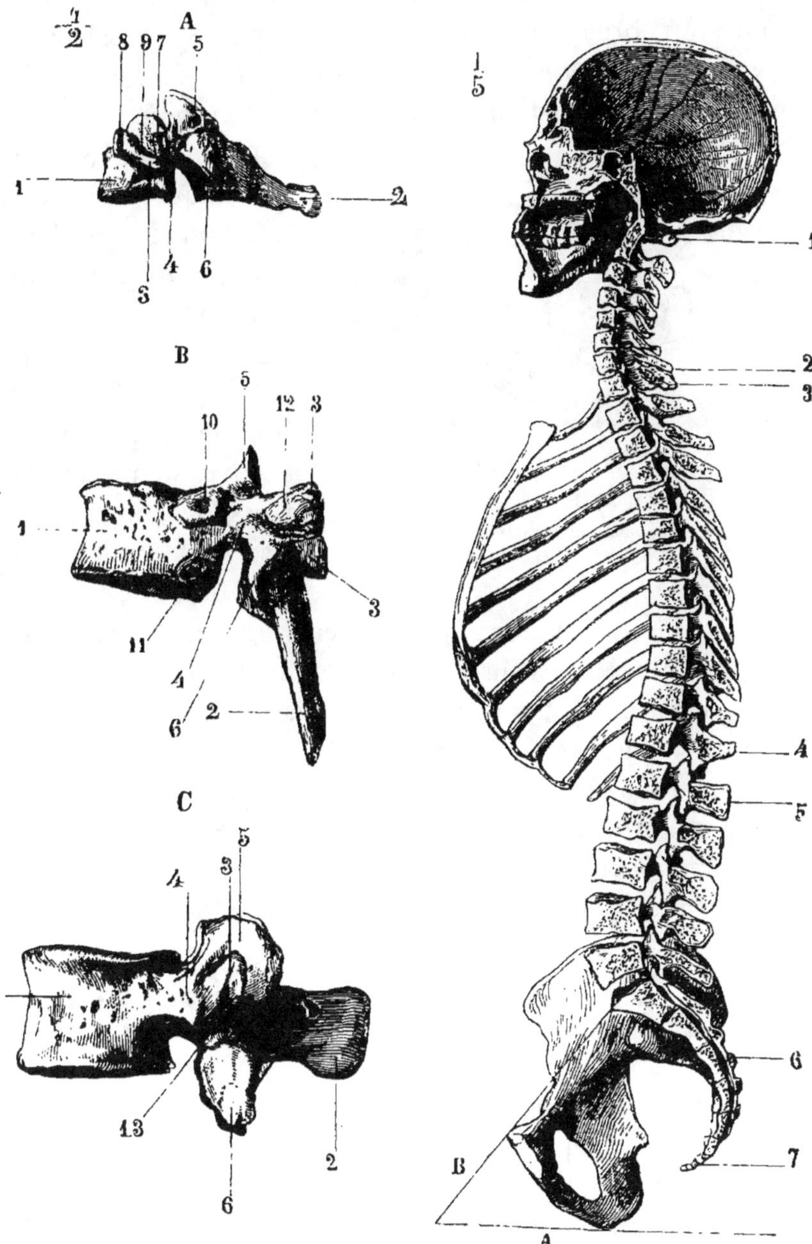

Fig. 12. — Vertèbres cervicale,
dorsale, lombaire.

Fig. 13. — Coupe antéro-postérieure
et médiane du crâne et du rachis.

La deuxième vertèbre cervicale a reçu le nom d'*axis* parce que son corps est surmonté d'une apophyse épaisse, en forme de dent (*apophyse odontoïde*), représentant une espèce de pivot cylindroïde qui s'engage dans la moitié antérieure du trou de l'atlas et autour duquel tourne la tête : d'où le nom d'*axis* donné à la vertèbre qui le supporte.

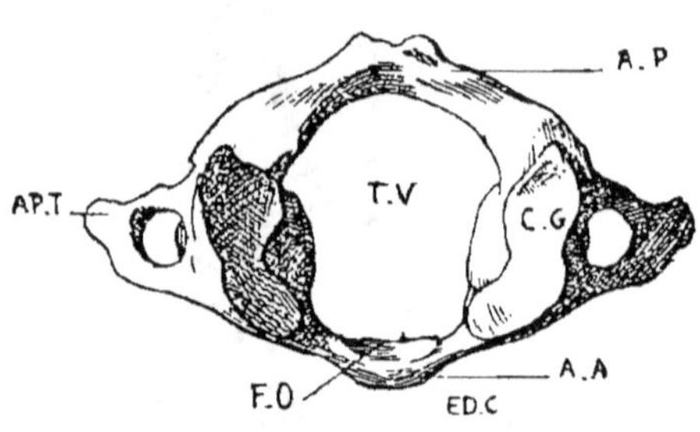

Fig. 14. — Atlas.

F. O. Surface articulaire excavée, destinée à l'apophyse odontoïde. — T. V. Trou vertébral.

L'*axis*, l'*atlas* et l'*occipital* sont fortement réunis les uns aux autres par un système de ligaments solides et merveilleusement combinés qui résistent d'une façon incroyable aux tractions les plus énergiques. Autrefois on pensait que la mort instantanée dans la pendaison était due à la rupture de ces ligaments et à la pression exercée sur la moelle épinière par l'apophyse odontoïde luxée ; mais de nombreuses autopsies de pendus et des expériences sur des cadavres ont démontré que cette luxation de l'apophyse odontoïde était impossible et que la mort dans ce genre de supplice était causée par asphyxie comme dans la strangulation simple.

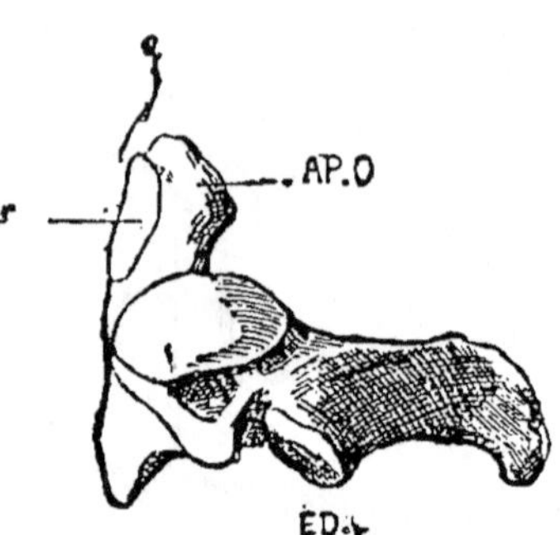

Fig. 15. — Axis.

AP. O. — Apophyse odontoïde. — S. Surface articulaire en rapport avec l'atlas.

La vérité est qu'en soulevant brusquement un jeune enfant par la tête on peut provoquer une mort subite parce que la laxité des ligaments à cet âge permet une distension de la moelle au voisinage du *nœud vital de Flourens*.

C'est par une dislocation semblable que les chasseurs et les cuisinières exécutent le « coup du lapin ».

Mouvements de la colonne vertébrale. — Les vingt-quatre articles osseux qui constituent la colonne vertébrale sont séparés les uns des autres par vingt-trois disques fibro-cartilagineux, formés d'un tissu blanc et élastique réunissant néanmoins très solidement entre eux les corps vertébraux. L'élasticité de ces disques et les articulations des apophyses dites *articulaires* permettent à la colonne vertébrale d'exécuter des mouvements dans plusieurs sens. La portion la plus mobile est certainement celle du cou où l'on observe en plus les mouvements spéciaux qui se passent dans les articulations de la tête avec les deux premières vertèbres cervicales ; mais la région *lombaire* elle-même jouit d'une certaine mobilité et, pour s'en rendre compte, il suffit d'observer l'attitude roide des personnes atteintes des affections diverses qui la paralysent plus ou moins complètement ; ainsi un simple *lumbago* où la douleur seule maintient immobiles les vertèbres lombaires, suffit à donner aux malades un aspect d' « empalés », s'il m'est permis de rappeler l'expression vulgaire consacrée. Par contre, les acrobates dont on a développé dès le jeune âge l'élasticité et la mobilité de la colonne vertébrale, peuvent se courber en arrière au point de boire sans le secours des mains, dans un verre placé derrière leurs pieds.

Courbures et déviations de la colonne vertébrale ; danger des attitudes vicieuses. — Outre les trois courbes antéro-postérieures décrites plus haut, la colonne vertébrale présente dans sa région dorsale une *courbure latérale* dont la convexité regarde généralement à droite. Cette courbure se développe seulement vers l'âge de sept ans ; elle a été attribuée à l'usage prédominant du bras droit et aux efforts faits habituellement par celui-ci. Ainsi lorsque le bras droit supporte un fardeau, le tronc se porte forcément à gauche pour conserver l'équilibre et la colonne vertébrale se courbe latéralement.

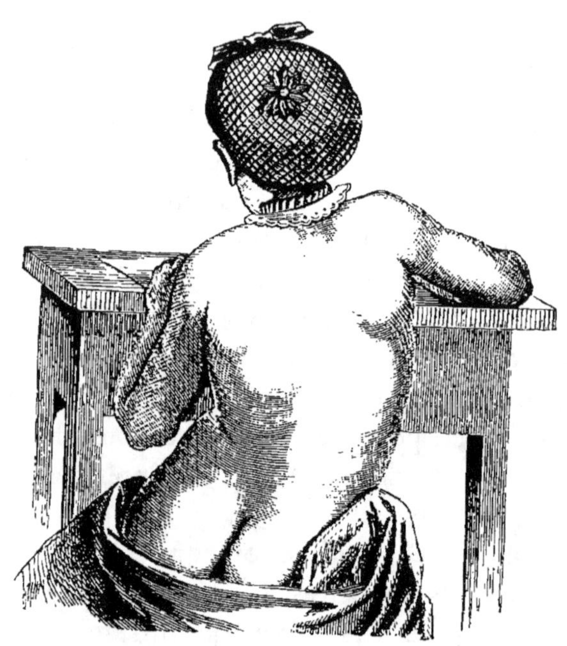

Fig. 16. — Scoliose scolaire.

Sous l'influence de maladies qui ramollissent les corps vertébraux ou d'attitudes vicieuses prolongées, cette inflexion de la colonne vertébrale en s'exagérant devient une *déviation dans le sens latéral* ou *scoliose* (*scolios*, tortu).

La *scoliose* est relativement fréquente chez les enfants des écoles, surtout chez les filles, et les hygiénistes s'accordent à l'attribuer, pour un grand nombre de cas, aux attitudes vicieuses prises dans la position assise, principalement en écrivant.

Voici sur quoi se fonde cette opinion : dans les instructions qui accompagnent les méthodes d'écriture les plus en

vogue, il est recommandé de tenir le cahier droit en face
de l'épaule droite, de s'asseoir la jambe gauche avancée, la
pointe du pied droit au niveau du talon gauche, l'avant-bras
gauche et le coude posés transversalement sur la table et

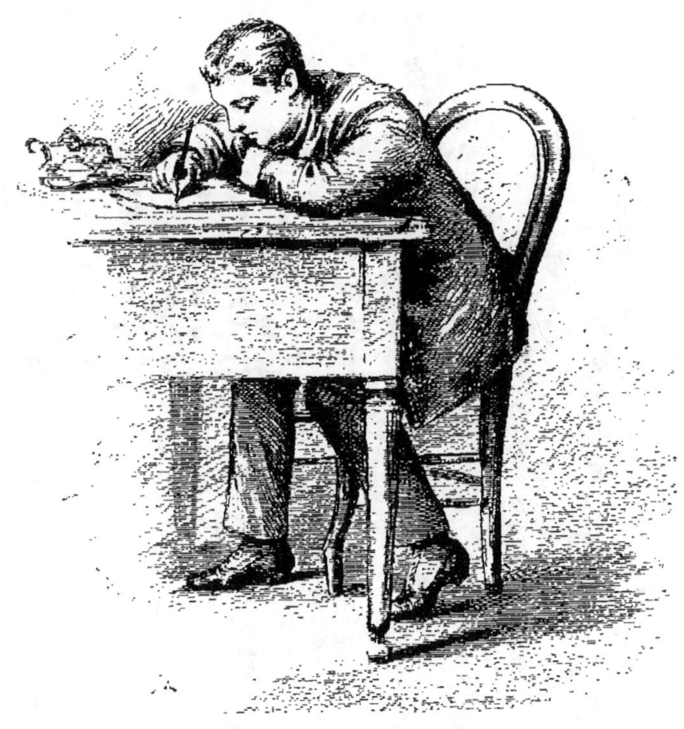

Fig. 17. — Attitude vicieuse en écrivant.

retenant le papier sur lequel on écrit. Dans cette position,
si l'on veut employer l'écriture penchée dite anglaise, le
corps a une tendance à s'appuyer uniquement sur la fesse
gauche et le bras gauche. La preuve en est que, pour se
maintenir en équilibre dans cette situation, beaucoup de
garçons relèvent instinctivement leur jambe droite sous la
gauche et que les filles calent avec leurs jupons la fesse
droite soulevée. Or, cette attitude vicieuse peut finir par

amener la scoliose et la déformation correspondante de l'épaule et de la poitrine, qui augmente encore par le fait du coude que le professeur recommande de tenir serré

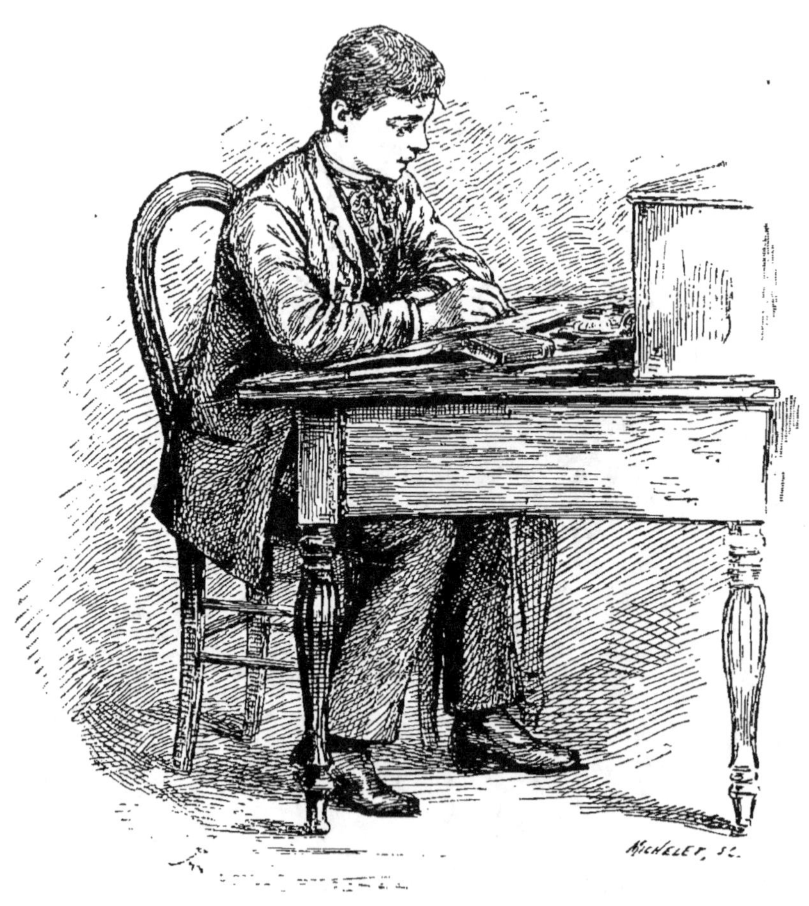

Fig. 13. — Attitude correcte en écrivant.

contre le corps. Le meilleur moyen de soustraire les écoliers à ce véritable danger est d'adopter pour eux les préceptes suivants, formulés en 1881 par la Société de médecine publique.

1° L'élève sera assis également sur les deux fesses, la

ligne des épaules horizontale et parallèle au bord de la table, en évitant de creuser les reins.

2° L'élève ne devra pas appuyer les coudes et, s'il les appuie, il devra les placer tous les deux également sur la table.

3° Il se bornera à maintenir le papier avec les doigts de la main gauche.

4° Il y a lieu de recommander exclusivement, au moins pour les débutants, l'écriture droite (à pleins verticaux), le papier étant maintenu droit. Si on adopte une écriture inclinée, il faut que le papier ait une inclinaison égale à celle demandée à l'écriture, mais en sens inverse. Il est nécessaire que, pour une écriture inclinée de gauche à droite de 45°, le papier soit incliné de droite à gauche de 45°, de telle façon que les pleins soient toujours tracés perpendiculairement au bord de la table.

Près de dix ans avant que la Société de médecine publique n'ait élucidé cette question d'hygiène, si importante au point de vue du développement de nos enfants, George Sand avait déjà jeté un cri d'alarme, et, plus radicale que les hygiénistes, demandé en termes éloquents la suppression de l'écriture anglaise.

Dans ses *Impressions et Souvenirs* George Sand a écrit en effet les lignes suivantes, sous la date de Nohant, janvier 1872 :

« Supprimez l'effort et n'exigez pas que l'élève s'astreigne à coucher son écriture de droite à gauche. Puisque nous écrivons nos lignes de gauche à droite, il serait plus naturel et plus facile de pencher les lettres de gauche à droite, et l'expérience apprend que c'est le procédé le plus rapide et le moins fatigant, puisqu'au lieu de serrer le bras droit au flanc, il l'en détache et ne force pas l'épaule à se baisser, ce qui devient à la longue une fatigue musculaire cruelle. Je suis persuadée que, dans beaucoup de cas, le foie comprimé par le coude qui vient toucher les côtes, reçoit des atteintes dont on ignore la cause. Pour éviter la torsion du buste, beaucoup de personnes qui ont l'écriture très couchée de droite à gauche placent leur papier incliné dans le même sens et s'habituent à voir les caractères qu'elles tracent en biais, dans une sorte de jour frisant, très mauvais pour la vue.

« Faites écrire droit. Corps droit devant le papier placé droit. Écriture droite, verticale et arrondie. C'est la meilleure, la plus lisible, la plus courante, celle qui ne fatigue pas. C'est l'ancienne écriture française que l'anglomanie nous a gâtée avec ses formes élégantes, souvent anguleuses et sèches, dont il est presque impossible de nous corriger quand on nous l'a enseignée de bonne heure. »

Au même point de vue, il est important de veiller aussi à une parfaite installation du *mobilier scolaire*, l'usage de tables non en rapport avec la taille de l'enfant pouvant déterminer également des attitudes vicieuses. Une table trop élevée, par exemple, force l'enfant qui écrit à élever le bras droit et par suite l'épaule correspondante, prédisposition évidente à la déviation de la colonne vertébrale. Un fait physiologique fort intéressant démontre, du reste, avec quelle facilité les courbures naturelles de la colonne vertébrale peuvent s'exagérer ; on sait que sous l'influence de la station prolongée ou de marches forcées en portant un fardeau sur les épaules, la taille peut diminuer de 13 à 14 millimètres et que des conscrits, à la limite de la taille réglementaire, ont réussi à se faire exonérer du service militaire en ayant recours à cet artifice. Le principal facteur de cette diminution est l'exagération des courbures antéro-postérieures de la colonne vertébrale ; ajoutons qu'il faut tenir compte aussi du tassement des disques cartilagineux intervertébraux et du tissu graisseux abondant qui forme un véritable coussinet sous la plante du pied.

L'exagération persistante des courbures de la colonne vertébrale porte le nom de *gibbosité* (bosse) ; elle est occasionnée par l'âge, par certaines professions qui forcent le corps à se tenir courbé telles que la culture de la vigne ou le labour des champs, et par diverses maladies telles que le rachitisme ou le *mal de Pott*. Décrite pour la première fois par Pott, chirurgien anglais, cette affection porte sur les ligaments qui réunissent les vertèbres entre elles et sur les corps vertébraux ; elle produit le ramollissement et même la destruction de ces corps qui, ne pouvant plus supporter le poids du corps, s'affaissent sur eux-mêmes de telle façon que la colonne vertébrale présente une déviation anguleuse saillante en arrière ; le mal de Pott est surtout une maladie de l'enfance et il est utile de con-

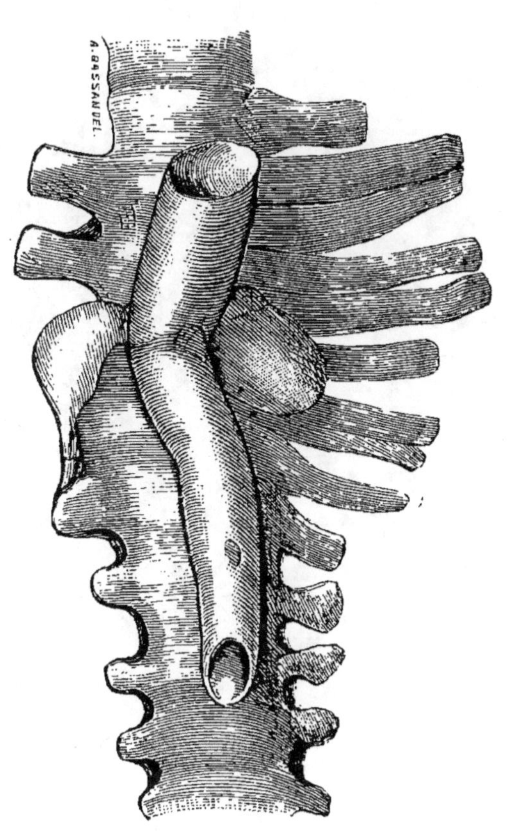

Fig. 19. — Les lésions du mal de Pott.

Déviation anguleuse de la colonne vertébrale et poche d'un abcès froid placée en arrière de l'artère aorte.

naître les premiers symptômes qu'il détermine avant de produire la déformation vertébrale ; ce sont : une certaine roideur de l'échine avec douleurs vagues, parfois nocturnes, de la difficulté pour se baisser et marcher. Plus tard,

Fig. 20. — Thorax vu par sa face antérieure.

Os.

1	Atlas.
2	Axis.
3	Septième vertèbre cervicale.
4	Première vertèbre lombaire.
5	Cinquième vertèbre lombaire.
6	Partie supérieure ou poignée du sternum.
7	Sternum.
8	Appendice xiphoïde.
9	Première côte.
10	Septième côte.
11	Onzième côte (flottante).
12	Cartilage de la première fausse côte.

Principales insertions musculaires se faisant sur le thorax (face antérieure).

A	Sterno-cléido-mastoïdien.
B	Grand pectoral.
G	Grand droit antérieur de l'abdomen.
H	Grand dentelé.
I	Petit pectoral.
J	Grand oblique de l'abdomen.
L	Psoas.

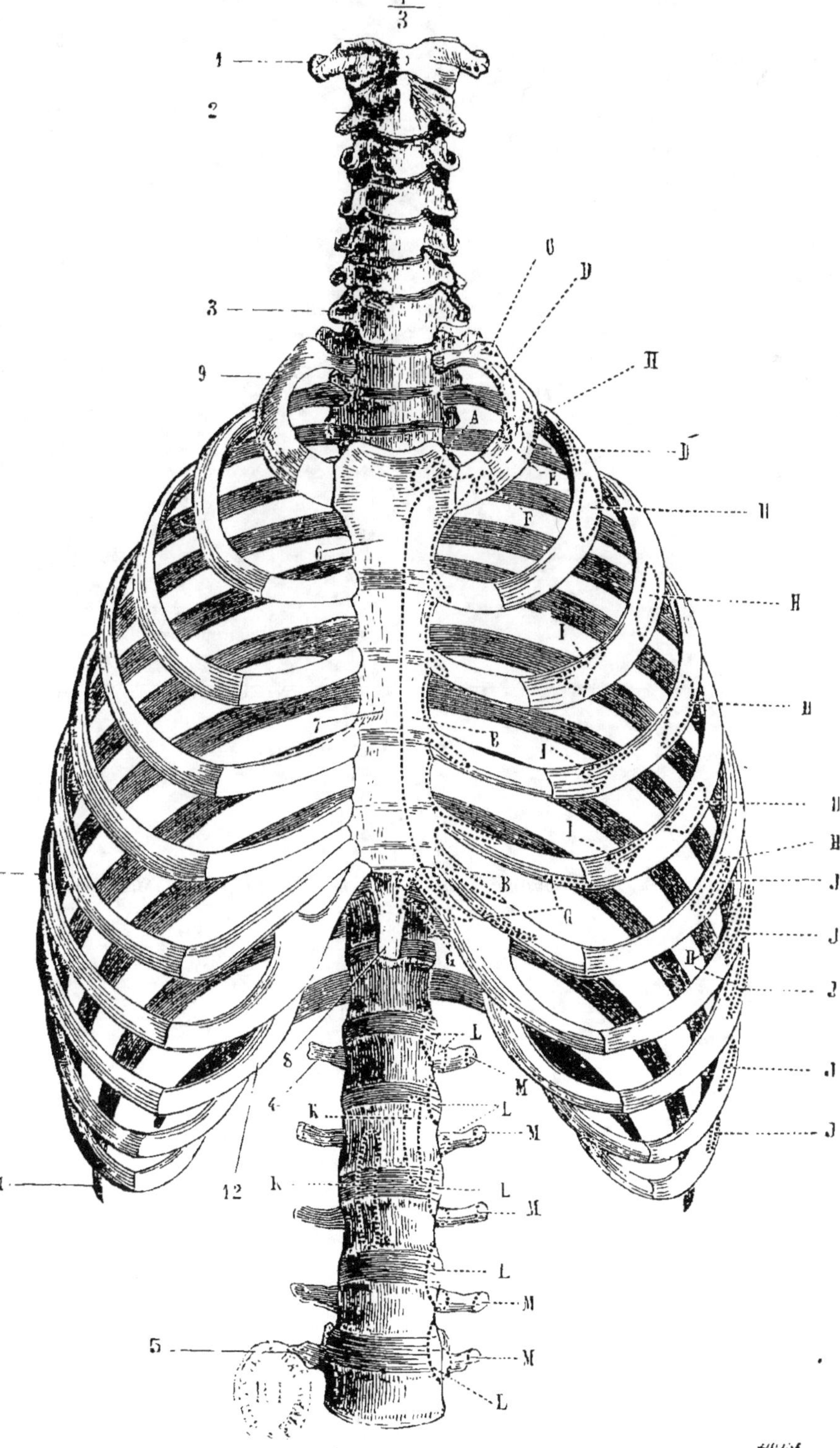

Fig. 20. — Thorax vu par sa face antérieure.

Fig. 21. — Thorax vu par sa face postérieure.

Os.

1 . . . . Atlas.

2 . . . . Première vertèbre lombaire.

3 . . . . Cinquième vertèbre lombaire.

4 . . . . Angle des côtes.

Principales insertions musculaires se faisant sur le thorax (face postérieure).

A . . . . Trapèze.

B B' . . . . Grand dorsal.

E E' . . . . Petit dentelé supérieur.

F F' . . . . Petit dentelé inférieur.

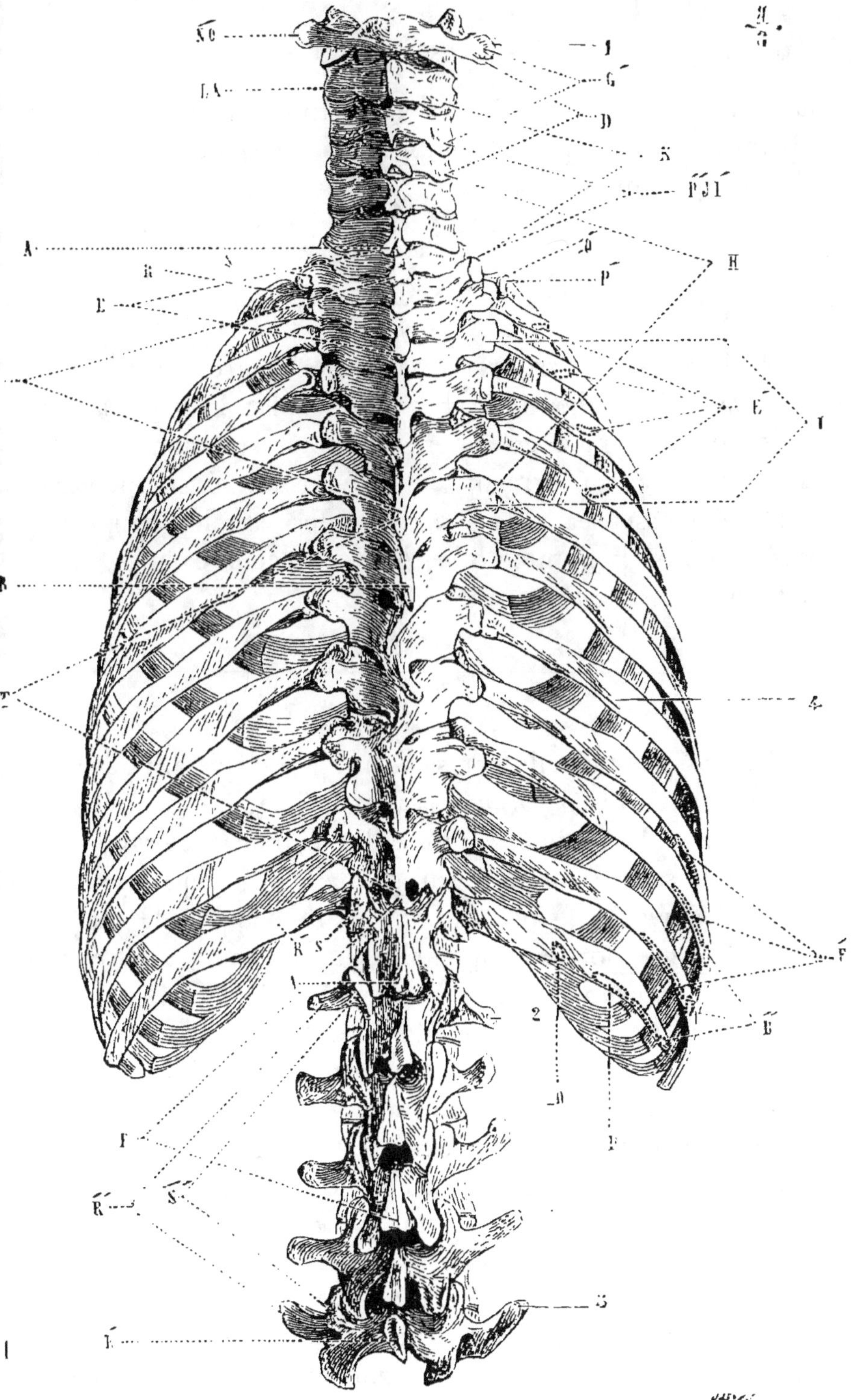

Fig. 21. — Thorax vu par sa face postérieure.

apparaissent des abcès froids et parfois des paralysies des membres causées par la compression ou la destruction de la moelle épinière.

b) THORAX. (Fig. 20 et 21.)

A chaque vertèbre dorsale est fixée une paire d'arcs osseux ou *côtes* qui se relient en avant à un os plat, le *sternum*. La colonne vertébrale, en arrière, les côtes latéralement et le sternum en avant forment, en se réunissant ainsi, une véritable cage osseuse, à claire-voie, renfermant le cœur et le poumon : on la nomme *cage thoracique* et la cavité qu'elle circonscrit est le *thorax* ou *poitrine*.

1. *Sternum.*

Cet os plat rappelle par sa forme un glaive antique ; sa *partie supérieure ou poignée,* la plus épaisse de l'os, présente dans son milieu une échancrure dite *fourchette sternale* que l'on peut sentir sous la peau à la base du cou ; les deux clavicules viennent prendre un point d'appui de chaque côté de cette portion supérieure du sternum ; l'*extrémité inférieure* ou *appendice xiphoïde,* terminée en pointe, reste cartilagineuse et mobile jusqu'à un âge avancé ; elle correspond au *creux de l'estomac.* Sur les faces antérieure et postérieure du sternum se trouvent six à sept lignes transversales, rugueuses, vestiges de la soudure des diverses pièces qui constituent cet os ; on a comparé ces pièces aux vertèbres et le sternum lui-même a été considéré comme une colonne osseuse dite *sternébrale* faisant en quelque sorte pendant à la colonne vertébrale.

Des parties latérales du sternum se détachent des cartilages qui deviennent de plus en plus longs, à mesure qu'on descend ; ils donnent insertion aux côtes et pour cette raison sont nommés *cartilages costaux*. Le sternum recouvre le cœur placé immédiatement derrière lui et lui sert en quelque sorte de bouclier ; chez un jeune homme observé par Richer, cet os présentait depuis la naissance une espèce de fente ayant plusieurs centimètres de large, au fond de laquelle on pouvait voir et sentir le cœur battant directement sous la peau.

2. *Côtes.*

Chargées de protéger les organes importants renfermés dans la poitrine, les *côtes* tirent leur nom du mot latin *custos* qui signifie gardien ; ce sont des os longs, aplatis sur une de leurs faces et qui forment des arcs flexibles. Placées les unes au-dessous des autres, elles sont désignées par leur nom numérique en commençant de haut en bas : première côte, deuxième, etc.

Elles sont au nombre de vingt-quatre, douze de chaque côté, qui se divisent en *sept vraies côtes* qui partent des vertèbres et viennent s'articuler à l'aide d'un cartilage avec le sternum, et *cinq fausses côtes* qui n'ont pas de rapports directs avec le sternum. De ces *fausses côtes* les trois premières s'unissent par un cartilage à celui de la dernière vraie côte ; les deux dernières, très courtes, sont dites *flottantes* parce qu'elles n'ont même plus de rapport indirect avec le sternum et se perdent dans les parois du ventre.

La longueur des côtes est inégale : celles du milieu du thorax sont les plus longues et celles du haut et du bas les plus courtes.

Articulées en arrière avec les vertèbres, les côtes se dirigent obliquement de haut en bas et d'arrière en avant ; elles peuvent s'élever en ayant pour point fixe leur extrémité postérieure ; alors le sternum est porté en avant et la capacité de la poitrine augmentée. Il suffit d'appliquer ses deux mains à plat sur la poitrine et d'aspirer profondément l'air extérieur pour sentir très nettement les côtes s'élever, le sternum se porter en avant : ce phénomène se produit dans l'acte de la respiration et l'augmentation de la capacité du thorax produite par l'élévation des côtes a pour effet de déterminer l'entrée de l'air atmosphérique dans les poumons.

Les côtes sont séparées les unes des autres par des intervalles occupés par des muscles et des ligaments et nommés *espaces intercostaux* qui se numérotent de haut en bas comme les côtes : dans le quatrième espace intercostal gauche bat la pointe du cœur. C'est dans ces espaces que l'on introduit les instruments destinés à faire sortir du thorax les liquides qui s'y trouvent accumulés dans certaines maladies, opération désignée sous le nom de *thoracentèse*.

On conçoit facilement qu'un corset trop rigide et surtout trop serré apportera une gêne notable aux mouvements d'élévation des côtes et par conséquent à l'acte de la respiration. D'après certains anatomistes les corsets auraient même des inconvénients plus graves et auraient produit, chez les femmes recherchant la taille de guêpe, des déformations de la partie inférieure du thorax et un refoulement des dernières côtes en dedans et en avant : dans ces cas, les organes de la cavité de l'abdomen tels que le foie, l'estomac et la rate sont repoussés vers la poitrine et viennent comprimer le poumon. En somme, l'usage du corset souple et modérément serré est utile en soutenant la taille et la poitrine, tandis qu'un corset trop roide et surtout trop serré nuit au développement régulier du thorax et entrave d'une façon souvent fâcheuse les fonctions respiratoires. Superficiellement placées sous la peau et relativement fragiles, les côtes sont sujettes à être fracturées : alors leurs mouvements deviennent très douloureux, sinon impossibles, pendant l'acte respiratoire ; on remédie à cet état de choses et on facilite la consolidation des côtes fracturées en les immobilisant à l'aide d'une bande de forte toile ou de diachylon faisant le tour de la poitrine et suffisamment serrée.

c) BASSIN.

Le bassin est une ceinture osseuse qui termine inférieurement le tronc ; il est formé en arrière par le *sacrum* et le *coccyx,* os qui sont la prolongation de la colonne vertébrale, latéralement et en avant, par les *os iliaques* ou *os de la hanche* qui constituent pour les membres inférieurs une base ou, si l'on préfère, un véritable socle.

I . *Sacrum*. (Fig. 22, 23.)

Ainsi nommé parce que les anciens offraient, dit-on, cette partie de la victime aux dieux dans les sacrifices, cet os impair et symétrique forme la partie postérieure et médiane du bassin ; il est en rapport en haut avec la colonne vertébrale qu'il continue et en bas avec le coccyx ; latéralement, il est enclavé, à la façon d'un coin, entre les deux os iliaques. Sa forme est celle d'une pyramide quadrangulaire fortement aplatie d'avant en arrière et dont la base regarde en haut.

Le sacrum se dirige obliquement de haut en bas et d'avant en arrière et fait avec la colonne vertébrale, au point où il s'articule avec elle, un angle obtus, saillant en avant, nommé *promontoire.* Dans certaines maladies des os et notamment dans le rachitisme cet angle s'exagère souvent et le promontoire s'avance alors plus ou moins en avant, ce qui diminue l'axe antéro-postérieur du bassin et amène un *rétrécissement* de cette ceinture osseuse.

Primitivement le sacrum est constitué par cinq vertèbres

séparées dites *vertèbres sacrées ;* à l'âge de 18 à 20 ans seulement la soudure de ces diverses pièces est complète, de telle

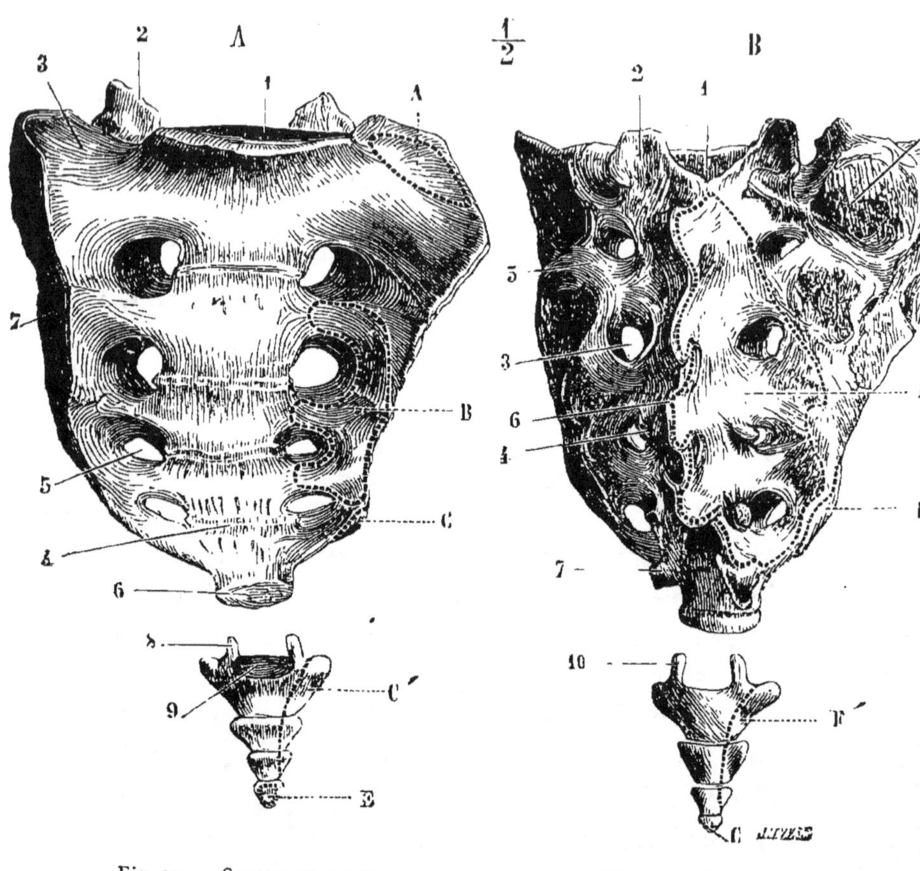

Fig. 22. — Sacrum et coccyx
(face antérieure).

1, 2. Face supérieure du sacrum s'articulant avec la colonne vertébrale. — 3. Traces des soudures des vertèbres sacrées. — 5. Trous sacrés antérieurs. — 8, 9. Coccyx.

Fig. 23. — Sacrum et coccyx
(face postérieure).

1. Orifice supérieur du canal sacré. — 3. Trous sacrés postérieurs. — 8. Facette auriculaire du sacrum.

A. Insertions du muscle iliaque. — F F'. Insertions du grand fessier.

façon que le sacrum ne forme plus qu'un os unique. Dans toute sa hauteur cet os est creusé d'un canal qui fait suite au canal vertébral et loge les nerfs sacrés : c'est le *canal sacré.* Les nerfs sacrés sortent de ce canal par huit trous (*trous sacrés*) qui correspondent aux trous de conjugaison des vertèbres et sont placés symétriquement de chaque côté de la partie médiane du sacrum qui correspond à la soudure des corps vertébraux.

Les bords latéraux du sacrum s'élargissent dans leur partie supérieure qui présente une surface rugueuse rappelant par sa forme le pavillon de l'oreille (*facette auriculaire*) et destinée à s'articuler avec l'os iliaque correspondant.

2. *Coccyx*. (Fig. 22 et 23.)

De forme triangulaire et faisant suite au sacrum, le coccyx est un petit os résultant de la soudure de cinq vertèbres rudimentaires ; celles-ci s'atrophient de plus en plus à mesure qu'elles s'éloignent du sacrum et finalement ne représentent plus que des tubercules osseux très petits disposés en chapelet. Cet appendice représente la queue chez l'homme. Tandis que chez les animaux la queue est mobile, libre et portée en arrière, le coccyx humain se recourbe en avant vers l'intérieur du bassin dont il contribue à fermer l'ouverture inférieure. Cette disposition est caractéristique de l'homme et des singes anthropoïdes ; elle est nécessitée par la station verticale et a pour but de contribuer à soutenir le poids des organes renfermés dans l'abdomen et dans le bassin.

On désigne vulgairement sous le nom de *croupion* la région située entre les deux fesses, à leur naissance, et correspondant à une saillie que forment sous la peau le coccyx et la partie inférieure du sacrum. Lorsque le corps est couché dans la position dorsale, le poids du tronc est supporté par les deux épaules et surtout par le croupion ; en cet endroit la peau se trouve alors comprimée entre l'os et le lit. Si, par suite de maladie, cette position vient à se prolonger pendant un temps assez long, la peau finit par rougir, s'enflamme et finalement, sous l'influence de la compression, se désorganise, se mortifie et se transforme en une croûte noirâtre désignée sous le nom d'*eschare*. Pour éviter, dans ces cas, les *eschares du sacrum,* on prend la précaution de coucher les malades sur des corps très élastiques tels que les matelas en caoutchouc remplis d'eau, ou sur des coussins percés d'un trou à leur centre, qui empêchent le croupion de porter directement sur le lit.

3. *Os iliaques.* (Fig. 24, et 25.)

Désignés aussi sous les noms d'*os coxaux,* d'*os de la hanche,* d'*os innominés,* les *os iliaques* sont les os larges les plus volumineux du squelette. Au nombre de deux, ils s'articulent en arrière avec le sacrum, et, en avant, s'unissent entre eux sur la ligne médiane du corps, circonscrivant ainsi la cavité du bassin.

La forme de l'os iliaque est irrégulière ; sa partie *supérieure,* relativement mince, rappelle l'aspect d'une aile curviligne et porte le nom d'*ilion ;* sa partie *inférieure* et *postérieure* constitue une colonne épaisse et prismatique terminée par une grosse tubérosité, c'est l'*ischion ;* sa partie *antérieure* forme d'abord une colonne prismatique assez épaisse, mais celle-ci s'amincit en se portant horizontalement en dedans et se recourbe à angle droit, on l'appelle *pubis*.

Ces trois parties de l'os iliaque sont distinctes chez l'enfant, mais finissent par être complètement soudées chez l'adulte.

La rencontre de l'*ilion,* de l'*ischion* et du *pubis* se fait à la partie centrale de l'os iliaque, fort épaisse en cet endroit et creusée d'une cavité profonde (*cavité cotyloïde*) qui loge la tête du fémur. Le pourtour de cette cavité forme un rebord saillant (*sourcil cotyloïdien*); ce rebord est interrompu, à sa partie inférieure, par une vaste échancrure (*échancrure cotyloïde*) par laquelle passent les vaisseaux et les nerfs des-

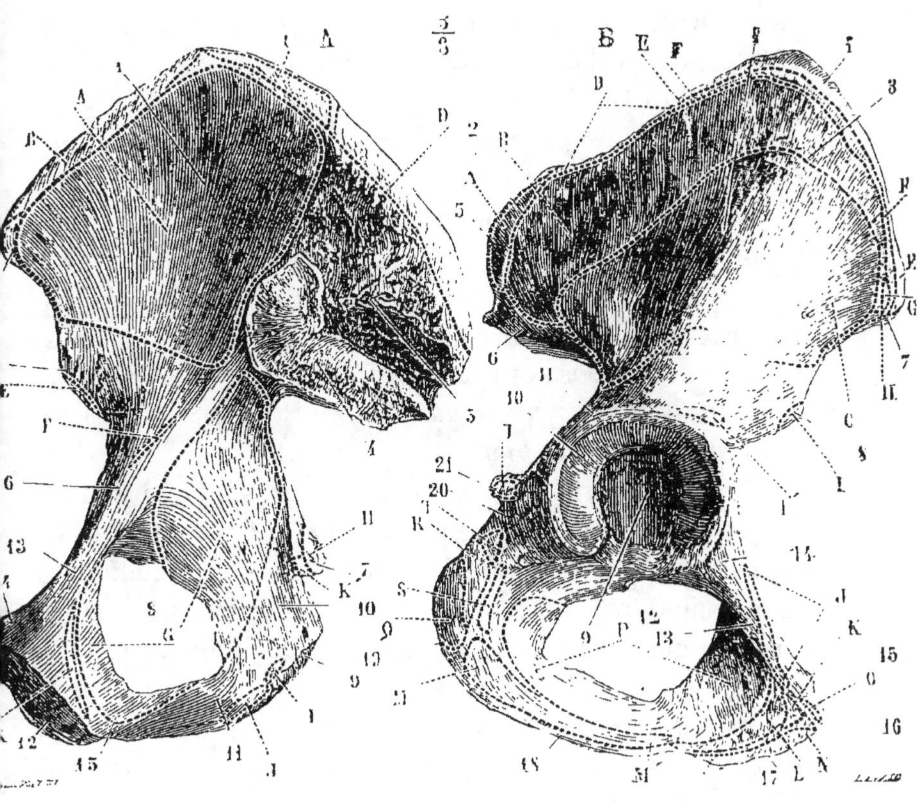

Fig. 24. — Os iliaque (face interne).   Fig. 25. — Os iliaque (face externe).

1. Fosse iliaque interne. — 2. Crête iliaque. — 7. Échancrure sciatique. — 8. Trou obturateur. — 9. Ischion. — 12. Pubis.

Insertions musculaires. — A. Muscle iliaque. — B. Transverse de l'abdomen. — E. Droit antérieur de la cuisse.

4. Crête iliaque. — 9, 10. Cavité cotyloïde. — 11. Sourcil cotyloïdien. 12. Trou obturateur. — 15, 16, 17. Pubis. — 19. Ischion.

Insertions musculaires. — A. Grand fessier. — B. Moyen fessier. — C. Petit fessier. — D. Grand dorsal. — E. Grand oblique. — G. Tenseur du fascia lata. — H. Couturier. — I. Droit antérieur de la cuisse. — K, L, M. Muscles adducteurs de la cuisse. — N N' Droit interne. — O. Grand droit antérieur de l'abdomen. — Q. Biceps et demi-tendineux. — R. Demi-membraneux.

tinés à l'articulation. Cette échancrure peut servir à déterminer l'inclinaison naturelle d'un bassin ou d'un os iliaque ; il suffit, pour cela, de placer ces os de telle façon que l'*échancrure cotyloïde* regarde directement en bas.

Au-dessous de la cavité cotyloïde se trouve une vaste ouverture, fermée à l'état normal par une membrane fibreuse qui s'insère sur sa circonférence ; elle est désignée sous les noms de *trou obturateur, trou ovale,* et mieux de *trou sous-pubien.* La circonférence de ce trou est formée en avant et en haut par la *branche horizontale du pubis,* en bas par une lame osseuse qui réunit l'ischion au pubis (*branche descendante du pubis et ascendante de l'ischion*), en arrière par la *tubérosité de l'ischion.*

Les *bords* de l'os iliaque sont divisés en supérieur, inférieur, antérieur et postérieur. Le *supérieur,* appelé *crête iliaque,* est épais, horizontal et contourné en S italique ; chez les sujets maigres, on en voit la saillie sous la peau ; il établit la démarcation entre la région de la hanche et la partie latérale ·de l'abdomen ; c'est également la limite osseuse de la *fosse iliaque* que présente l'ilion à sa face interne et dans laquelle se trouvent logées certaines portions de l'intestin grêle et du gros intestin. L'*inférieur* comprend deux parties : l'une verticale, épaisse, de forme elliptique, garnie d'un disque cartilagineux et qui s'articule avec celle du côté opposé pour former la *symphise du pubis,* l'autre que nous connaissons déjà sous le nom de *branche descendante du pubis et ascendante de l'ischion.* L'*antérieur* profondément excavé présente une série alternative d'éminences ou épines et d'échancrures : la plus profonde de ces dernières donne passage aux vaisseaux et nerfs dits *cruraux* et destinés aux membres inférieurs. Le bord *postérieur* est creusé d'une échancrure plus vaste et plus profonde que les précédentes, la *grande échancrure sciatique* par laquelle se dégage le nerf du même nom.

Du bassin en général. — Envisagé dans son ensemble,
le bassin représente une grande cavité en forme de cône à

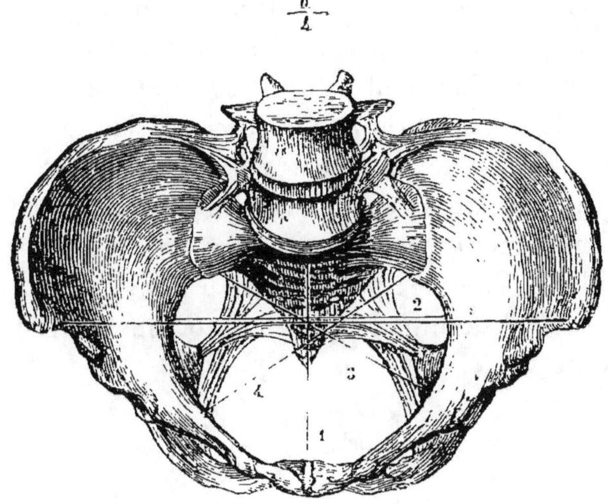

Fig. 26. — Détroit supérieur du bassin.

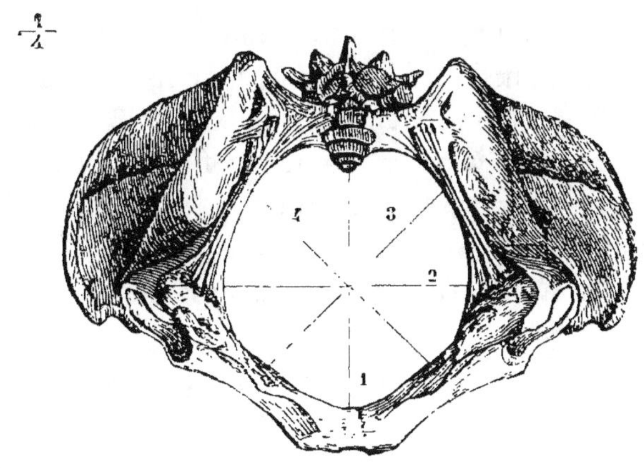

Fig. 27. — Détroit inférieur du bassin.

sommet inférieur tronqué. La base de ce cône est par conséquent supérieure ; elle est largement évasée, ovale transversalement ; on lui donne le nom de *grand bassin*. Cette
portion supérieure du bassin loge les organes de la partie

inférieure de l'abdomen et notamment une portion du gros intestin et de l'intestin grêle. A sa partie moyenne, le bassin se rétrécit brusquement et forme le canal osseux connu sous le nom d'*excavation ou petit bassin*. L'espèce de cercle ou partie étranglée qui forme une démarcation très nette entre les deux bassins s'appelle *détroit supérieur* et l'ouverture inférieure de l'excavation *détroit inférieur* (fig. 26 et 27).

L'excavation renferme la partie inférieure du gros intestin (*rectum*) et l'appareil génito-urinaire ; elle est fermée inférieurement par le *périné,* plan résistant à la fois membraneux et musculaire, véritable plancher du bassin.

Le bassin de la femme est plus large et plus court que celui de l'homme.

§ III. — *LES MEMBRES OU EXTRÉMITÉS*

Ce sont des appendices fixés au tronc par une de leurs extrémités.

Les membres sont au nombre de quatre : deux *supérieurs* ou *thoraciques* (ainsi nommés parce qu'ils se soudent au thorax) servant à la préhension, deux *inférieurs* ou *abdominaux*, en rapport avec l'abdomen et fixés au bassin, soutenant le poids du corps et servant à la locomotion.

On désigne aussi les membres sous le nom d'*extrémités* parce que ce sont les parties du corps les plus éloignées du centre.

Les membres *supérieurs* et *inférieurs* sont construits sur le même type fondamental ; ils sont tous composés d'une *partie basilaire,* immobile, fixée au tronc, et d'une partie mobile, libre, formant le membre proprement dit, divisée elle-même en trois segments. Ces segments vont en diminuant de longueur et de volume depuis la partie basilaire jusqu'à l'extrémité libre ; ils ont chacun le même nombre d'os qui augmente à mesure qu'on s'éloigne du tronc.

Le tableau suivant établit la disposition fondamentale des os des membres supérieurs et inférieurs et leur nomenclature :

Tableau établissant l'analogie des membres supérieur et inférieur et donnant la nomenclature de leurs os.

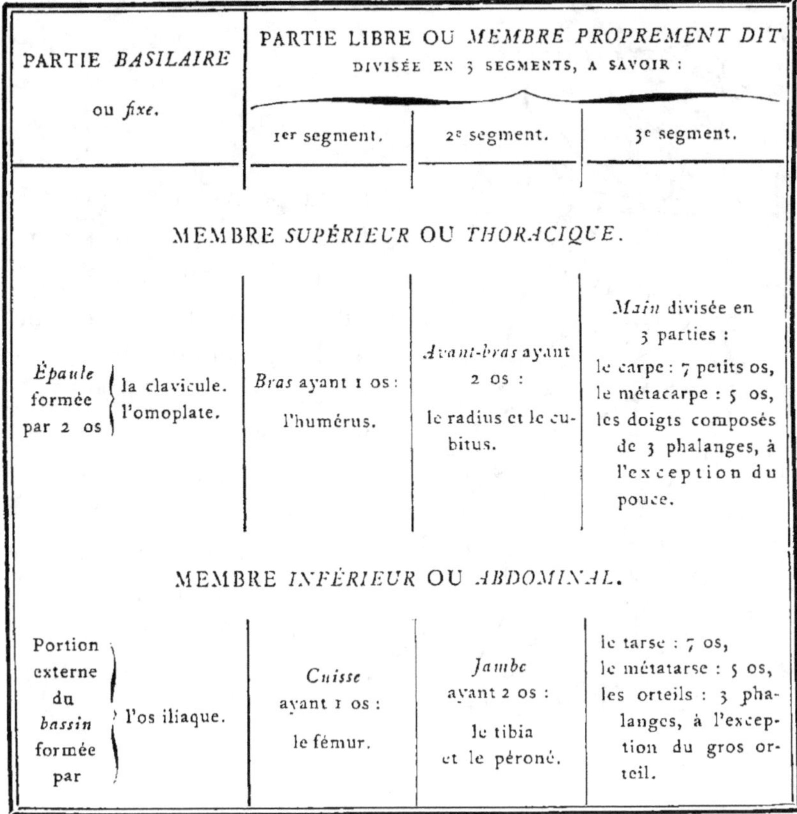

PARTIE *BASILAIRE* ou *fixe*.	PARTIE LIBRE OU *MEMBRE PROPREMENT DIT* DIVISÉE EN 3 SEGMENTS, A SAVOIR :		
	1er segment.	2e segment.	3e segment.
MEMBRE *SUPÉRIEUR* OU *THORACIQUE*.			
Épaule formée par 2 os : la clavicule. l'omoplate.	*Bras* ayant 1 os : l'humérus.	*Avant-bras* ayant 2 os : le radius et le cubitus.	*Main* divisée en 3 parties : le carpe : 7 petits os, le métacarpe : 5 os, les doigts composés de 3 phalanges, à l'exception du pouce.
MEMBRE *INFÉRIEUR* OU *ABDOMINAL*.			
Portion externe du *bassin* formée par l'os iliaque.	*Cuisse* ayant 1 os : le fémur.	*Jambe* ayant 2 os : le tibia et le péroné.	le tarse : 7 os, le métatarse : 5 os, les orteils : 3 phalanges, à l'exception du gros orteil.

Cette analogie de structure explique comment certains individus nés sans bras peuvent se servir des pieds en guise de main et exécuter des travaux délicats avec une surprenante habileté. Un élève de Watteau, Ducornet, est resté célèbre dans les annales de la peinture par plusieurs tableaux exécutés avec ses pieds ; récemment, j'ai vu au Musée d'Anvers un émule de Ducornet faisant des copies parfaites des toiles les plus renommées de l'École flamande. Il tenait le pinceau entre le premier et le deuxième orteil et le maniait très dextrement par une série de mouvements de flexion et d'extension des phalanges. L'autre pied tenait la palette et la position générale de l'artiste m'a paru une merveille d'équilibre. Broca a rapporté aussi un cas fort curieux : celui du bateleur Ledgewood qui, né sans bras, n'avait qu'un pied avec lequel il se rasait, ramassait une aiguille, l'enfilait, etc.

Ambroise Paré a observé un sujet (fig. 28) presque complètement dépourvu de membres supérieurs qui se servait d'une cognée, d'un fouet, les saisissant entre la tête et l'épaule. Avec ses pieds il trouvait moyen de manger, de jouer aux cartes ou aux dés, il finit même par devenir voleur, meurtrier et mérita la potence.

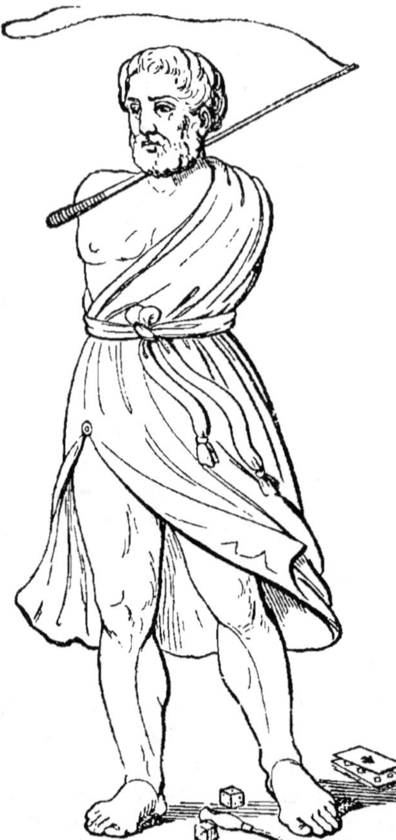

Fig. 28. — Sujet manquant de bras
(d'après Ambroise Paré).

a) MEMBRES SUPÉRIEURS OU THORACIQUES.

Les membres supérieurs sont les organes de la *préhension*, du *toucher*, et d'actes plus secondaires tels que la *protection* et l'*expression par gestes*. Ils jouent aussi un rôle dans la lo-

comotion en agissant comme deux balanciers pour maintenir l'équilibre ; la marche rapide et surtout la course deviennent très difficiles chez les personnes privées d'un bras.
J'ai eu l'occasion d'observer un employé de chemin de fer
manchot dont l'emploi était de marcher rapidement le long
des trains pour fermer les portières : sa démarche mal
assurée l'avait fait accuser injustement d'habitudes alcooliques. On cite aussi ce coureur qui, amputé de l'avant-bras
gauche par Dupuytren et ayant repris son métier, était
obligé de faire des efforts incessants pour empêcher son
corps de s'incliner à droite lorsqu'il courait ; on lui con-
seilla de porter un avant-bras artificiel pour rétablir l'équilibre.

Les membres supérieurs comprennent plusieurs parties :
l'*épaule,* le *bras,* l'*avant-bras* et la *main.*

1. *Épaule.*

L'épaule, partie *basilaire* et fixe du membre supérieur,
s'adapte solidement au thorax ; elle est formée de deux os :
la *clavicule* et l'*omoplate* (fig. 29 et 30).

Clavicule. — Os longs, grêles, cylindriques, ayant la
forme d'un S italique peu accentué, les clavicules tirent
leur nom du mot latin *clavicula* qui signifie petite clef ; on
a pu les considérer en effet comme formant la clef de voûte
des épaules qu'elles maintiennent écartées.

Placées transversalement à la partie supérieure du thorax, elles s'étendent comme un arc-boutant entre la poignée
du sternum et l'omoplate et s'articulent solidement entre
ces deux os. Grâce à leur position superficielle, on les voit
se dessiner très nettement sous la peau, surtout chez les
personnes maigres où s'accusent à ce niveau les dépressions
connues vulgairement sous le nom de *salières.*

La clavicule est sujette à se fracturer fréquemment par
suite de sa fragilité, de sa situation superficielle sous les

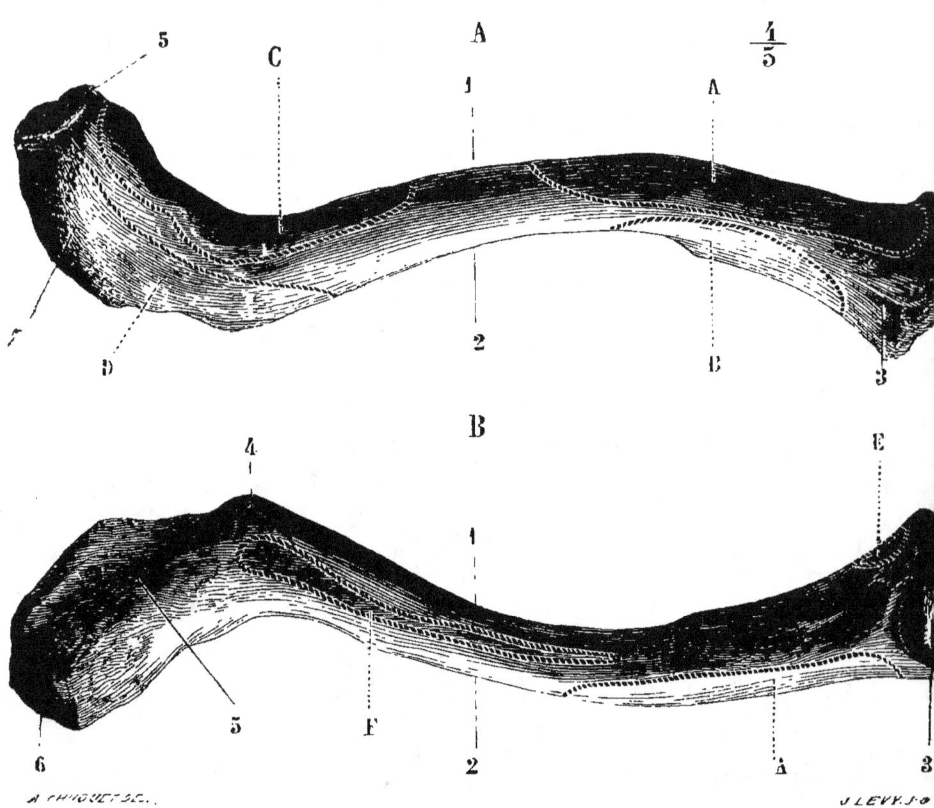

Fig. 29. — Clavicule.

A. *Face supérieure de la clavicule.* — 1. Bord antérieur. — 2. Bord postérieur. — 3. Extrémité interne s'articulant avec le sternum. — 4. Extrémité externe. — 5. Surface articulaire de la clavicule avec l'acromion.

B. *Face inférieure de la clavicule.* — 1. Bord postérieur. — 2. Bord antérieur. — 3. Extrémité interne. — 4. Facette s'articulant avec le sternum. — 6. Surface articulaire
acromiale.

Insertions musculaires. — A. Grand pectoral. — B. Sterno-cléido-mastoïdien. — C. Deltoïde. — D. Trapèze.

téguments qui l'expose aux chocs directs, et enfin à cause
de ses rapports avec le membre thoracique : une chute sur
la paume de la main, sur le coude ou le moignon de

l'épaule pouvant amener indirectement sa fracture. La clavicule de la femme est généralement plus longue et plus grêle que celle de l'homme.

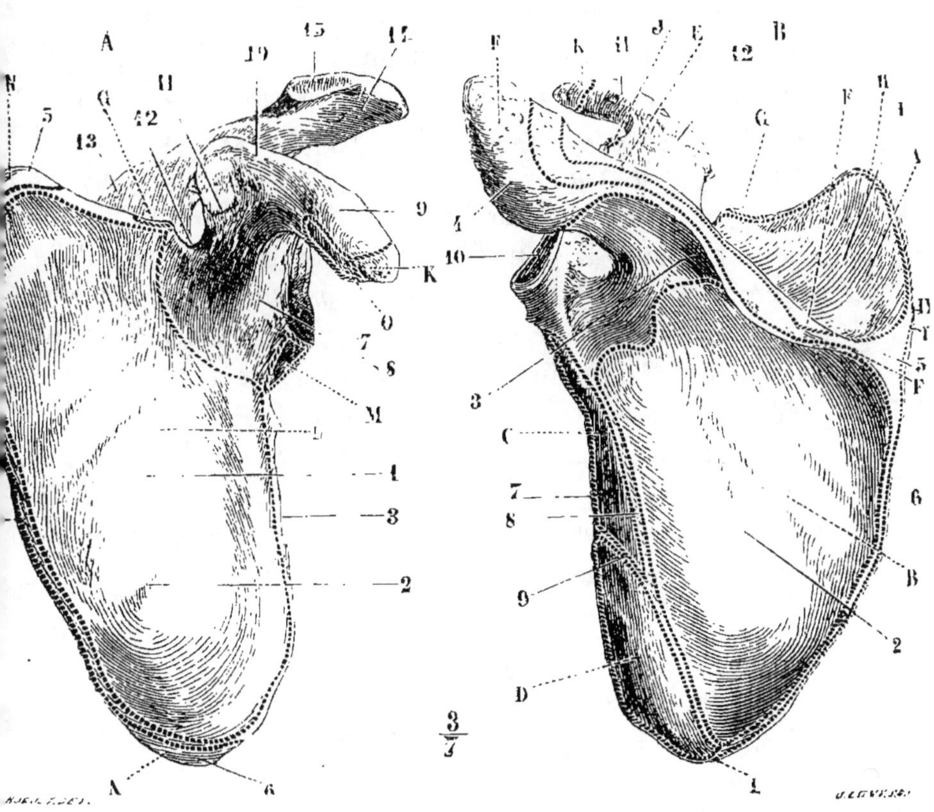

Fig. 30. — Omoplate (face antérieure).

Cavité glénoïde. — 9, 10. Apophyse coracoïde. — 13. Épine de l'omoplate. — 14. Acromion. — 15. Facette articulaire de l'acromion en rapport avec la clavicule. — Insertions musculaires.

Fig. 31. — Omoplate (face postérieure).

3. Épine de l'omoplate. — 4. Acromion. — 10. Cavité glénoïde. — 11. Apophyse coracoïde.

Omoplate. — C'est un os plat, de forme triangulaire, qui s'applique comme une sorte de bouclier sur la partie postérieure du thorax depuis la deuxième jusqu'à la huitième côte et la protège ainsi efficacement contre les violences extérieures.

L'omoplate constitue la partie postérieure de l'épaule ; on la désigne vulgairement sous le nom de *palette de l'épaule*.

La *face postérieure* de l'omoplate est divisée en deux parties inégales par une crête saillante (*épine* de l'omoplate) ; cette épine se dirige en dehors et se prolonge sous forme d'éminence élevée, avec laquelle s'articule la clavicule et qui est nommée *acromion*, mot qui signifie en grec « *sommet de l'épaule* ». En avant de l'acromion se voit une autre saillie désignée sous le nom d'*apophyse coracoïde* parce qu'elle ressemble à un bec de corbeau. L'*acromion* et l'*apophyse coracoïde* sont réunis par un fort ligament et forment ainsi une sorte de voûte dite *voûte acromio-coracoïdienne*.

Au-dessous de cette voûte, l'angle supéro-externe de l'omoplate s'épaissit et offre une surface articulaire légèrement concave, représentant un segment d'ovoïde dont la grosse extrémité est placée en bas : c'est la cavité *glénoïde* destinée à l'articulation du bras avec l'épaule.

2. *Bras*. (Fig. 32 et 33.)

Le bras présente un seul os, l'humérus.

Humérus. — Os long, offrant un corps et deux extrémités articulaires. Le *corps* est prismatique dans ses deux tiers inférieurs et cylindrique en haut où il prend le nom de *col chirurgical ;* il est tordu sur son axe, et sensiblement rectiligne.

L'*extrémité articulaire supérieure* est renflée en forme de *tête* et représente à peu près le tiers d'une sphère. Cette *tête* s'articule avec la cavité glénoïde de l'omoplate.

L'*extrémité articulaire inférieure* est aplatie et présente : 1º en dedans, deux saillies séparées par une rainure et formant ainsi une véritable poulie nommée *trochlée*, autour de laquelle roule l'extrémité supérieure du cubitus ; 2° en dehors une autre saillie courte et arrondie, le *condyle* qui est en rapport avec la petite cupule formée par l'extrémité supérieure du radius.

3. *Avant-bras.* (Fig. 34 et 34 *bis*.)

L'avant-bras est formé par deux os, le *cubitus* et le *radius*.

Lorsque le bras pend le long du corps, la paume de la main étant tournée en avant, ces deux os sont placés parallèlement, le cubitus en dedans et le radius en dehors.

Cubitus. — Ainsi nommé parce qu'il forme la saillie osseuse du coude (*cubitus,* coude), cet os est irrégulier et volumineux en haut, étroit et cylindrique en bas. Son extrémité articulaire supérieure est creusée en avant d'une échancrure considérable en forme de crochet, qui se moule en quelque sorte autour de la trochlée de l'humérus : c'est la *grande cavité sigmoïde.* Cette cavité est formée par deux saillies osseuses, l'*olécrane* qui est la plus considérable, en arrière, et l'*apophyse coronoïde* en avant. En dedans de l'olécrane passe le nerf cubital superficiellement placé sous la peau ; en ce point, le plus léger choc occasionne une sensation désagréable qui se transmet jusqu'au doigt (cette région est connue vulgairement sous le nom de *petit juif*). L'extrémité inférieure ressemble beaucoup à l'extrémité supérieure du radius ; elle est cylindrique et se renfle un peu en forme de tête. Cette *tête du cubitus* s'articule avec le radius et présente à sa partie interne une saillie allongée verticalement en forme de stylet, l'*apophyse styloïde du cubitus ;* on la sent parfaitement sous la peau, à la partie postérieure et interne du poignet.

Fig. 32. — Humérus vu par sa face antérieure.

Os.

1	Tête de l'humérus.
6	Coulisse du biceps.
9	Empreinte du deltoïde.
10	Trochlée.
11	Épitrochlée.
13	Condyle.
16	Épicondyle.

Principales insertions musculaires.

A	Sus-épineux.
B	Sous-épineux.
E	Grand pectoral.
F	Grand dorsal.
G	Grand rond.
H	Deltoïde.
I	Brachial antérieur.

Fig. 33. — Humérus vu par sa face postérieure.

Os.

1	Tête de l'humérus.
3	Col chirurgical.
8	Trochlée.
9	Cavité recevant l'olécrâne.
10	Épicondyle.
11	Épitrochlée.

Principales insertions musculaires.

M	Tendon des muscles qui s'insèrent à l'épicondyle (petite éminence surmontant le condyle).
N	Tendon des muscles qui s'insèrent à l'épitrochlée (petite éminence surmontant la trochlée).

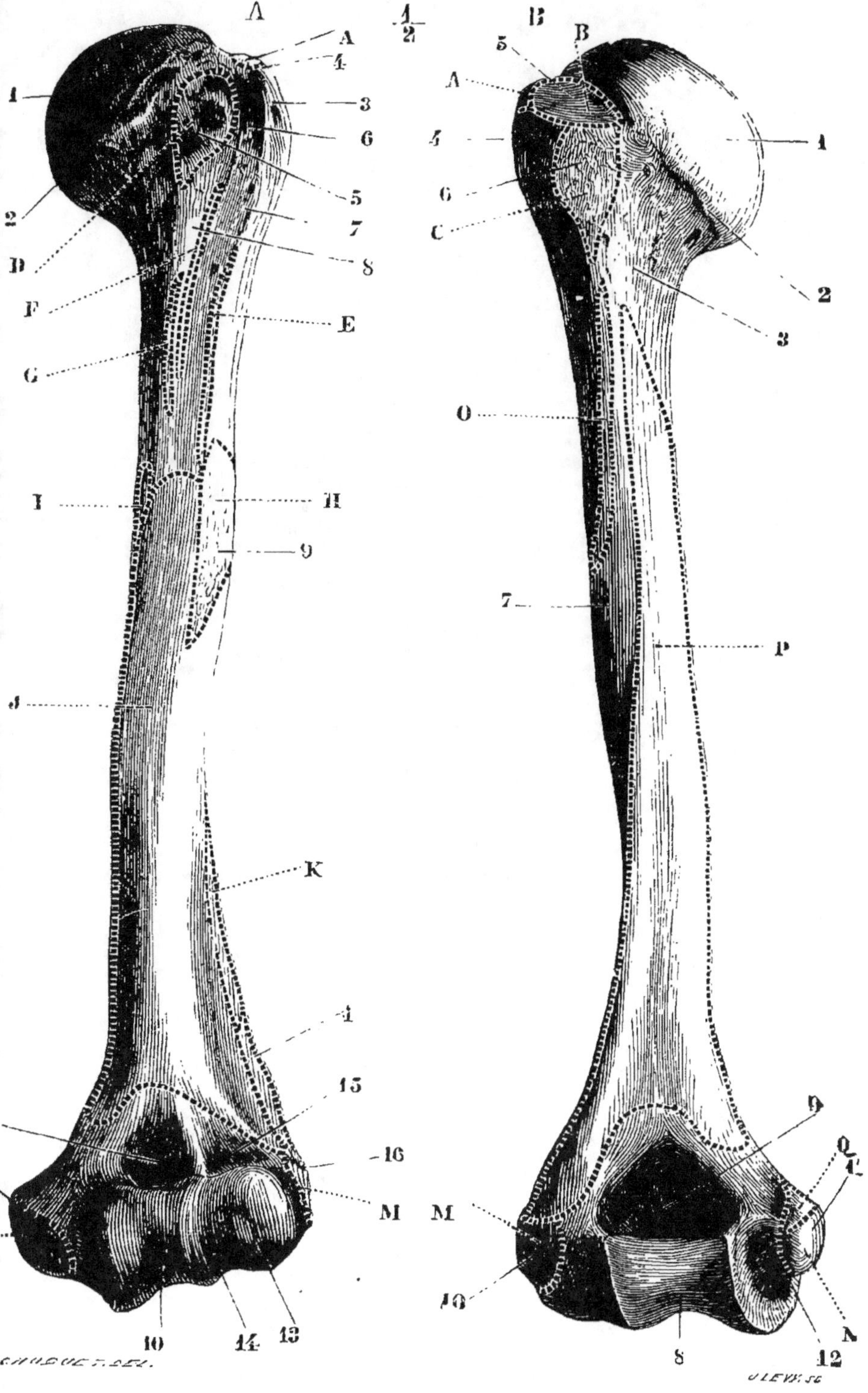

Fig. 32. — Humérus (face antérieure).

Fig. 33. — Humérus (face postérieure).

Fig. 34. — Cubitus et radius gauches vus par leur face antérieure.

Os.

1	*Cubitus.*
2	Grande cavité sigmoïde.
3	Apophyse coronoïde.
5	Face interne.
6	Face antérieure.
7	Apophyse styloïde.
8	Tête du cubitus.
9	*Radius.*
10	Tête du radius.
11	Col du radius.
12	Tubérosité bicipitale.
16	Apophyse styloïde.

Principales insertions musculaires.

A	Triceps.
C	Fléchisseur superficiel.
E	Court supinateur.
F	Long abducteur du pouce.
G	Long extenseur du pouce.
H	Extenseur propre de l'index.
I	Fléchisseur profond des doigts.
J	Court extenseur du pouce.

Fig. 34 *bis.* — Cubitus et radius gauches vus par leur face postérieure.

Os.

1	*Cubitus.*
2	Olécrâne.
3	Face interne.
4	Face postérieure.
7	Apophyse styloïde.
9	*Radius.*
10	Tête.
11	Col.
12	Face postérieure.
13	Face externe.
15	Apophyse styloïde.

Principales insertions musculaires.

K	Rond pronateur.
L	Grand supinateur.
M	Brachial antérieur.
N	Fléchisseur propre du pouce.

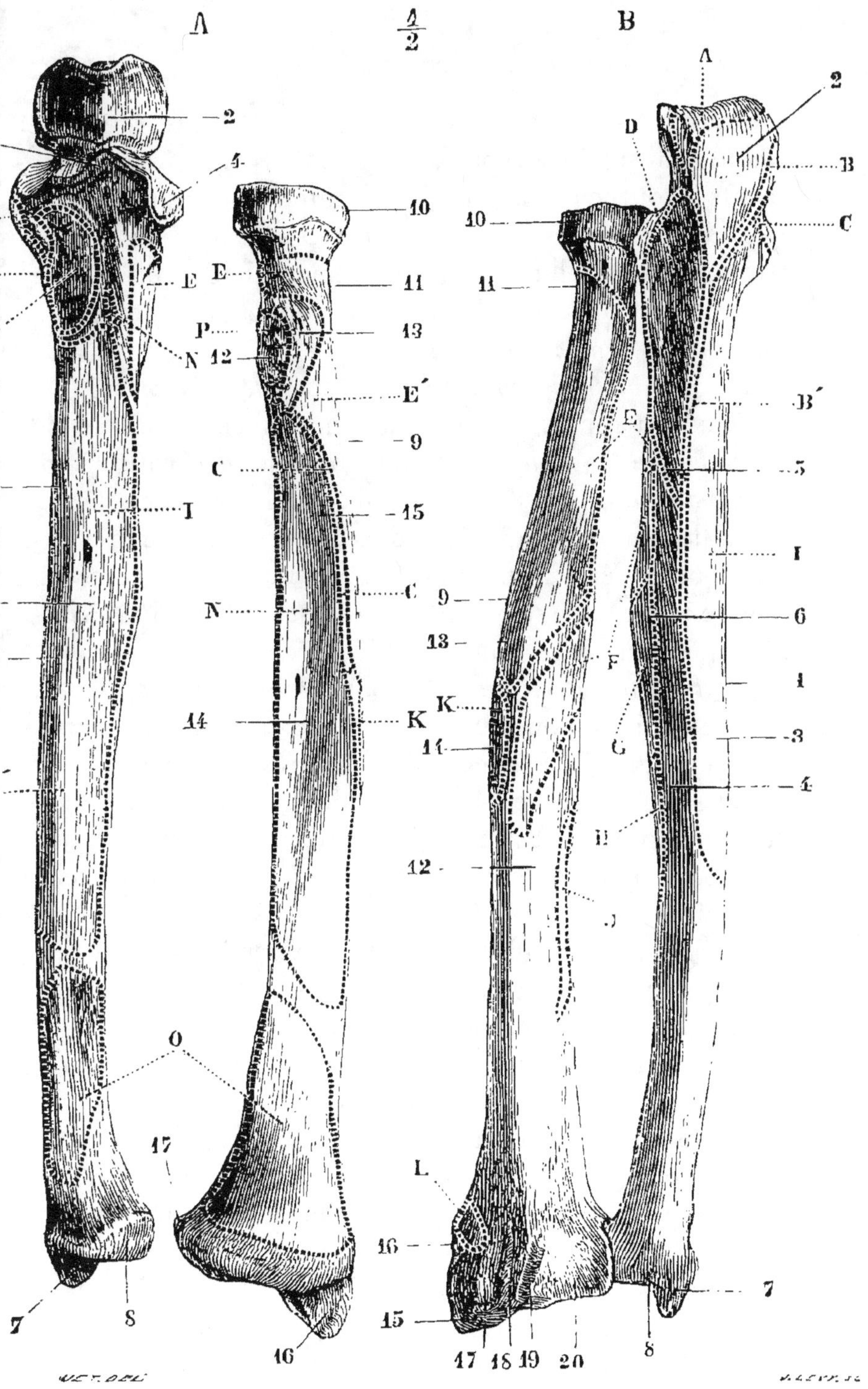

Fig. 34. — Cubitus et radius (face antérieure).   Fig. 34 bis. — Cubitus et radius (face postérieure).

Radius. — Il tire aussi son nom d'un mot latin, de *radius,* qui signifie rayon, parce que dans certains mouvements il tourne en rayon de roue autour du cubitus.

Son corps est courbé sur son axe et séparé du cubitus par un espace elliptique, relativement large, dit *espace interosseux,* obturé à l'état normal par une membrane fibreuse, le *ligament interosseux.*

L'*extrémité supérieure,* nommée aussi *tête du radius,* est nettement arrondie et évasée supérieurement en forme de petite coupe ou *cupule* d'une remarquable régularité. Cette *cupule du radius* s'articule avec le condyle de l'humérus.

Au-dessous de la tête, le radius présente une partie cylindrique et rétrécie nommée *col* à la limite inférieure duquel se trouve une éminence rugueuse, la *tubérosité bicipitale,* qui donne insertion au tendon du muscle biceps.

L'*extrémité inférieure* est la plus volumineuse ; elle est formée de tissu spongieux très fragile, structure qui contribue à expliquer la fréquence des fractures du radius.

Par sa base, cette extrémité s'articule avec le carpe et en dehors de cette surface articulaire présente une saillie triangulaire, *apophyse styloïde du radius* située plus bas que celle du cubitus.

En somme, le radius a sa petite extrémité (cupule) en haut et sa grosse extrémité en bas ; disposition qui est juste l'opposée de celle du cubitus.

Pronation et supination. — Dans la description qui précède, nous avons considéré le bras pendant le long du corps, les deux os de l'avant-bras restant parallèles entre eux, la paume de la main regardant en avant (ou en haut, si l'on suppose le sujet couché) ; la main est alors comme étendue sur son dos, elle est en *supination* (*supinus,* couché sur le dos) ; pour saisir un objet placé à côté d'elle, la main se retournera de manière à présenter sa face dorsale en avant ou en haut et sera comme couchée sur sa face palmaire, on dit alors qu'elle est en *pronation* (*pronus*, couché sur le ventre). Le passage de la supination à la pronation est produit par un mouvement de rotation et de translation du radius autour du cubitus.

Fractures du radius. — Elles sont très fréquentes, causées généralement par une chute sur la paume de la main, et favorisées par la structure celluleuse de l'extrémité inférieure de l'os ; le fragment supérieur de l'os fracturé s'enfonce dans le tissu spongieux du fragment inférieur ; alors ce dernier étant saillant en arrière et le supérieur en avant, l'avant-bras et la main figurent assez bien, suivant l'expression de Velpeau, le talon ou le dos d'une fourchette.

4. *Main*. (Fig. 35.)

La main est la partie terminale du membre thoracique.

Elle se compose de trois parties : le *carpe* ou poignet, le *métacarpe* (partie placée au-dessous du carpe) ou paume de la main, et les *doigts*.

Ce qui caractérise la main, c'est sa *mobilité ;* on peut même dire que le membre supérieur est construit de manière à rendre cette mobilité aussi parfaite et étendue que possible. L'humérus est un long levier qui permet de porter rapidement la main dans tous les sens ; les deux os de l'avant-bras sont articulés avec celui du bras de façon à rapprocher ou à éloigner la main du corps en se fléchissant ou en s'étendant ; le radius et le cubitus sont disposés admirablement pour la pronation et la supination et permettent à la main de tourner avec une extrême facilité autour de son axe.

Cette mobilité fait de la main un instrument admirable : elle est l'organe du toucher, de la préhension, du geste qui s'ajoute à la parole ou aux grands sentiments de frayeur, d'admiration ou de colère. Organe d'une délicatesse ex-

Fig. 35. — Os de la main gauche vus par leur face antérieure.

Os.

1	Cubitus.
2	Radius.
3, 4, 5. 6, 7, 8, 9, 10, 11, 12	Os du carpe.
13	Métacarpien du pouce.
14	Première phalange du pouce.
15	Deuxième phalange du pouce.
16	Deuxième métacarpien.
20	Troisième phalange.

Principales insertions musculaires.

A	Court abducteur du pouce.
C C'	Court abducteur du petit doigt.
D D'	Opposant du pouce.
E E'	Court fléchisseur du pouce.
F F'	Court fléchisseur du petit doigt.
G G'	Opposant du petit doigt.
H	Long abducteur du pouce.
I	Grand palmaire.
K, L, M, N, O, P, Q	Muscles interosseux.
S	Fléchisseur superficiel.
T	Fléchisseur profond.

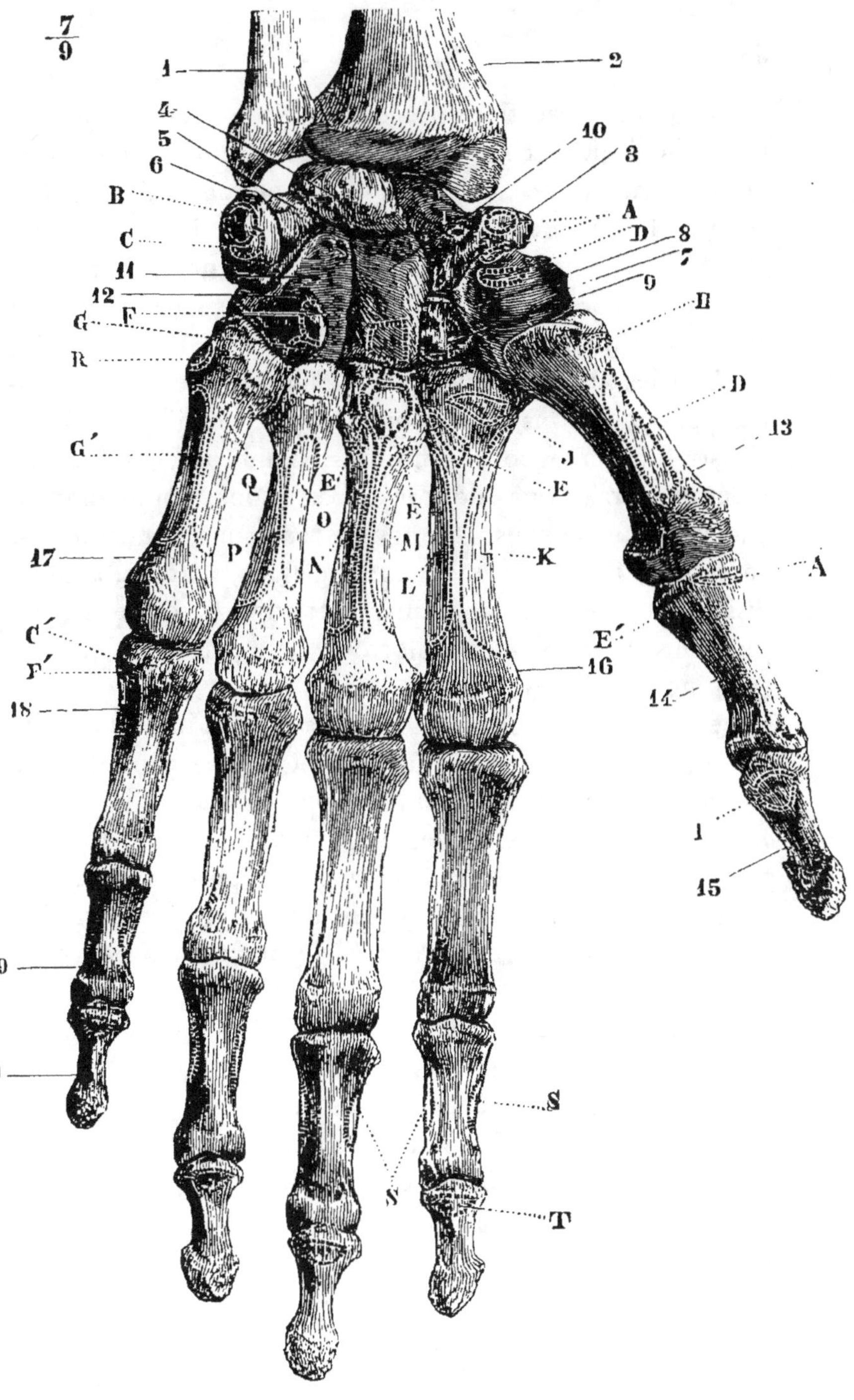

Fig. 35. — Os de la main.

trême, d'une perfection inouïe chez le musicien instrumen-
tiste, elle devient chez l'artisan un instrument de force et
lui sert à manier les corps les plus volumineux et les plus
pesants. La main de l'aveugle devient un guide d'une perspicacité bien connue. Dans un langage imagé et énergique,
souvent cité, Montaigne a fait ressortir le rôle important
que joue la main :

« Par les mains, dit-il, nous requérons, promettons, ap-
pelons, congédions, menaçons, prions, supplions, nions,
refusons, interrogeons, admirons, nombrons, confessons,
répétons, craignons, doutons, instruisons, commandons,
encourageons, jurons, témoignons, accusons, condamnons,
absolvons, injurions, méprisons, défions, flattons, applau-
dissons, bénissons, moquons, réconcilions, exaltons, ré-
jouissons, attristons, déconfortons, désespérons, étonnons,
examinons, taisons. »

Les naturalistes ont également affirmé l'importance de
la main dans l'organisme humain et Cuvier a scindé l'ordre
des primates de Linné en *bimanes* comprenant l'homme et
quadrumanes embrassant les singes : ce sont les seuls êtres
pourvus de mains. La main du singe se rapproche beaucoup
de celle de l'homme, mais elle sert à la marche et est moins
parfaite au point de vue de la préhension et surtout du toucher.

Allant plus loin, on a voulu établir un rapport entre la
destinée humaine et la configuration de la main. Les chi-
romanciens ont donné des noms ridicules tels que *lignes
de vie* et *ceinture de Vénus* aux plis nombreux qui sillonnent
la peau de la face palmaire de la main et bâti des romans
plus intéressés qu'intéressants sur la disposition de ces lignes. Celles-ci correspondent à des saillies musculaires
ou à des articulations et n'ont d'autre importance que de
servir aux chirurgiens de points de repère utiles pour déterminer la position des organes sous-jacents.

Le carpe ou poignet est formé de sept petits os (de huit même si l'on compte l'os *pisiforme,* véritable osselet sésamoïde[1] qui fait partie du tendon du muscle cubital antérieur) disposés sur deux rangées et solidement réunis entre eux par des ligaments. Supérieurement, le carpe s'articule avec les extrémités inférieures du radius et du cubitus ; inférieurement avec le *métacarpe.*

La face antérieure du carpe est concave et forme une gouttière profonde, transformée en un véritable canal par un ligament (*ligament annulaire*) très solide qui s'étend comme un pont d'une extrémité du carpe à l'autre. Dans ce canal passent les tendons des muscles destinés à fléchir les doigts (muscles fléchisseurs).

Le métacarpe est le squelette de la *paume* de la main en avant et du *dos* de la main en arrière. C'est une sorte de gril osseux quadrilatère, formé par cinq petits os longs nommés *métacarpiens,* parallèlement disposés. Entre les *métacarpiens* se trouvent des espaces dits *interosseux* occupés par des petits muscles. Les métacarpiens ont tous à peu près le même aspect, sauf celui du pouce qui est plus court et plus volumineux ; l'espace interosseux correspondant est plus large.

Par leur extrémité supérieure qui est cuboïde, les métacarpiens s'articulent avec le carpe ; leur extrémité inférieure, arrondie en forme de tête, correspond aux doigts.

Le métacarpien du pouce s'articule avec le carpe de manière à conserver une grande mobilité ; cela lui permet de s'éloigner facilement de l'index, de se placer en face des autres doigts et de se rapprocher d'eux ; ce mouvement, connu sous le nom d'*opposition du pouce,* fait de la main un

---

1. Les os sésamoïdes, ainsi nommés parce qu'on les a comparés à des graines de sésame, sont un système d'osselets arrondis, développés dans l'épaisseur des tendons au voisinage de certaines articulations.

admirable organe de préhension. La main peut être comparée à une pince qui saisit les objets ; le pouce en forme une des branches et les quatre autres doigts la seconde.

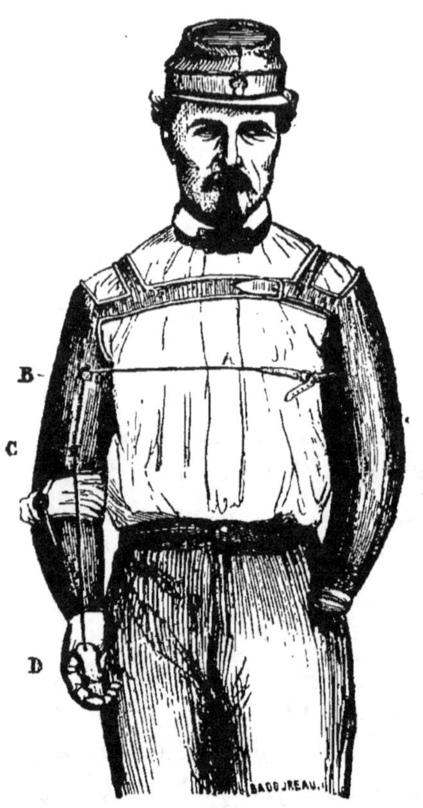

Fig. 36. — Bras artificiel.

Le mouvement d'opposition du pouce est obtenu par l'action du bras opposé qui tire sur une courroie aboutissant à la main artificielle.

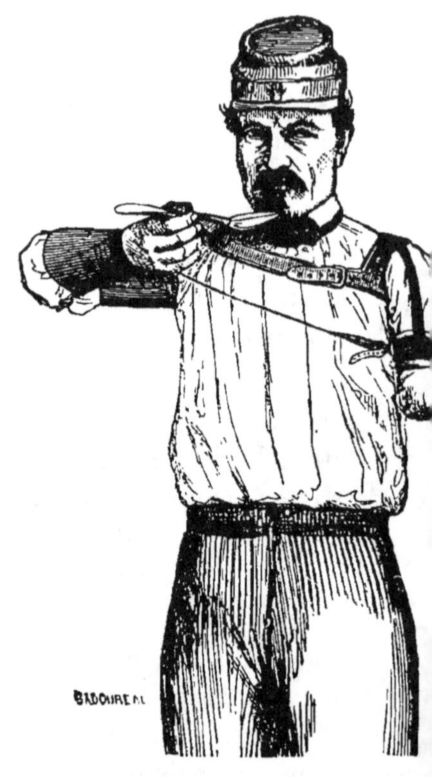

Fig. 37. — Bras artificiel.

Le sujet se servant de son appareil pour manger.

Si le pouce vient à manquer, la préhension n'est presque plus possible ; on conçoit quelle est l'importance de ce doigt et combien sa mutilation est à craindre. Dans les membres artificiels le fabricant a bien soin de reproduire aussi exactement que possible la disposition du pouce qui permet son mouvement d'opposition (fig. 36-37).

Les doigts sont des appendices allongés et mobiles qui terminent la main et la caractérisent en faisant d'elle l'organe de la préhension ; ils se moulent en quelque sorte sur les objets qu'ils saisissent.

Au nombre de cinq, ils sont désignés sous les noms de : *pouce* (le plus gros), *indicateur*, *médius*, *annulaire* (qui porte l'anneau), *auriculaire* (qui peut être introduit dans l'oreille).

Ils sont formés chacun de trois petits os longs nommés *phalanges*, sauf le pouce qui n'en a que deux ; la première phalange, celle qui s'articule avec le métacarpe, est la phalange proprement dite ; la deuxième porte le nom de *phalangine*, la troisième celui de *phalangette* ou phalange *onguéale* parce qu'elle supporte l'ongle. Elles décroissent de volume et de longueur à mesure qu'elles s'éloignent du métacarpe.

Les articulations des phalanges entre elles rappellent par leur disposition de véritables poulies beaucoup plus étendues du côté de la flexion que du côté de l'extension ; et, de fait, les mouvements de flexion et d'extension sont les seuls qui existent entre les phalanges ; encore l'extension est-elle fort limitée.

Les *vices de conformation* des doigts ne sont pas très rares, et presque toujours ils sont causés par l'hérédité. Tantôt les doigts sont adhérents entre eux et la main semble palmée ; parfois il y a des doigts surnuméraires ; parfois encore l'un ou l'autre des doigts manque. Dans certains cas, la main n'a que deux doigts ; lorsque l'auriculaire et le pouce existent seuls, la main représente une *pince de homard* ; je viens d'observer cette disposition chez un jeune enfant (fig. 38) et Morel-Lavallée a décrit la même disposition chez un saltimbanque qui exécutait avec sa pince les mouvements les plus variés et pouvait même écrire.

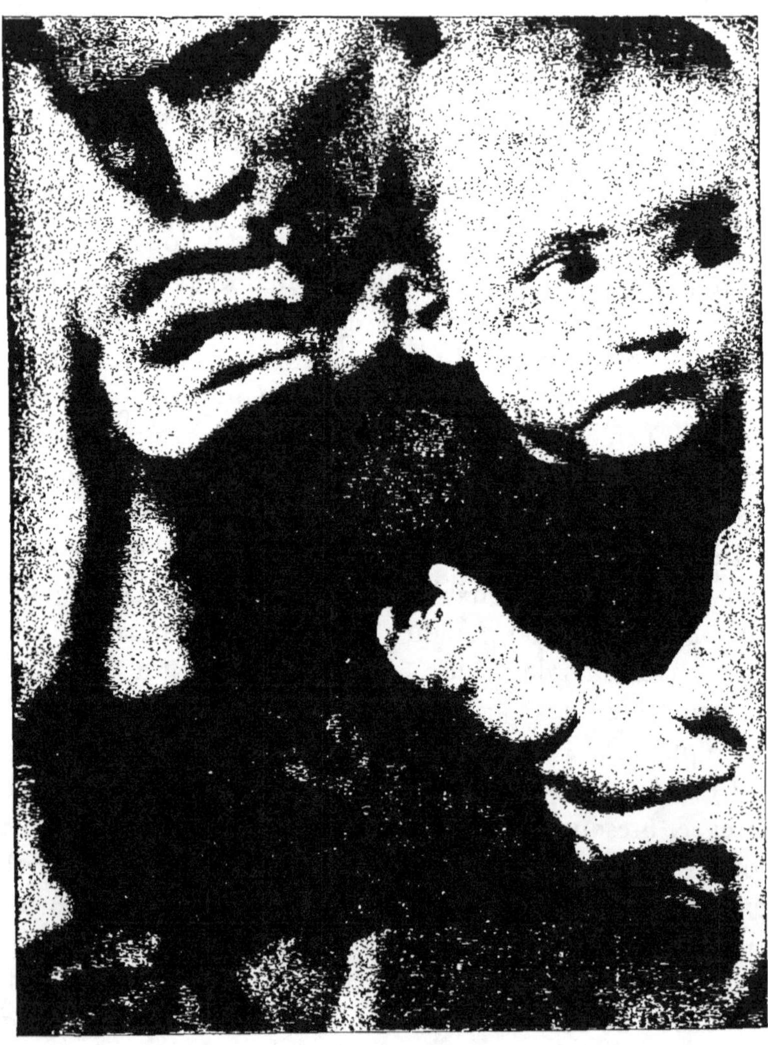

Fig. 38. — Enfant présentant une pince de homard.

(D'après une photographie de M. Brézinski.)

MEMBRES INFÉRIEURS OU ABDOMINAUX.

Destinés à supporter le poids du corps, les membres abdominaux sont plus volumineux et plus solides que les
membres thoraciques ; affectés à la marche, ils sont aussi
plus longs.

Ils comprennent plusieurs parties : *l'os iliaque* ou partie
basilaire du membre inférieur qui entre dans la composition
du bassin et que nous avons déjà étudié, la *cuisse,* la *jambe*
et le *pied*.

1. *Cuisse.*

La cuisse est la partie supérieure du membre abdominal
qui s'articule avec le bassin ; la ligne d'intersection de la
cuisse et de l'abdomen est nettement indiquée par un long
pli de la peau, le *pli de l'aine*.

Le squelette de la cuisse est constitué par un seul os, le
fémur (fig. 39 et 40).

Fémur. — L'os de la cuisse est le plus long, le plus gros
et le plus solide de tout le squelette ; il est proportionnellement plus volumineux chez l'homme que chez les autres
animaux et en rapport avec la station bipède pendant laquelle il supporte tout le poids du tronc et de la tête.

Chez un sujet debout, le fémur n'est pas vertical mais
obliquement dirigé de haut en bas et de dehors en dedans ;
en d'autres termes, les extrémités supérieures des deux fémurs sont assez éloignées l'une de l'autre, au niveau des
cavités cotyloïdes, tandis que leurs extrémités inférieures se
rapprochent beaucoup au niveau des genoux.

Comme le bassin est plus large transversalement chez
la femme, l'obliquité de son fémur est forcément plus considérable que celle de l'homme. Un fémur trop oblique

Fig. 39. — Fémur (face postérieure).

1	Tète.
2	Insertion du ligament rond.
3	Col du fémur.
4	Grand trochanter.
5	Petit trochanter.
6	Échancrure intercondylienne.
9, 10	Condyles.
11	Ligne âpre.

Fig. 40. — Fémur (face antérieure).

1	Tète du fémur.
2	Insertion du ligament rond.
3	Col du fémur.
4	Grand trochanter.
5	Petit trochanter.
7, 8	Condyles du fémur.
9	Trochlée fémorale.

Insertions musculaires.

A	Grand fessier.
B	Moyen fessier.
C	Petit fessier.
H	Psoas iliaque.
I I'	Vaste externe.
J	Vaste interne.
L, M, N	Adducteurs.

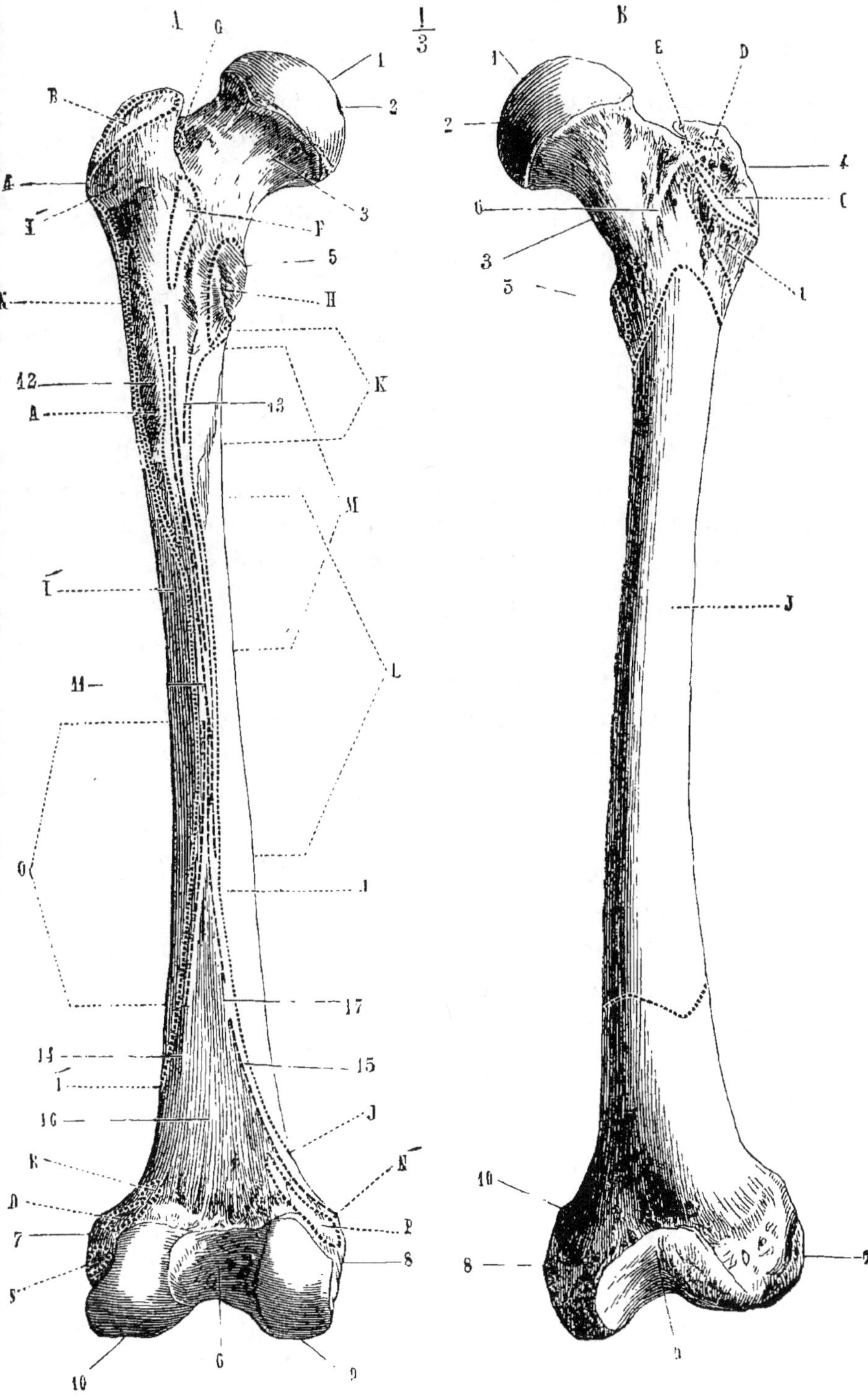

Fig. 39. — Fémur (face postérieure).

Fig. 40. — Fémur (face antérieure).

est une condition défavorable pour la locomotion et la station ; on désigne sous le nom de *bancals* les individus atteints de cette difformité.

Le fémur n'est pas droit ; il présente une courbure à convexité antérieure, sujette à s'exagérer dans le rachitisme.

Son *corps* a la forme d'un prisme triangulaire ; sa face antérieure est arrondie ; son bord postérieur, très saillant et rugueux, est nommé *ligne âpre*.

L'extrémité supérieure du fémur, qui forme avec le corps un angle obtus, se compose d'une *tête,* supportée par un *col* (col du fémur) ; à la jonction du corps et du col se trouvent deux tubérosités inégales en volume, *le grand et le petit trochanter,* qui donnent insertions à des muscles. La plus régulièrement arrondie de toutes les éminences du squelette, la *tête du fémur,* représente les trois quarts d'une sphère ; elle a une surface encroûtée de cartilage et lisse, excepté à sa partie moyenne où elle est creusée d'une fossette raboteuse donnant insertion au *ligament rond* qui va s'insérer au fond de la cavité cotyloïde.

L'extrémité inférieure du fémur est très volumineuse et fortement renflée dans tous les sens ; elle se bifurque et forme deux grosses masses convexes, articulaires, fortement saillantes en arrière, désignées sous le nom de *condyles du fémur*. En arrière, les deux condyles sont séparés par une profonde *échancrure* dite *intercondylienne ;* en avant ils forment une espèce de gorge ou de poulie, dite *trochlée fémorale,* qui répond à la rotule.

2. Jambe.

Le squelette de la jambe est formé de deux os, le tibia et le péroné (fig. 41 et 42).

L'extrémité supérieure du tibia se met en rapport direct avec les condyles du fémur pour constituer l'articulation

du genou. A la partie antérieure de cette articulation existe
en outre un os, comparé à une petite roue (*rotula*); ce qui
lui a valu le nom de *rotule* (fig. 5).

Rotule. — Quoique ainsi nommée, la *rotule* est plutôt
de forme triangulaire. C'est un véritable os sésamoïde,
enchâssé dans l'épaisseur du tendon d'un muscle de la
cuisse, le *triceps,* qui s'insère sur le tibia. La partie de ce
tendon qui s'étend de l'extrémité inférieure de la rotule
jusqu'au tibia porte le nom de *ligament rotulien*. La face
antérieure de la rotule est placée directement sous la peau;
sa face postérieure, encroûtée de cartilage, se moule en
quelque sorte sur la trochlée fémorale et constitue la partie
antérieure et médiane de l'articulation du genou.

Sans être rares, les fractures de la rotule sont beaucoup
moins fréquentes que ne le ferait supposer la position superficielle de cet os; les fractures directes, c'est-à-dire causées
par l'action immédiate du corps vulnérant, sont même exceptionnelles; le plus souvent, la rotule est fracturée ou le
ligament rotulien arraché par suite d'une contraction exagérée du *triceps* qui est un muscle très puissant.

Tibia. — Le plus volumineux et le plus interne des os
de la jambe, il tire son nom du mot latin *tibia* qui signifie
flûte; les anciens fabriquaient en effet cet instrument avec
l'os de la jambe du cerf ou de l'âne.

Renflé en haut, il se rétrécit à sa partie moyenne et surtout à la réunion de ses deux tiers supérieurs avec le tiers
inférieur, en prenant la forme d'un prisme triangulaire, puis
se renfle de nouveau mais beaucoup moins, à son extrémité
inférieure. C'est à sa partie rétrécie et par conséquent la
plus faible que siègent le plus communément les fractures
du tibia.

Fig. 41. — Tibia et péroné vus par leur face antérieure.

Les os de la jambe.

1	*Tibia.*
2, 3	Tubérosités du tibia.
5	Malléole interne.
6	*Péroné.*
7	Tête du péroné.
8	Malléole externe.

Fig. 42. — Tibia et péroné vus par leur face postérieure.

Les os de la jambe.

1	*Tibia.*
2, 3	Tubérosités du tibia surmontées des cavités glénoïdes.
7	Malléole interne.
9	*Péroné.*
10	Tête du péroné.
11	Malléole externe.

Insertions musculaires.

A.	Tendon rotulien.
B	Couturier.
C	Droit interne.
D	Demi-tendineux.
E	Jambier antérieur.
F	Biceps.
G	Long péronier latéral.
H	Court péronier latéral.
J.	Long extenseur commun des orteils.
K	Extenseur propre du gros orteil.
L.	Demi-membraneux.
N N'	Soléaire.
O	Long fléchisseur commun des orteils.
P.	Long fléchisseur propre du gros orteil.

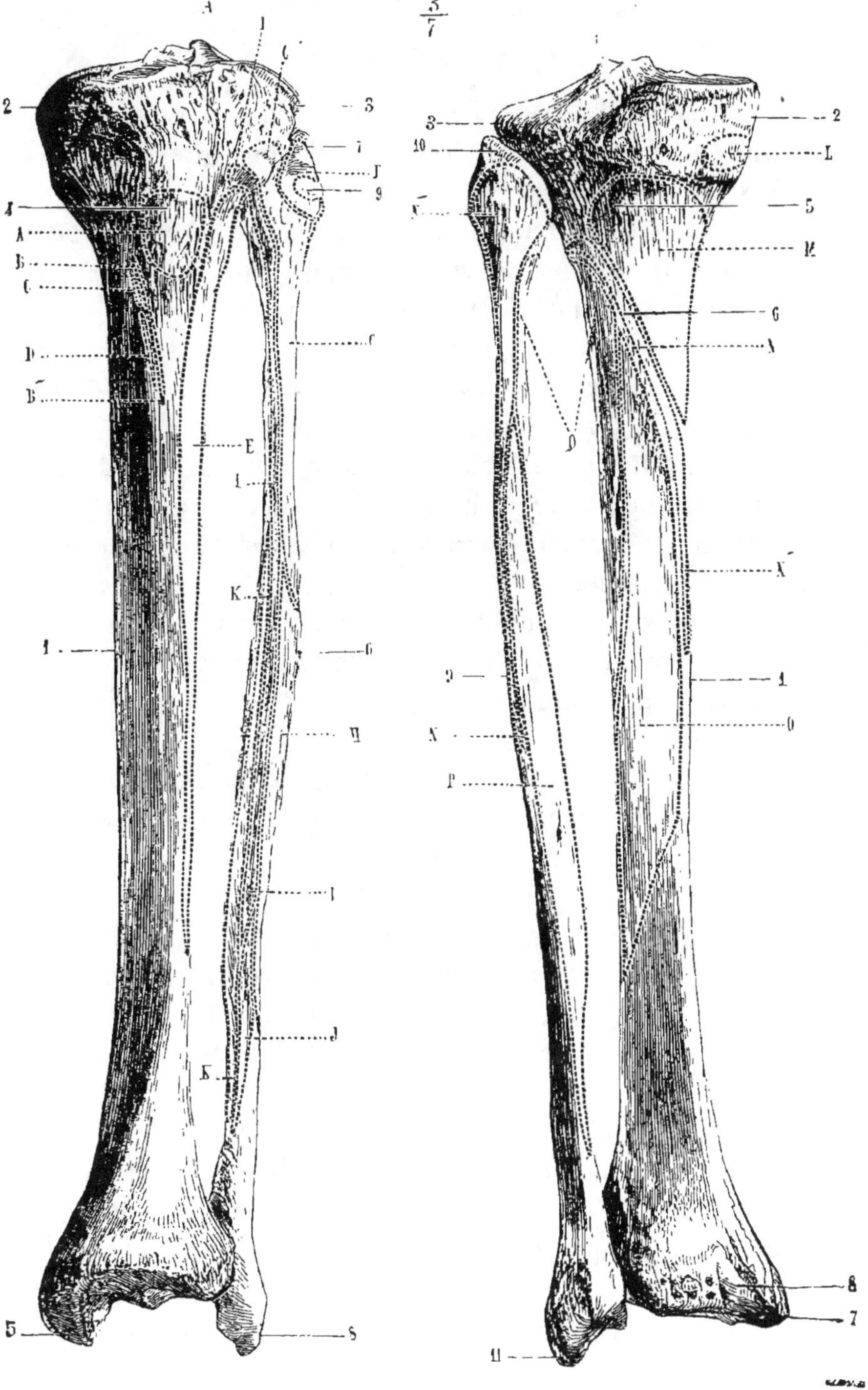

Fig. 41. — Tibia et péroné (face antérieure).

Fig. 42. — Tibia et péroné (face postérieure).

L'*extrémité supérieure* de cet os est volumineuse et élargie transversalement ; à son sommet elle présente deux plateaux légèrement excavés, horizontaux et destinés à s'articuler avec les condyles fémoraux : ce sont les deux *cavités glénoïdes du tibia* supportées chacune par un renflement considérable ou *tubérosité du tibia*.

Elles sont séparées l'une de l'autre par une saillie pyramidale, nommée *épine du tibia*, qui correspond à l'*espace intercondylien* du fémur.

Le *corps* du tibia est placé directement sous la peau par sa face interne ; cette position l'expose aux corps vulnérants et par conséquent aux fractures, périostites, caries, nécroses et exostoses, affections des os sur lesquelles nous reviendrons plus loin. Le bord antérieur du tibia se sent aussi immédiatement sous la peau et forme, dans ses trois quarts supérieurs, une saillie assez tranchante qui lui a valu le nom de *crête tibiale*.

L'*extrémité inférieure du tibia* est de forme quasi quadrangulaire avec son grand diamètre disposé transversalement. La face inférieure encroûtée de cartilage s'articule avec le tarse ; elle présente en dedans une apophyse épaisse, aplatie et formant un relief très prononcé à la partie inférieure et interne du tibia ; c'est la *malléole interne* qui joue un rôle important dans la constitution de la jointure du tarse avec la jambe et dans l'histoire de l'entorse.

Péroné. — Cet os long et grêle est situé en haut à la partie interne et postérieure du tibia, en bas à la partie externe de cet os. L'*espace interosseux* compris entre les deux os est rempli par une *membrane interosseuse* allant de l'un à l'autre.

Le *corps* du péroné est prismatique et triangulaire, tordu sur son axe d'avant en arrière et de dedans en dehors.

Son *extrémité supérieure* ou *tête du péroné* s'articule avec la partie postérieure de la tubérosité externe du tibia, sans concourir directement à former l'articulation du genou ; l'*extrémité inférieure,* de forme triangulaire, dépasse le tibia et forme une saillie sous la peau ; c'est la *malléole externe* qui surpasse l'interne en longueur et en épaisseur. La partie interne de cette malléole externe (regardant le tibia) présente une surface encroûtée de cartilage qui fait partie de l'articulation du pied avec la jambe.

Les extrémités inférieures du tibia et du péroné forment, en se réunissant, une véritable mortaise qui emboîte solidement le premier os du tarse nommé *astragale.*

Cette articulation dite du *cou de pied* ou *péronéo-tibio-tarsienne* ne permet que la *flexion* ou l'*extension* du pied, c'est-à-dire les mouvements en avant et en arrière.

Lorsque le pied est violemment déjeté en dehors ou en dedans, par une chute notamment, il se produit une *entorse* qui peut être compliquée de la fracture de l'une ou l'autre des malléoles. Dans ces derniers cas, l'intervention des rebouteurs ou masseurs peut être particulièrement fâcheuse, car le massage d'une articulation qui souvent est utile dans une entorse simple peut devenir dangereux dans les entorses compliquées de fractures ou d'arrachement des malléoles.

3. *Pied* (fig. 43).

Le pied est l'extrémité terminale du membre inférieur ; il est construit sur le même type que la main ; mais sa construction est plus massive et plus solide car il doit supporter le poids du corps. Pour la même raison, au lieu d'être placé dans la même direction que le segment du membre dont il est la suite, il forme avec lui un angle droit et se place dans un plan horizontal de manière à fournir au corps une plus large base de sustentation.

Fig. 43. — Les os du pied vus par leur face dorsale.

1 . . . . Calcaneum.

3, 4, 5, 6, 7, 8 . . . . Astragale.

9, 10, 11, 12, 13, 14 . . . . Rangée antérieure des os du tarse.

15, 16 . . . . Cinquième métatarsien.

17 . . . . Premier métatarsien.

Insertions musculaires.

A . . . . Tendon d'Achille.

B B' . . . . Pédieuse.

C . . . . Court péronier latéral.

E . . . . Long extenseur du gros orteil.

F . . . . Extenseur commun des orteils.

H, J, K, L . . . . Muscles interosseux.

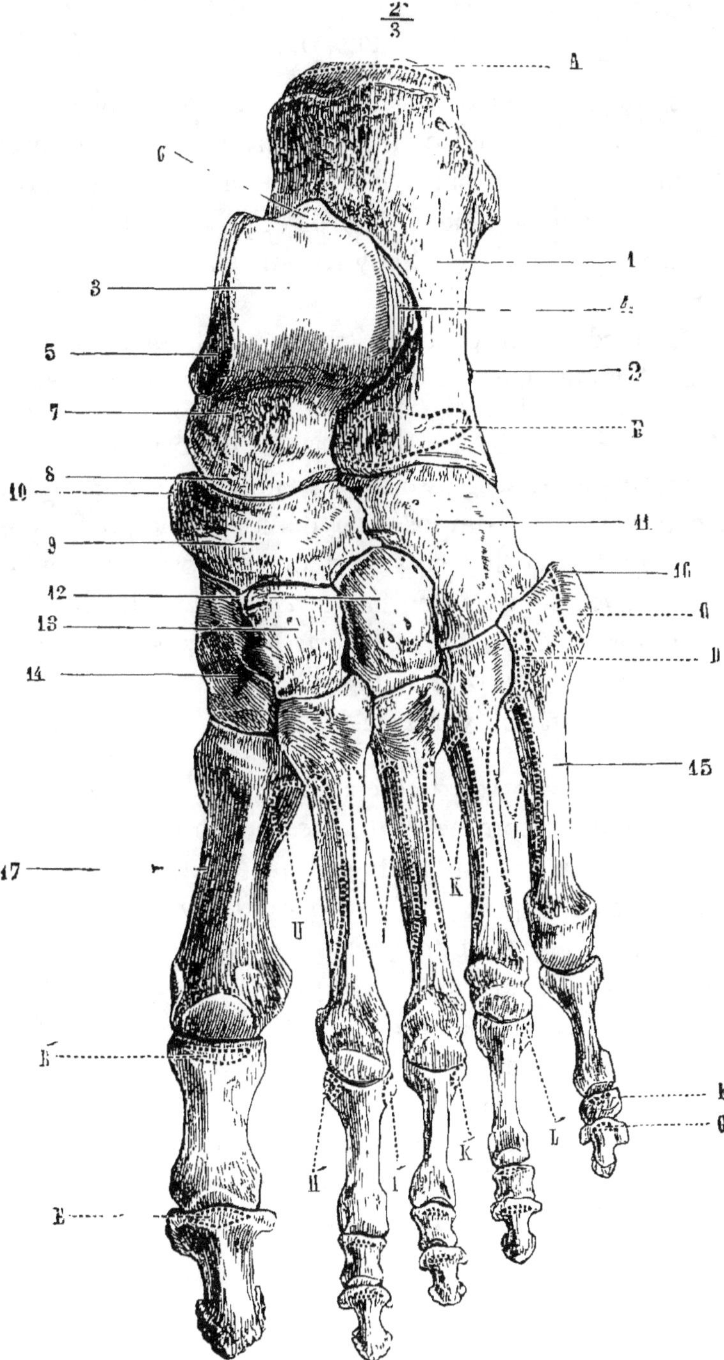

Fig. 43. — Les os du pied.

L'étude détaillée des diverses parties du pied nous démontrera qu'au lieu d'être, comme la main, disposé pour la préhension et par conséquent mobile, il est construit pour soutenir le poids du corps et pour la locomotion proprement dite. Il est d'environ un tiers plus long que la main.

Le pied se compose de trois parties qui sont, en allant d'arrière en avant : le *tarse,* le *métatarse* et les *orteils.*

Le tarse forme à lui seul la moitié postérieure du pied ; il est formé de sept os disposés en deux rangées. La rangée postérieure est composée de deux os superposés : en haut, l'*astragale* dont la face supérieure disposée en poulie s'articule avec le tibia ; en bas le *calcanéum,* le plus volumineux des os du tarse, et dont la partie postérieure forme le talon disposé horizontalement et en rapport direct avec le sol dans la station verticale.

Le métatarse s'articule avec les os de la deuxième rangée du tarse ; comme le métacarpe auquel il correspond, il représente une espèce de gril quadrilatère formé par cinq métatarsiens séparés par des *espaces interosseux.* Les *métatarsiens* sont des os longs dont le corps est prismatique et triangulaire, l'extrémité postérieure est renflée et l'extrémité antérieure présente une tête aplatie sur les côtés (ou condyle) qui s'articule avec les orteils.

Les métatarsiens sont disposés parallèlement et celui du gros orteil, remarquable par son volume, n'est pas écarté des autres comme le métacarpien du pouce ; cela tient à ce que le mouvement d'opposition du pouce n'existe pas au pied.

Les orteils ont exactement la même disposition que les doigts de la main et sont composés d'une phalange, d'une phalangine et d'une phalangette. Le gros orteil n'a que deux phalanges assez courtes mais très épaisses et très solides ; le deuxième orteil est le plus long ; les autres ont des phalanges de plus en plus courtes; celles du petit orteil sont complètement atrophiées et réduites à de petits tubercules osseux.

Voûte du pied. — Par sa forme générale le squelette du pied représente une voûte dont la partie supérieure, convexe, est le *dos du pied,* et la partie inférieure, concave, la *plante du pied.* Lorsqu'on pose le pied sur un plan horizontal, on constate que son bord interne surélevé ne touche le sol que par la tête du premier métatarsien et les orteils en avant et par le calcanéum ou os du talon en arrière ; le bord externe, au contraire, est en contact avec le sol dans toute son étendue. Cette disposition, outre qu'elle augmente la force de résistance du pied, permet aux vaisseaux et nerfs de pénétrer à la partie interne de la plante du pied sans être comprimés pendant la marche ou la station ; lorsque la voûte est peu prononcée (*pied-plat*), ces conditions ne se réalisent pas et la circulation du pied est entravée par la marche qui devient douloureuse et difficile.

CHAPITRE III

PROPORTIONS DU CORPS HUMAIN

Le squelette, avons-nous dit, constitue la charpente du corps humain et en détermine la forme générale ; ajoutons qu'il en règle aussi les proportions.

Les os, en effet, sont les points de repère naturellement indiqués pour mesurer les divers segments du tronc ou des membres et établir les rapports de longueur qui existent entre chacun d'eux et la hauteur totale de l'individu. Ces mensurations ont un intérêt capital pour la comparaison des races humaines entre elles et celle de l'homme avec les animaux supérieurs ; méthodiquement pratiquées, elles constituent l'*anthropométrie,* branche importante et pleine d'avenir de l'*anthropologie,* ou étude de l'homme.

La connaissance exacte des proportions du corps humain est indispensable au peintre et au sculpteur dont le but est de reproduire la nature. Il faut bien dire qu'il ne s'agit point d'une reproduction servile : le véritable artiste doit idéaliser ce qu'il voit ; il crée un type humain de convention qui varie suivant qu'il représente la force ou la faiblesse, la noblesse ou la vulgarité, la puissance imposante grandiose ou la grâce féminine ; mais toujours il doit respecter l'harmonieuse pondération de toutes les parties du corps, telle qu'elle existe dans la nature.

On a prétendu que la conception de l'artiste était incompatible avec l'exactitude scientifique de l'anthropolo-
giste ; on a écrit que les statuaires grecs avaient commis des
fautes d'anatomie grossières, que Laocoon avait la jambe
gauche plus longue et l'un de ses enfants la jambe droite,
que l'Apollon Pythien et la Vénus de Médicis étaient mal
proportionnés... mais ces quelques exceptions ne font que
confirmer une règle universellement reconnue à savoir que,
d'une façon générale, les chefs-d'œuvre de l'art antique sont
remarquables par leur exactitude anatomique.

A ceux qui ont soutenu que les artistes de la Renaissance
avaient également violé les règles strictes des proportions,
qu'en Italie ils allongeaient les formes pour donner de la
dignité, qu'en Espagne ils les rapetissaient pour obtenir de
la finesse, qu'en Hollande on les grossissait dans une
intention de réalisme, il convient de rappeler en quel honneur était tenue l'étude des sciences anatomiques chez les
peintres de cette époque.

En effet, certains dessins de Léonard de Vinci et de Mi-
chel-Ange reproduisant des préparations cadavériques peuvent être considérés comme des modèles du genre ; Raphaël nous a laissé une merveilleuse étude de squelette qui
lui avait servi à déterminer la direction des membres et la
disposition des jointures d'une vierge évanouie, dans son
tableau célèbre de la Mise au Tombeau. Albert Dürer a
publié un ouvrage curieux sur les proportions et la symé-
trie du corps humain. L'étude de l'anatomie a rapproché les
deux grandes personnalités du Titien et d'André Vésale ;
d'après certains auteurs, l'illustre peintre vénitien dont la
fécondité fut, du reste, extraordinaire, dessina plusieurs
figures pour le grand ouvrage sur la structure du corps humain que Vésale fit paraître en 1543 et dans lequel il assit
l'anatomie sur sa véritable base, la dissection du cadavre
humain.

Depuis Galien (131-200 après J.-C.) cette science était stationnaire ; le médecin de Bergame n'avait guère disséqué que le singe et il avait commis un grand nombre d'inexactitudes en identifiant la structure de cet animal avec celle de l'homme. Vésale n'hésita pas à réfuter les erreurs de Galien et se livra avec courage à la dissection humaine à une époque où la police n'était pas encore éclairée sur son importance. D'après Lauth, il se procura son premier squelette sur la place où se faisait les exécutions près de Louvain : ayant aperçu le cadavre d'un criminel attaché à un poteau, et dont les parties molles avaient été si nettement dévorées par les oiseaux qu'il en restait le squelette naturel, il en enleva successivement les extrémités, mais pour parvenir à emporter le tronc solidement retenu par des chaînes, il fut obligé d'y passer la nuit. A Montfaucon, place d'exécution près de Paris, il disputait aux chiens qui se les arrachaient pour les dévorer, les ossements dont il faisait l'objet de ses études. Tant de courage et de persévérance rendirent André Vésale promptement célèbre. Le Titien, plus âgé et déjà dans toute sa gloire, aurait donné une éclatante consécration à la renommée du jeune anatomiste en gravant pour lui, dit-on, plusieurs planches sur bois et en confiant l'exécution des autres à son élève J. Calcari.

Les liens qui unissent les sciences anatomiques à la statuaire et à la peinture se sont encore resserrés de nos jours et l'anatomie artistique fait partie de l'enseignement officiel à l'École des Beaux-Arts ; cette science comprend plusieurs parties : les mesures de proportion, le jeu des muscles dans ses rapports avec les expressions de la physionomie, les attitudes et les mouvements en général, les formes plastiques et les reliefs des diverses parties du corps, etc. Tous ces points seront étudiés à leur place dans les chapitres consacrés aux articulations et aux muscles ; maintenant ne nous occupons que des *mesures de proportion* dont l'étude formera le complément naturel de la description du squelette.

Les proportions des différentes parties du corps humain entre elles sont éminemment variables suivant les individus ; chacun n'est point doué d'une structure esthétique. Il a donc fallu choisir un modèle parfait, un type idéal dont les proportions fussent harmonieuses et bien pondérées. La règle à laquelle on a soumis ces proportions a reçu le nom de *canon* (d'un mot grec qui signifie règle). Le canon est en réalité un système de mesure qui prend pour *unité* la dimension d'une partie du corps et détermine combien de fois cette unité est contenue dans le corps tout entier.

L'origine du canon est fort ancienne ; les sculpteurs de la vieille Égypte semblent avoir adopté pour mesure la *longueur du doigt médius* qui doit se retrouver dix-neuf fois dans la hauteur totale du corps. Cette proportion existe dans nombre de statues antiques et il est probable que le canon égyptien a été adopté par la statuaire grecque.

Quant aux artistes romains, ils ont obéi plutôt aux règles posées par Vitruve, à savoir : *le pied contenu six fois dans la hauteur du corps,* et la *face* (prise de la racine des cheveux au menton) *dix fois.*

Pendant la Renaissance, la mesure des proportions fut l'objet de remarquables travaux de la part d'Albert Dürer et de Léonard de Vinci qui adoptèrent, en les perfectionnant, les canons anciens.

Il ne nous reste plus qu'à résumer l'état actuel de cette science, en étudiant successivement les proportions des différentes parties du corps humain.

Tête. — Le choix de la tête comme unité s'impose ; en effet, elle se détache très nettement du reste du corps ; de plus elle est contenue huit fois dans la hauteur totale. Ce canon a été résumé par cette formule caractéristique : *le corps*

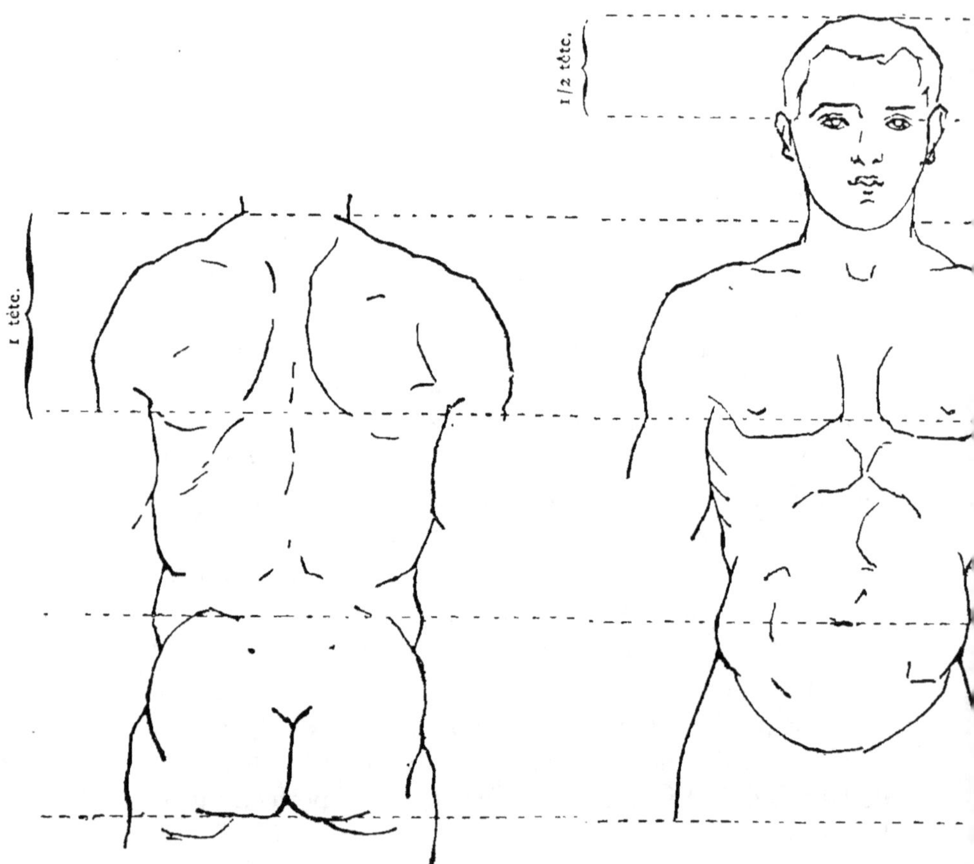

Fig. 44. — La rainure interfessière ; le torse.

Fig. 45. — Distance du sommet de la tê[te à]
l'ombilic.

PARTIES DU CORPS HUM.

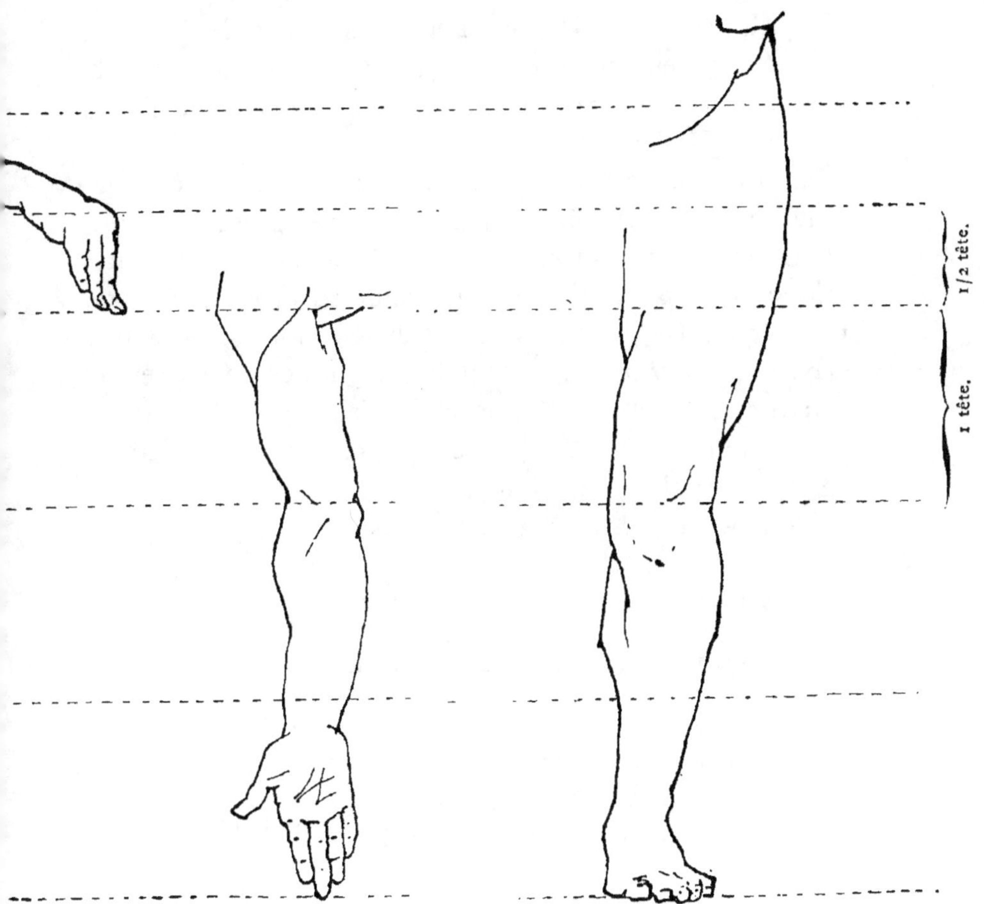

46. — Le médius. Fig. 47. — Membre supérieur Fig. 48. — Membre inférieur du milieu du
depuis le fond de l'aisselle   pli de l'aîne jusqu'au sol.
jusqu'à l'extrémité du médius.

E COMME COMMUNE MESURE.

a huit têtes. Il faut savoir cependant que cette règle n'a rien d'absolu ; si elle est parfaitement exacte pour les sujets de taille élevée, elle ne l'est plus pour les tailles moyennes et petites où la tête ne se retrouve que sept fois et demie ou même sept fois.

Ceci tient à ce que la tête, le cou et le tronc varient peu, tandis que les variations de taille sont dues presque exclusivement à la longueur plus ou moins grande des extrémités inférieures. Les sculpteurs de l'antiquité n'avaient, du reste, pas méconnu ce fait : ainsi, le Gladiateur qui est de stature élevée mesure huit têtes, l'Apollon n'en mesure que sept et deux tiers, et l'Antinoüs sept et demie.

La tête elle-même se divise en quatre parties sensiblement égales ayant chacune la longueur du nez.

Voici les limites de chacune de ces parties :

Du sommet de la tête à la naissance des cheveux.	
De la naissance des cheveux à la racine du nez	Une longueur de nez.
De la racine du nez à sa base.	
De la base du nez au menton.	
L'intervalle entre les deux yeux mesure .	Une longueur d'œil.
La largeur du nez à sa base mesure . . .	
La bouche mesure	Deux longueurs d'yeux.
L'oreille —	

La longueur du visage (de la naissance des cheveux au menton) est égale à la longueur de la main.

Enfin, prise de profil, la tête a sa hauteur égale à sa largeur ; elle peut, par conséquent, être circonscrite dans un carré.

Tronc. — Il résulte d'un grand nombre de mensurations que chez l'homme la longueur du tronc dépasse le tiers et n'atteint pas les deux cinquièmes de la taille. La longueur de la colonne vertébrale est en moyenne de 61 à 62 centimètres, elle est du reste difficile à mesurer sur le vivant, car entre l'atlas et le sacrum les points de repère manquent.

Chez la femme, l'enfant et les sujets de petite taille, le tronc est relativement le plus long, car les différences de stature portent surtout sur les membres inférieurs.

Le sternum a, en moyenne, une longueur totale de 19 à 20 centimètres. Au point de vue des proportions, on envisage, de préférence, cet os sans l'appendice xiphoïde qui est peu visible sous la peau et il n'a plus alors que 16 à 17 centimètres. Cette dernière longueur est importante à retenir, car elle se retrouve dans plusieurs parties du squelette suivant la formule suivante :

La longueur du sternum, sans appendice xiphoïde (16 à 17 centimètres) est égale aux longueurs :

1° de la clavicule.
2° du bord spinal de l'omoplate.
3° de la distance des 2 omoplates (les bras étant pendants le long du corps).
4° de la main, moins la troisième phalange du médius.

Le tronc, en général, comparé à la longueur de la tête donne les proportions suivantes :

	Têtes.
De la partie inférieure du menton aux mamelons. .	1
Des mamelons à l'ombilic	1
De l'ombilic vers le pubis.	1

Membres supérieurs. — Lorsqu'un homme étend ses deux bras horizontalement en croix, la distance qui existe entre les extrémités de ses deux doigts médius prend le nom de *grande envergure*. Cette distance comprend, par consé-

quent, la longueur des deux membres supérieurs et la largeur transversale du tronc au niveau des épaules.

En anatomie artistique, on admet que l'envergure est
sensiblement égale à la hauteur totale du corps et ce rapport
de proportion est exprimé par le *carré des anciens* que l'on

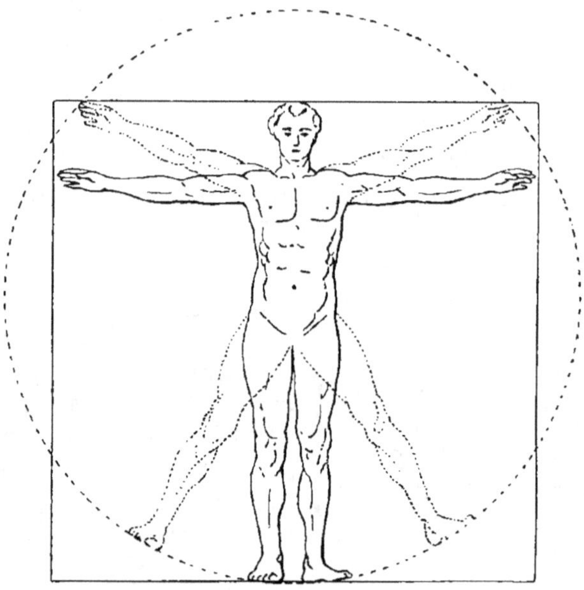

Fig. 49. — Carré des anciens.

obtient de la façon suivante : on trace deux lignes horizontales tangentes l'une au sommet de la tête et l'autre à la
plante des pieds, puis deux lignes verticales tangentes aux
extrémités des doigts médius ; celles-ci, en reliant les lignes
horizontales, forment un carré parfait qui encadre régulièrement le corps (fig. 49).

Mais cette loi, admise par les artistes depuis l'antiquité,
n'est pas absolument exacte ; la vérité est que l'envergure
dépasse la taille de l'homme dans les moyennes de 0 à 89
pour 1,000 ; dans une série de 10,876 soldats américains

mesurés par Gould pendant la guerre de Sécession, elle était à la taille comme 1,043 : 1,000. Chez les singes supérieurs, tels que le chimpanzé, le gorille, le gibbon et l'orang, l'envergure l'emporte encore beaucoup plus sur la taille ; pour le gibbon notamment, son rapport avec la taille est de 16,54.

Les jambes étant écartées et les bras un peu plus élevés que dans le carré des anciens, l'homme peut être inscrit dans un cercle ayant l'ombilic pour centre et dont les pieds et les extrémités des mains touchent la circonférence.

Chez un sujet de taille moyenne appartenant à la race caucasique dont les membres pendent librement le long du corps, l'extrémité du médius descend jusqu'au milieu de la cuisse ; cette limite est dépassée dans les races jaune et noire. On a constaté plusieurs fois chez des nègres que l'extrémité du médius atteignait la rotule. Le membre supérieur des singes anthropoïdes arrive au-dessous du genou ; celui du gibbon atteint même la cheville.

L'avant-bras est plus court que le bras ; il en représente environ les trois quarts.

La main, avons-nous dit plus haut, a une longueur égale à celle du visage (de la naissance des cheveux au menton) et représente par conséquent la neuvième partie de la taille.

La longueur des doigts est ainsi réglée :

> Le pouce atteint la première articulation de l'index ;
> L'index atteint la partie moyenne de la dernière phalange du médius ;
> L'annulaire atteint le tiers inférieur de la dernière phalange du médius ;
> L'auriculaire atteint la dernière articulation de l'annulaire.

Membres inférieurs. — Chez l'homme, ils sont plus longs que les supérieurs ; chez l'anthropoïde, c'est le contraire.

La distance qui sépare le milieu du pli de l'aine du centre de la rotule est égale à celle qui existe entre le pli du
coude et l'extrémité du doigt médius. Le centre de la rotule se trouve placé au milieu de la ligne qui unit l'épine
iliaque antéro-supérieure à la plante du pied ; il est placé
à égale distance du pubis et de la malléole interne et est
séparé du sol par deux longueurs de pied. La longueur du
pied est comprise six fois et un tiers dans la hauteur de la
taille ; elle égale la circonférence du poing.

Le Dr Paul Richer, dans son excellente description des
formes extérieures du corps humain, a recherché avec soin
les différentes parties du corps ayant la tête pour commune
mesure (fig. 44-48) ; nous en indiquons, d'après lui, les
plus importantes :

1/2 tête.	Le médius y compris la tête du troisième métacarpien ; La rainure interfessière.
1 tête.	Du menton à la ligne des mamelons ; Des mamelons à l'ombilic ; La longueur du bras, du creux de l'aisselle, au-dessus de la saignée ; La main y compris le poignet.
2 têtes.	La jambe, du sol à l'interligne articulaire du genou ; La cuisse, de l'interligne articulaire du genou, au-dessus du grand trochanter ou au milieu du pli de l'aine ; L'avant-bras et la main, de l'extrémité du doigt médius au-dessus de l'olécrâne.
3 têtes.	Le torse, du menton au pli fessier ; Du sommet de la tête à l'ombilic, ou à la limite supérieure des fesses ; Le membre supérieur, du fond de l'aisselle à l'extrémité du médius.

Anthropométrie criminelle. — Les criminels se recru-
tent le plus souvent dans un monde spécial de vagabonds,

d'escarpes et de récidivistes; pour éviter certaines conséquences pénales, ces individus ont un grand intérêt à s'abriter sous un faux nom et à dissimuler leur identité par tous les moyens possibles. *L'identification anthropométrique,* imaginée et mise en usage par M. Alphonse Bertillon, permet d'éviter cette fraude; à Paris, le *service du signalement anthropométrique* a, dans l'espace de moins de cinq années, permis de reconnaître quinze cents récidivistes écroués sous de faux noms et la justice possède actuellement plus de 200,000 fiches avec la photographie, les mensurations et l'énumération des signes particuliers de sujets déjà criminels ou plus ou moins exposés à le devenir.

La difficulté consistait à retrouver, rapidement et sûrement, parmi ces 200,000 fiches celle de chaque individu arrêté; M. Bertillon y a parfaitement réussi par un procédé à la fois simple, peu coûteux, à la portée d'un personnel ayant une instruction et une intelligence modérées; à cet effet, il détermine exactement la longueur de certains os et y ajoute quelques autres signes particuliers, ainsi que la photographie prise de face et de profil.

Voici les sept éléments sur lesquels repose le *bertillonnage:*

1° La *longueur de tête,* prise avec un compas d'épaisseur dont une des pointes repose dans la concavité de la racine du nez et l'autre sur la partie la plus saillante de l'occiput;

2° La *largeur de tête,* mesurée d'un pariétal à l'autre;

3° La *longueur du doigt médius gauche,* placé d'équerre par rapport au dos de la main (il faut préalablement rogner la partie libre de l'ongle);

4° La longueur maxima du pied gauche, nu, et le sujet ne reposant que sur le membre gauche, le genou droit étant plié;

5° La grande envergure;

6° La taille totale;

7° La couleur de l'œil gauche.

Lorsqu'on se trouve en présence d'un inconnu, qui a sa fiche au service du signalement anthropométrique, la longueur de la tête, suivant qu'elle est grande, moyenne ou petite, permet d'éliminer déjà les deux tiers des fiches ; les six autres éléments serviront à autant d'éliminations successives et, finalement, on arrivera d'élimination en élimination, à une dizaine de fiches parmi lesquelles on retrouvera la photographie et les signes particuliers de l'individu : celui-ci sera ainsi reconnu d'une façon indiscutable.

Pour ne citer qu'un exemple récent et bien connu, Ravachol soutenait avec énergie, devant les magistrats, qu'il n'était pas l'homme antérieurement arrêté pour l'assassinat de l'ermite de Chambles. Il fut confondu par M. Bertillon, qui, après les mensurations anthropométriques, affirma qu'on était bien en présence du fameux anarchiste : le criminel dut avouer.

CHAPITRE IV

TAILLE ET CROISSANCE

La *taille* ou *stature* est la hauteur totale du corps ; elle
varie suivant l'âge, le sexe, l'individu, les conditions hygiéniques, les contrées et les races.

Le développement progressif du corps, particulièrement
de la taille, porte le nom de *croissance*.

Age. — A sa naissance, l'homme mesure cinquante centimètres ; sa croissance est surtout rapide dans la première
année où la taille augmente en moyenne de vingt centimètres ; dans les années qui suivent, elle est moins rapide
jusqu'à cinq ans où la taille est de un mètre environ ; elle
atteint un mètre et cinquante centimètres à quinze ans. A
partir de cette époque, qui est celle de la puberté, la croissance devient de plus en plus lente jusqu'à trente ans où
la taille est arrivée au maximum ; elle diminue de quelques
centimètres dans la vieillesse.

Sexe. — La femme est plus petite que l'homme de
douze centimètres et son maximum de croissance serait
atteint à vingt-cinq ans.

Individu. — Dans des conditions hygiéniques identiques,
chez des individus de même âge, de même sexe, de même
race, voire même d'une seule famille, la taille peut varier
dans de fortes proportions sans qu'il soit possible, en l'état

7

actuel de la science, de préciser pour quelle raison. Il n'est pas plus facile d'expliquer les anomalies de développement qui produisent des tailles exceptionnelles ; j'observe actuellement une petite naine dont le corps est parfaitement proportionné mais dont l'intelligence est presque nulle ; ses parents sont grands et vigoureux, son frère et sa sœur ont des tailles normales ; une enquête minutieuse sur les antécédents, la grossesse de la mère, l'éducation de la petite naine ne m'a rien fait découvrir sur l'origine de cette anomalie de développement.

On donne le nom de *géants* aux individus dont la taille dépasse de beaucoup la moyenne : tels le Finlandais Caianus qui avait 2^m,83 et le Kalmouck de 2^m,53 dont les os sont conservés au musée Orfila.

La taille opposée est celle des *nains* dont quelques-uns sont restés célèbres ; Bébé, qui s'appelait de son vrai nom Nicolas Ferry, était né dans les Vosges et mesurait, au moment de sa naissance, 24 centimètres, si bien qu'un sabot lui servait de berceau. Il fut élevé à la cour de Stanislas de Pologne et, à 15 ans, il avait atteint son maximum de croissance, c'est-à-dire 89 centimètres ; il mourut à 25 ans avec tous les signes de la vieillesse ; son intelligence était peu développée, son squelette est conservé au muséum.

Le nain offert à Henriette de France dans un pâté était plus petit encore : à l'âge de 20 ans, il n'avait que 56 centimètres de hauteur.

Conditions hygiéniques. — Les conditions hygiéniques et les milieux ont une influence évidente sur la taille ; celle-ci est plus élevée dans les pays riches que dans les pays pauvres, dans les villes que dans les campagnes ; ce dernier fait, qui ne se vérifie pas dans toutes les contrées, est attribué à l'attitude du campagnard qui se courbe pour travailler.

Races. — Enfin, les tailles varient beaucoup suivant les races, et, à ce point de vue, ont été divisées en quatre groupes :

1ᵉʳ *groupe.* — Hautes tailles (1^m,70 et au-dessus). Patagons, Polynésiens, Indiens Iroquois, Nègres de Guinée, Cafres, Australiens, Scandinaves, Écossais, Anglais, Esquimaux occidentaux.

2ᵉ *groupe.* — Tailles au-dessus de la moyenne (1^m,70 à 1^m,65 inclus). Irlandais, Danois, Belges, Séghaliens, Allemands, Néo-Calédoniens, Russes, Roumains, Berbers, Esquimaux du centre, Indigènes du Caucase, Français.

3ᵉ *groupe.* — Tailles au-dessous de la moyenne (1^m,65 à 1^m,60 inclus). Nègres d'Algérie, Hindous, Juifs, Magyards, Chinois, Araucaniens, Siciliens, Indo-Chinois, Péruviens.

4ᵉ *groupe.* — Tailles pêtites au-dessous de 1^m,60 exclus. Malais, Australiens, Lapons, Boschimans.

La taille moyenne, pour toute la population du globe, est de 1^m,65 ; or, ce chiffre représente aussi la taille moyenne pour la France et la taille *minima* admise dans l'armée française est de 1^m,54.

On s'est demandé si la taille humaine allait en s'affaiblissant avec les âges et si les races primitives n'étaient pas de staturê plus élevée que les populations actuelles du globe. L'imagination a toujours une certaine tendance à grandir les choses que l'on ne voit pas et la légende exagère les faits dans des proportions d'autant plus fortes qu'ils sont plus anciens ; c'est ainsi qu'elle a prêté à certains personnages de l'antiquité des dimensions colossales et évalué par centaine de pieds les tailles d'Adam, de Noé et d'Abraham. Or, d'après les vestiges qui nous restent de l'homme préhistorique, il est bien démontré que la taille humaine ne dépassait pas, aux époques les plus reculées, la moyenne actuelle ; tout au plus admet-on que l'homme primitif, obligé de lutter avec des armes de pierre contre les animaux

qui lui disputaient le séjour des cavernes, avait une musculature plus vigoureuse que l'homme civilisé habitué à la vie
facile de l'époque contemporaine.

D'autre part, G. Planche a remarqué « que depuis vingt
et deux siècles il est parfaitement établi que l'homme, de la
plante des pieds au sommet du front, compte sept têtes et
demie et que les dimensions des têtes anciennes sont sensiblement égales à celles des têtes modernes ».

D'après certains auteurs et notamment quelques médecins militaires, la moyenne de la taille s'élèverait au contraire, en France, depuis quelques années. Sous l'influence
des exercices corporels auxquels on accorde enfin la légi-
time importance qu'ils méritent dans l'éducation de la jeunesse, les dernières classes de soldats ont présenté une
amélioration sensible au point de vue du poids et de la taille.

Maladies de croissance. — La croissance mérite aussi
d'être examinée au point de vue des troubles qu'elle peut
apporter à la santé, troubles désignés communément sous
le nom de *maladies de croissance*. Sans doute le public a une
tendance générale à exagérer l'influence de la croissance
sur les maladies de l'enfance et, à entendre beaucoup de
mères, le moindre malaise provient de ce que leur enfant
« *grandit trop ou trop vite* ». En faisant une large part à
ces exagérations, on peut affirmer néanmoins, qu'une croissance trop rapide exerce souvent une influence néfaste sur
la santé du jeune âge. L'allongement des os implique un
travail de nouvelle formation osseuse dans les épiphyses
qui, lorsqu'il est exagéré, amène des douleurs parfois très
vives au niveau des articulations (*douleurs de croissance*);
ces douleurs sont surtout fréquentes au voisinage du genou
et peuvent s'étendre tout le long des os, si bien que le moindre mouvement devient douloureux et la marche impossible.

Les douleurs de croissance ne restent pas limitées au

système osseux ; elles finissent par s'étendre à tous les membres, gagnent même la tête au point de gêner tout travail intellectuel ; l'enfant devient mou, languissant et finalement anémique.

Rien d'étonnant à ce que l'ensemble des symptômes que nous venons de décrire s'accompagne d'un état fébrile (*fièvre de croissance*) ; il en faut beaucoup moins dans le jeune âge pour déterminer une accélération du pouls et une élévation de la température ; cependant la corrélation directe entre cette fièvre et les douleurs de croissance n'est pas encore parfaitement connue.

Inversement, les maladies aiguës, c'est-à-dire accompagnées de fièvre, déterminent, lorsqu'elles surviennent dans le commencement de l'adolescence, une nouvelle force d'accroissement même chez des sujets dont la croissance était incomplète ou retardée.

On connaît depuis fort longtemps l'influence d'une croissance rapide sur le cœur et les « *palpitations dites de croissance* ». Récemment, Germain Sée a décrit une véritable hypertrophie du cœur causée par la croissance, non sans soulever des doutes de la part d'autres médecins. Éloignant toute prétention d'entrer personnellement dans le débat, je ne puis m'empêcher de dire ici que j'ai constaté chez des jeunes sujets plusieurs cas d'hypertrophie du cœur dont la croissance seule pouvait expliquer l'origine.

Les accidents de la croissance sont efficacement combattus par le repos intellectuel et physique, à la campagne ou, dans certains cas, au bord de la mer, et par un régime alimentaire dans lequel figureront en première ligne le lait, les œufs, le pain et les légumes secs.

CHAPITRE V

DU POIDS DU CORPS

Dans l'étude de la croissance, il est important de tenir compte de l'augmentation de poids du corps. La balance est devenue pour le médecin un instrument très utile qui, mieux que l'œil le plus exercé, permet de se rendre compte du développement régulier de l'enfant nouveau-né. L'augmentation ou la diminution du poids du corps, mathématiquement constatées par la balance, permettent aussi au praticien de se rendre compte de l'efficacité d'un traitement institué dans certaines maladies ; ainsi, lorsqu'un phtisique augmente de poids on peut affirmer qu'il est en voie d'amélioration ; de même lorsqu'un obèse perd régulièrement à chaque pesée une ou plusieurs fractions de kilogramme, on est renseigné sur l'utilité du régime auquel il a été soumis.

A la naissance, la moyenne du poids des enfants nouveaunés oscille entre 3,000 et 3,500 grammes. Dans les deux premiers jours de la vie, ce poids diminue de 100 grammes par suite de l'expulsion du contenu de l'intestin, espèce de bouillie noirâtre connue sous le nom de *méconium,* de l'excrétion des urines et du fonctionnement de la peau. Du 3ᵉ au 6ᵉ jour, l'enfant regagne le poids perdu, et, à partir du 7ᵉ jour, il doit augmenter de 20 à 25 grammes jusqu'à l'âge de 5 mois environ, moment où son poids initial est doublé. A partir de cette époque, l'augmentation n'est plus que de 10 à 15 grammes par jour, si bien qu'à l'âge de 15 mois son poids est seulement le double de celui qu'il avait à 5 mois.

Connaissant ces chiffres, il est bien facile, en pesant un enfant tous les huit jours, de s'assurer si son développement est régulier ou non.

Lorsque les moyennes ci-dessus indiquées ne sont pas atteintes, il est certain que l'enfant souffre d'une maladie gastro-intestinale, de troubles de dentition ou qu'il est victime de mauvaises conditions hygiéniques, d'un régime alimentaire défectueux, etc.

Avertie par la balance, la mère de famille peut faire rechercher immédiatement la cause du mal et ne s'endormira point dans une sécurité trompeuse.

Le poids de l'homme augmente jusqu'à 40 ans, reste stationnaire entre 40 et 50 ans pour diminuer ensuite insensiblement ; ce poids varie suivant la taille des individus. Dans le tableau suivant, Quetelet a nettement établi les rapports du poids à la taille.

TAILLE.	POIDS.	TAILLE.	POIDS.
	Kilogr.		Kilogr.
$1^m,50$. . .	52	$1^m,75$. . .	73
$1^m,55$. . .	54	$1^m,80$. . .	79
$1^m,60$. . .	60	$1^m,85$. . .	83
$1^m,65$. . .	64	$1^m,90$. . .	88
$1^m,70$. . .	67		

Obésité. — Lorsque, par suite du développement exagéré du tissu graisseux de l'économie, les moyennes de poids ci-dessus indiquées sont fortement dépassées, il en résulte un état maladif connu sous le nom d'*obésité* ou de *polysarcie*. Le corps prend alors un aspect caractéristique : le bas des joues et le menton distendus par la graisse forment des bourrelets qui pendent vers la poitrine, donnent à la tête un aspect conique et enlèvent l'expression du visage ; la poitrine, surtout chez la femme, est déformée par les masses graisseuses qui tombent sur le ventre ; la taille disparaît et le ventre confondu avec la poitrine présente une ampleur exagérée qui le fait ressembler à une besace. Les obèses ne peuvent se baisser, ils marchent difficilement et cambrés en arrière, gravissent avec peine et tout essoufflés la moindre pente, ils sont sujets à des transpirations abondantes, à des somnolences insurmontables, à des troubles de la digestion, de la circulation et même de l'intelligence qui s'épaissit comme le reste.

Souvent les obèses atteignent le poids de 100 à 150 kilogrammes ; dans la polysarcie véritablement monstrueuse qui ne s'observe guère qu'en Angleterre et en Hollande, ce chiffre s'élève à 200, 300 kilogrammes et plus encore. On cite un Anglais du nom de Bright qui pesait 675 livres ; les parois de son ventre étaient si épaisses qu'ayant été frappé au ventre d'un coup de couteau, la lame longue de cinq pouces n'arriva pas jusqu'à l'intestin. Chez les Grecs et les Romains l'obésité était un objet de mépris ; on sait que les Béotiens avaient un embonpoint exagéré.

Quelques cas d'obésité sont restés célèbres dans l'histoire : ainsi, Guillaume le Conquérant était fort gros et son embonpoint était devenu le but des railleries du roi de France, Philippe Ier. « Quand donc ce gros homme accouchera-t-il ? », demanda un jour ce dernier en désignant le Conquérant. Celui-ci exaspéré entreprit, pour se venger, une expédition contre la France ; mal lui en prit, car il fut frappé à mort au siège de Mantes.

L'obésité de Jean Sobiesky, roi de Pologne, de Louis XVIII, roi de France, et de Frédéric Ier de Wurtemberg est bien connue et a prêté à un grand nombre d'anecdotes ou de récits légendaires qu'il serait peu convenable de reproduire ici. La réduction du poids des obèses s'obtient par l'exercice, les sudations et un régime alimentaire spécial, anti-obésique, qui prescrit les fécules, les sucres et les graisses.

En 1863, un Anglais, William Banting, entrepreneur de convois funèbres et grand festoyeur, devenu obèse à force de manger et de boire, avait obtenu une forte diminution de son poids en se soumettant à un régime que lui prescrivit son médecin, Harvey. Il en fut si enchanté qu'il résolut de vulgariser le traitement qui l'avait soulagé et publia une brochure dans laquelle, sans aucune prétention scientifique, il racontait d'une façon assez ingénue comment il avait été guéri. Chose curieuse, cet écrit eut un énorme retentissement non seulement en Angleterre, mais dans l'Europe entière, et ce régime désigné à tort sous le nom de Banting constitue encore aujourd'hui la base de la plupart des traitements dirigés contre l'obésité.

CHAPITRE VI

MALADIES DES OS

Dans notre étude du système osseux, plusieurs maladies
des os ont déjà été décrites ; notre but est de dresser maintenant un tableau d'ensemble de ces maladies, afin que le
lecteur puisse les embrasser d'un coup d'œil. Dans un cha-
pitre suivant nous passerons aux fractures en insistant sur
les premiers soins à donner aux personnes qui en sont
atteintes.

L'inflammation du tissu osseux porte le nom d'*ostéite*.
Dans cette affection, le tissu compacte se vascularise, se
décompose en fines lamelles, et souvent se transforme en
pus. La tendance à la suppuration est surtout prononcée
lorsque l'ostéite atteint le tissu spongieux des os ; dans ce
cas, l'os subit un ramollissement et une désagrégation par-
cellaire et progressive désignée sous le nom de *carie*. Cette
affection présente deux périodes : dans la première, l'os
présente un gonflement circonscrit, immobile, sans changement de coloration de la peau qui le recouvre ; le malade
accuse des douleurs profondes souvent atroces. Dans la
deuxième période, le centre de la partie gonflée se ramollit,
la peau qui la recouvre rougit, s'amincit, finit par s'ulcérer
et présente alors une ouverture qui donne un passage au pus
venant de l'os carié ; si l'on introduit un stylet dans cette
ouverture, celui-ci s'engage dans le trajet fistuleux suivi

par le pus et arrive jusqu'à l'os que le chirurgien sent comme fongueux et ramolli ; c'est à ce signe qu'il reconnaît, du reste, la carie.

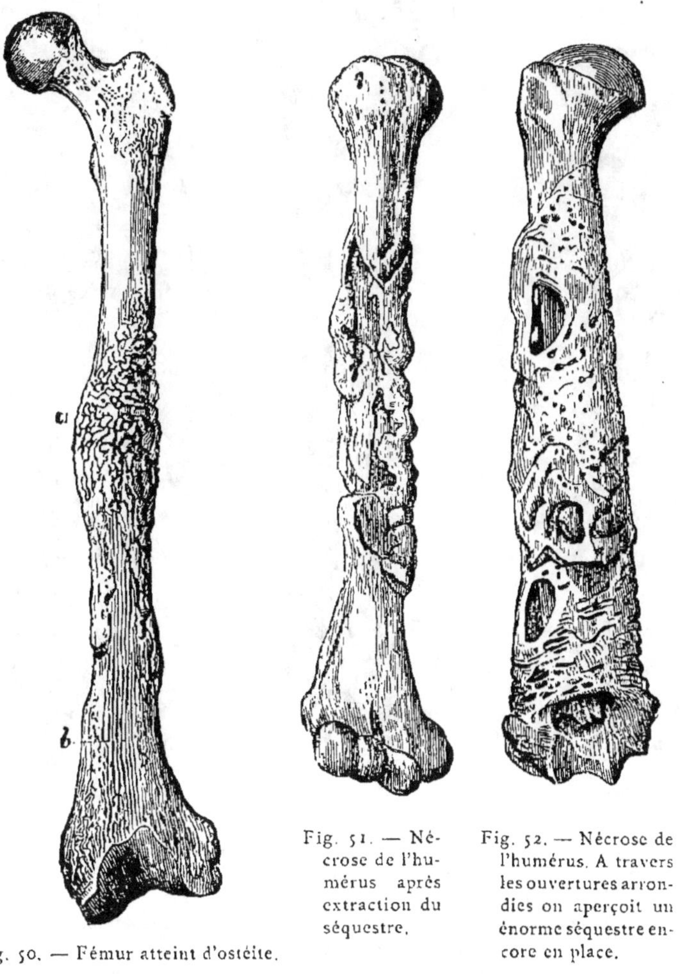

Fig. 50. — Fémur atteint d'ostéite.

Fig. 51. — Nécrose de l'humérus après extraction du séquestre.

Fig. 52. — Nécrose de l'humérus. A travers les ouvertures arrondies on aperçoit un énorme séquestre encore en place.

La *nécrose* est une variété d'ostéite qui amène la mortification de parties plus ou moins considérables de l'os malade ; ces fragments osseux sont désignés sous le nom de *séquestres* parce que souvent, quoique indépendants du reste de l'os, ils sont retenus en place et comme *séquestrés* par des couches osseuses de nouvelle formation. Dans ces cas,

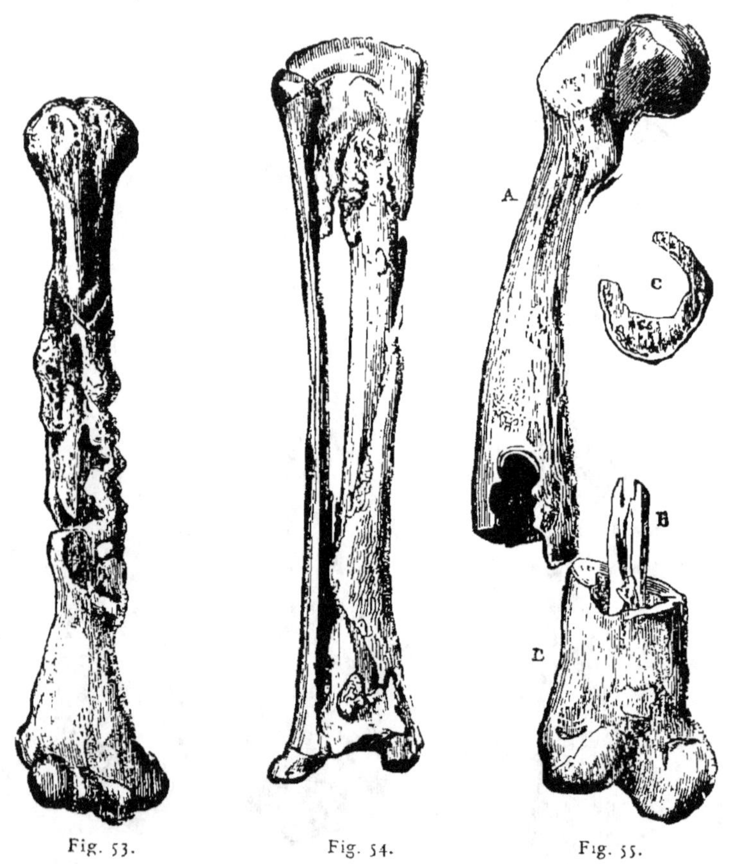

Fig. 53.   Fig. 54.   Fig. 55.

Nécroses et séquestres.

Fig. 53. — Nécrose de l'humérus après l'extraction du séquestre.

Fig. 54. — Nécrose du tibia.

Fig. 55. — Nécrose de la partie inférieure du fémur. Cet os est représenté coupé en trois portions : A est le fragment supérieur ; on voit à sa partie inférieure un grand trou fait avec des couronnes de trépan ; B est le fragment inférieur présentant le séquestre à sa partie centrale.

le chirurgien est obligé de recouvrir à la gouge et au maillet pour les dégager au dehors et amener ainsi la guérison. Une variété de nécrose fort connue est celle des mâchoires, désignée sous le nom de *mal chimique* par les ouvriers employés à la fabrication des allumettes. On éviterait ce redoutable accident en remplaçant, dans cette industrie, le *phosphore blanc* qui est vénéneux par le *phosphore rouge* ou *amorphe* qui ne l'est point et avec lequel on peut fabriquer des allumettes d'excellente qualité. Cette substitution a été adoptée en Suède, Danemark, Saxe, Hollande, Pérou et Suisse. Réclamée dès l'année 1856 par Tardieu et le Comité consultatif d'hygiène, elle n'est pas encore imposée en France et les ouvriers de nos manufactures d'allumettes restent exposés à la *nécrose phosphorée* qui parfois est mortelle.

Tableau résumant les caractères les plus importants des principales affections des os.

Affections causées par inflammation.	*Périostite.* Gonflement superficiel de l'os, siégeant dans son périoste, avec rougeur et chaleur de la peau. Parfois formation de pus entre le périoste et l'os (abcès sous-périostite). *Ostéite.* Vascularisation et décomposition en lamelles du tissu compacte. *Carie.* Ostéite portant sur le tissu spongieux et entraînant sa désagrégation et son ramollissement. *Nécrose.* Mortification de fragments osseux (*séquestres*).
Affections causées par vice de nutrition et de développement.	*Rachitisme.* Déformation des os longs et gonflement noueux de leurs extrémités. *Ostéomalacie.* Flexibilité des os privés de leurs éléments calcaires.
Affections causées par violence ou choc (traumatisme).	*Fractures.* Solution de continuité des os et des cartilages.

CHAPITRE VII

FRACTURES

On désigne sous le nom de *fracture* (dérivé d'un mot latin qui signifie *cassure*) toute solution de continuité des os et des cartilages produite brusquement et avec violence.

Une puissante contraction des muscles peut, à elle seule, déterminer une fracture et, pour ma part, j'ai constaté une fracture du fémur survenue chez un homme vigoureux au moment où il faisait un effort violent pour mettre sa botte ; mais, dans la grande majorité des cas, les fractures sont produites par des causes vulnérantes externes. Lorsque l'os se brise au point même où il a été frappé, la fracture est *directe,* elle est *indirecte* dans les cas contraires. Exemples : si, dans une chute, le tibia vient, en quelque sorte, se couper sur l'angle d'un trottoir, il y a *fracture directe ;* si, ailleurs, le coude a lourdement porté sur le sol, l'humérus peut résister, mais, fortement projeté en haut, il détermine une fracture de la clavicule : celle-ci est *indirecte.*

On distingue plusieurs *variétés* de fractures dont voici l'échelle ascendante au point de vue de la gravité :

1. *Fractures incomplètes :* enfoncement du tissu osseux ou fente plus ou moins profonde mais laissant les parties en contact.

2. *Fractures complètes :* l'os est complètement séparé en deux ou plusieurs fragments ; la direction de ces fractures

est transversale, oblique ou longitudinale ; la fracture est dite *comminutive* lorsque l'os est fracturé en deux points séparés par un certain intervalle.

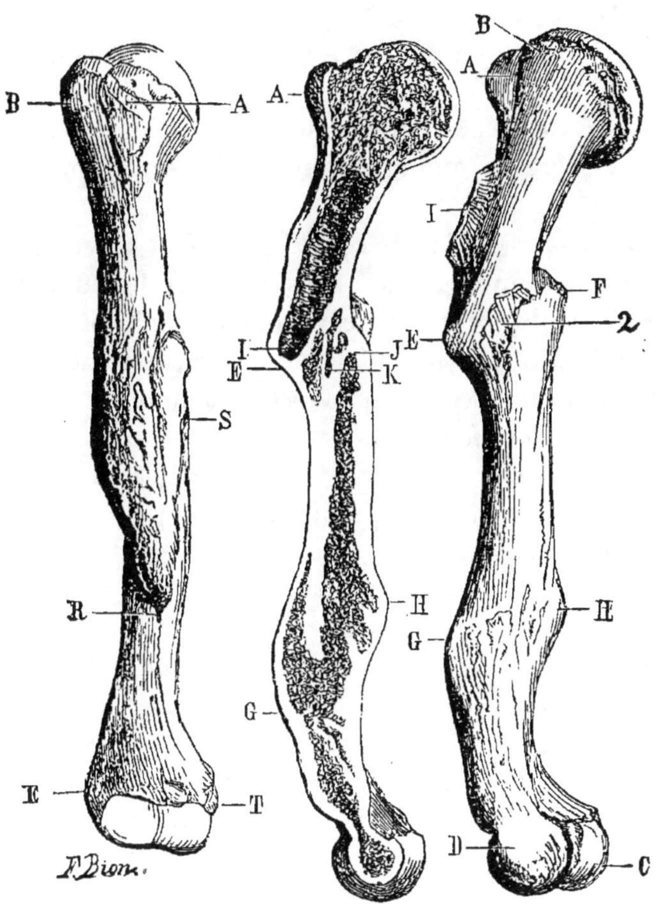

Fig. 56. — Fractures de l'humérus.

3. *Fractures compliquées :* Outre la lésion osseuse, il existe une plaie des parties molles (muscles et peau) qui fait communiquer le foyer de la fracture avec l'extérieur, ou bien une déchirure de vaisseaux sanguins plus ou moins

volumineux entraînant une hémorrhagie, ou encore un écrasement complet à la fois de l'os et des parties environnantes : l'amputation du membre s'impose souvent dans ces cas au chirurgien réduit à sacrifier une partie du corps pour sauver la vie du blessé.

Voici les *signes* les plus importants auxquels on reconnaît une fracture :

Douleur. — Généralement assez vive et limitée au point lésé, s'exaspère au moindre mouvement spontané ou provoqué.

Déformation. — Amenée d'une part par le gonflement et l'inflammation des tissus voisins de la fracture, et de l'autre par le déplacement des fragments qui, chevauchant l'un sur l'autre par le fait de la contraction musculaire, déterminent un raccourcissement du membre.

Perte de la fonction. — Elle se comprend aisément ; l'intégrité des leviers osseux est indispensable pour exécuter un mouvement, l'os rompu ne pouvant plus transmettre les efforts musculaires.

Crépitation. — On donne ce nom au bruit particulier qui se produit lorsque les surfaces fracturées frottent l'une sur l'autre ; il a été comparé à celui d'une noix qu'on casse ou du sel qui crépite.

Mobilité anormale. — Lorsqu'un levier osseux est brisé, des mouvements se passent dans le foyer de la fracture ; il convient de faire remarquer que ces mouvements sont excessivement douloureux et beaucoup moins étendus que ceux qui se passent, à l'état normal, dans les articulations.

Traitement. — A la suite d'une fracture, les fragments osseux ne tardent pas à se resouder par un travail fort curieux de *consolidation osseuse,* connu sous le nom de *formation du cal*. Voici comment les choses se passent : aussitôt après l'accident, le périoste des fragments se gonfle, la

moelle s'enflamme et un liquide séro-sanguin s'épanche
entre les parties de l'os fracturé ; ce liquide s'épaissit peu
à peu, prend successivement la consistance du cartilage et
de l'os et finalement réunit soli-
dement les fragments les uns aux
autres ; il se forme en outre autour
de ceux-ci, au niveau du foyer de
la fracture, un anneau externe de
formation osseuse, véritable vi-
role qui contribue puissamment à
la solidité de la soudure.

Dans le traitement d'une fracture, le but du chirurgien est d'obtenir une consolidation régulière
de telle façon que l'os lésé reprenne
autant que possible sa configuration primitive. A cet effet, il *réduit*
la fracture, c'est-à-dire tire sur les
fragments et leur fait reprendre les
rapports normaux : le membre doit
avoir alors à peu près sa longueur
primitive. Cette réduction est
maintenue ensuite d'une façon
définitive par des appareils divers :
gouttières, *attelles* ou planchettes
aplaties que l'on fixe à l'aide de
bandes autour du membre pour

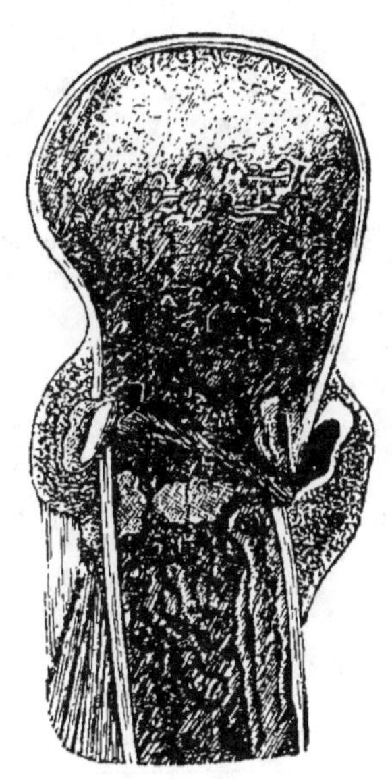

Fig. 57. — Le cal, au bout de quinze
jours, dans une fracture transversale de l'humérus. Dans le fragment inférieur, îlots poreux de
cal produits par l'ossification de
la moelle.
La coupe de cet humérus indique la
disposition du *tissu compacte* formant une lame périphérique et
du *tissu spongieux* occupant les
parties centrales.

lui constituer en quelque sorte un squelette externe qui
supplée à l'insuffisance momentanée du squelette proprement dit ; *gouttières en fil de fer, appareils dits inamovibles,*
confectionnés à l'aide de bandes imprégnées d'amidon, de
dextrine, de silicate de potasse, de plâtre ou de toutes autres
substances qui, en se solidifiant, forment une solide cara-
pace autour du membre fracturé (fig 58-63).

Premiers soins à donner aux blessés. — Nous étudierons ces premiers soins surtout au point de vue des blessés atteints de fractures.

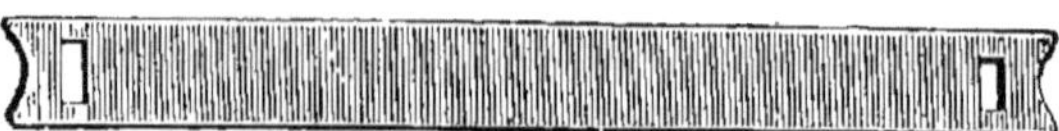

Fig. 58. — Attelle de Desault pour les fractures de cuisse. Fixée au côté externe de la cuisse fracturée, ses échancrures laissent passer des lacs destinés à maintenir l'extension et la contre-extension du membre.

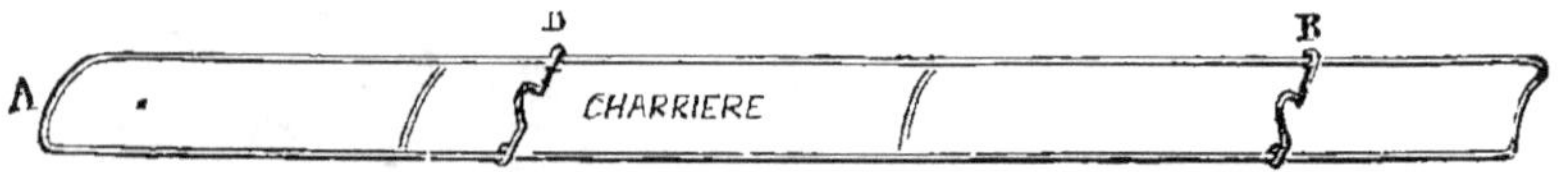

Fig. 59. — Attelle antérieure en fil de fer pour les fractures du membre inférieur (Smith).

Au moment de l'accident, le blessé peut *se trouver mal,* avoir une *défaillance,* un *évanouissement,* c'est-à-dire une

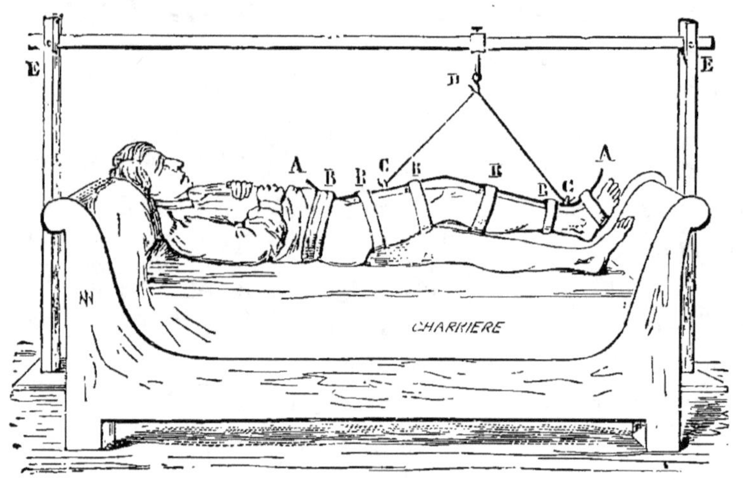

Fig. 60. — Attelle antérieure, imaginée par Smith, pour les fractures du membre inférieur.

syncope plus ou moins prolongée pour employer le terme médical.

La *syncope* consiste dans une perte subite et plus ou

moins complète de l'intelligence, de la sensibilité et du mouvement volontaire avec affaiblissement ou suspension momentanée des battements du cœur et des mouvements respiratoires.

Trop prolongée, la syncope peut se terminer par la mort, aussi est-il urgent de *ranimer* le plus vite possible ceux qui en sont atteints et le moyen, en somme, est fort simple et à la portée de tout le monde ; il consiste à *placer le sujet sur un plan horizontal, la tête basse et au besoin les*

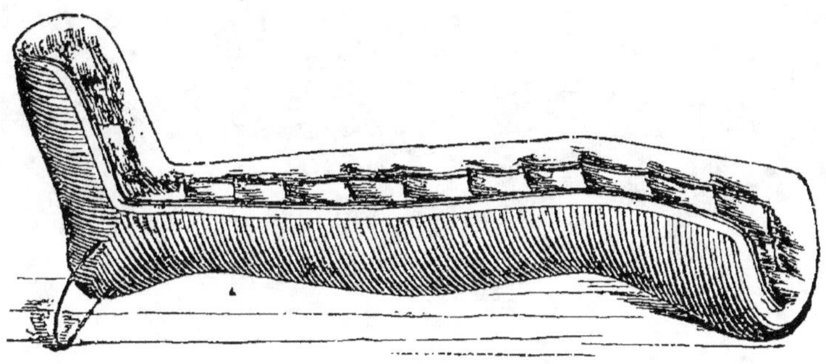

Fig. 61. — Gouttière en fil de fer garnie pour les fractures de jambe.

bras en l'air : de cette façon, par l'action de la pesanteur qui supplée à l'insuffisance du cœur, le sang afflue au cerveau et presque toujours l'état syncopal cesse. Il faut savoir cependant qu'il se reproduirait immédiatement si l'on ne prenait la précaution de maintenir la position horizontale pendant un temps suffisamment long.

On ne saurait trop s'élever, en conséquence, contre la pratique contraire des personnes inexpérimentées qui, presque toujours, font asseoir ou maintiennent debout et la tête haute les sujets atteints de syncope. Lorsque ceux-ci ont été placés dans la bonne position, il faut défaire leurs vêtements pour faciliter les mouvements respiratoires et ouvrir largement les portes ou fenêtres afin de faire pénétrer un

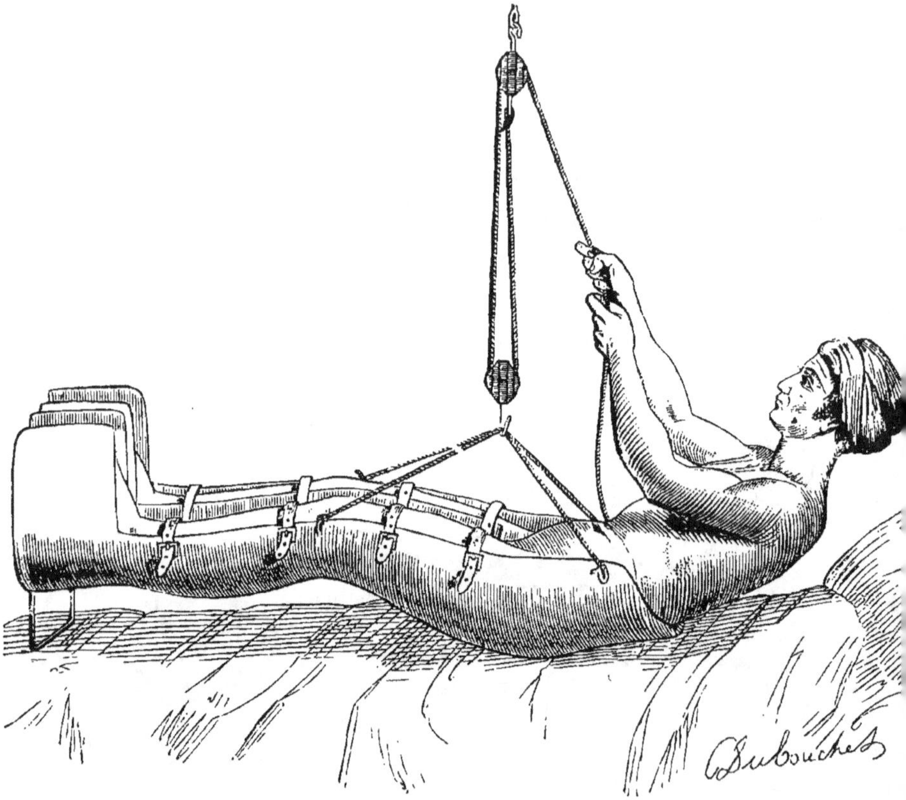

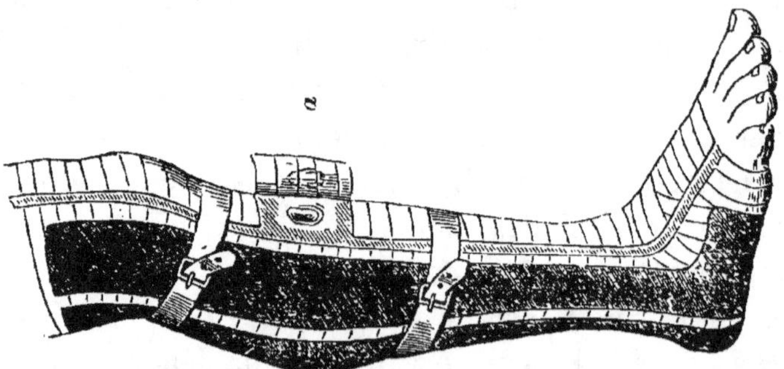

Fig. 62. — Gouttière de Bonnet pour les fractures ou luxations de la colonne vertébrale, pour les fractures
du fémur et les coxalgies. Le malade se soulève à l'aide de l'appareil.

Fig. 63. — Appareil amidonné fendu sur le côté et pourvu d'une fenêtre au niveau de la
plaie qui complique la fracture, disposition facilitant les pansements.

air pur et vif dans le poumon. Tous les procédés d'excitation de la peau et des organes des sens sont aussi très utiles : frapper assez fort le visage et la poitrine avec une serviette trempée dans l'eau froide, placer sous le nez de l'alcoolat de Cologne, du vinaigre et de l'ammoniaque, chatouiller l'arrière-gorge avec la barbe d'une plume d'oie introduite dans la bouche, etc.

Si ces moyens ne suffisent pas, il faudra recourir à la *respiration artificielle*.

Je ne saurais trop recommander d'éviter l'abus, très fréquent dans la classe ouvrière, des alcoolats vulnéraires et autres liquides alcooliques : en effet, ils sont tout au moins inutiles, car lorsque le malade est capable de boire il est déjà guéri de la syncope et bien souvent ils sont nuisibles parce qu'ils peuvent provoquer des nausées ou des vomissements qui prédisposeront à une nouvelle syncope.

Le blessé étant ranimé et s'il n'y a pas hémorrhagie, il s'agit de le transporter à domicile, de le coucher dans son lit, puis de le déshabiller.

Le *transport* est surtout difficile et douloureux lorsqu'il existe une fracture du crâne, du tronc et des membres inférieurs. Dans ces cas un brancard est nécessaire ; à défaut de celui-ci, on peut détacher une porte de ses gonds et y étendre un matelas. Pour placer le blessé sur le brancard, ou le transporter du brancard dans le lit, quatre personnes sont nécessaires ; la première soutient la tête, la poitrine, et les membres supérieurs que le blessé enlacera, si faire se peut, autour du cou de ce porteur ; la deuxième soutient le siège ; la troisième les membres inférieurs ; la *quatrième, qui doit être la plus expérimentée, s'emparera des parties fracturées de manière à maintenir les fragments immobiles les uns en face des autres en les empêchant de chevaucher.*

Ce transport se fera plus facilement si l'on a pu placer préalablement le membre fracturé dans une gouttière métallique, ou l'entourer d'attelles faites avec des planchettes ou du carton ; une certaine expérience est alors nécessaire.

Pour déshabiller le blessé, il faut toujours commencer par le côté sain dont les vêtements s'enlèvent plus facilement et ne pas hésiter à les découdre ou à les entailler avec des ciseaux afin de dégager plus vite et avec moins de douleur les parties lésées.

DEUXIÈME PARTIE

LES ARTICULATIONS

CHAPITRE Ier

CLASSIFICATION ET STRUCTURE DES ARTICULATIONS

Le mode d'union des os entre eux porte le nom d'*articulation* (vulgairement *jointure*). Les articulations ont une conformation variable suivant leur but et le degré de mobilité des os qu'elles unissent (fig. 64).

Elles peuvent se diviser en trois classes :

1. **Les Sutures** qui sont destinées à unir des os tout à fait fixes, tels que ceux du crâne. Les parties des os destinées à l'articulation ou *surfaces articulaires* présentent une série de dents ou aspérités qui s'engrènent réciproquement de manière à figurer une sorte de suture.

2. **Les Symphises** ne permettent que des mouvements très limités ; les surfaces articulaires sont réunies par un fibro-cartilage élastique, allant directement de l'une à l'autre. Des bandelettes fibreuses ou *ligaments* placés en dehors du fibro-cartilage contribuent à réunir les os et à en limiter les mouvements. Telles sont la symphise des pubis, les arti-

culations des corps vertébraux qui, réunis par un solide fibro-cartilage, donnent à la colonne vertébrale une mobi-

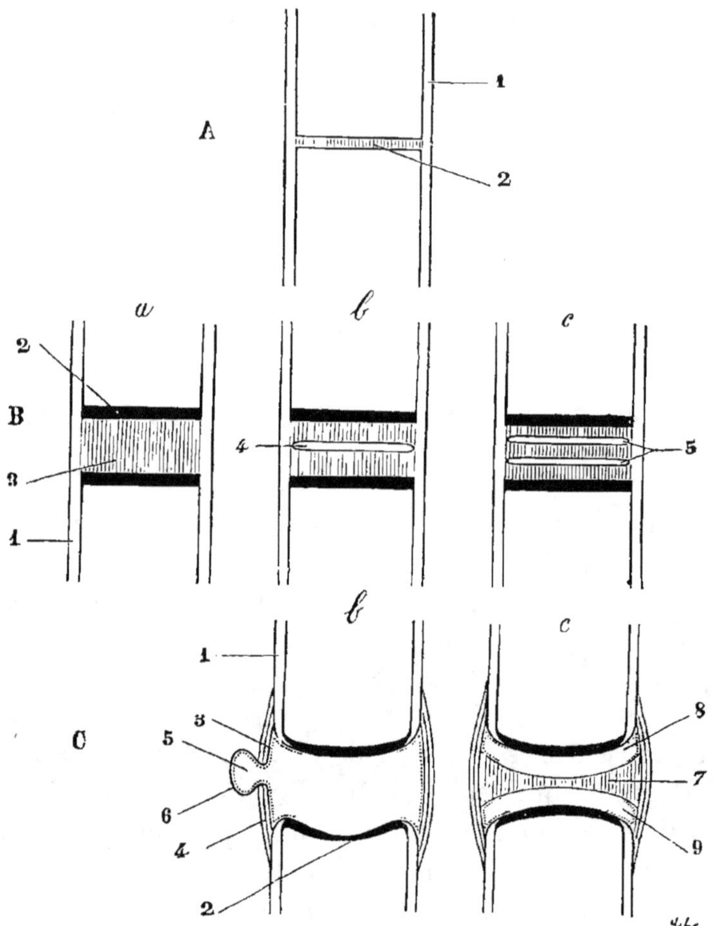

Fig. 64. — Les articulations (figure schématique par H. Beaunis et A. Bouchard).
A. Suture. — B. Symphise. — 3. Fibro-cartilage inter-articulaire. — C. Diarthroses. — 1. Périoste. — 2. Cartilage. — 3. Couche épithéliale de la synoviale (ligne ponctuée). — 4. Capsule fibreuse.

lité particulière que l'on a attribuée à un balancement plutôt qu'à un véritable glissement des os les uns sur les autres.

3. **Les Diarthroses** sont le type de l'articulation parfaite; elles permettent les mouvements les plus étendus entre les os qui sont absolument mobiles les uns sur les autres; au lieu d'être réunies directement, comme dans les autres articulations, les surfaces articulaires sont séparées par une *cavité articulaire :* il y a donc simplement *contiguïté* entre les os et non plus *continuité* comme dans les autres classes.

Dans les diarthroses sont rangées les articulations de l'épaule (fig. 65), la hanche (fig. 66), le genou, le coude, etc., en un mot, toutes les jointures du corps dont les mouvements sont un peu étendus.

Ce genre d'articulation, de structure assez compliquée, se compose des parties suivantes :

a) Surfaces articulaires encroûtées de cartilage. — Les os longs se renflent en général, au niveau de leurs extrémités articulaires, en forme de tête; ces têtes sont généralement reçues dans des cavités creusées dans l'épaisseur des os plats avec lesquels elles s'articulent. Ainsi se trouvent multipliés les points de contact entre les deux os : l'articulation en devient à la fois plus mobile et plus solide.

Les *surfaces articulaires* sont revêtues d'un *cartilage d'encroûtement* qui, formant un coussinet élastique et moelleux interposé entre les os durs et rigides, modère les chocs, les frottements et résiste aux plus fortes pressions.

b) Capsule fibreuse. — On désigne sous ce nom un manchon formé de tissu fibreux, allant de l'une des extrémités articulaires à l'autre et les unissant assez lâchement.

La capsule fibreuse s'insère à la périphérie des *surfaces articulaires* et circonscrit avec elles la *cavité articulaire.*

c) Synovie et membrane synoviale. — Dans la cavité articulaire s'épanche continuellement un liquide filant et onctueux, la *synovie,* qui sert à lubréfier l'articulation : il est sécrété par une membrane très mince (*membrane synoviale*)

Fig. 65. — Articulation de l'épaule.

A. *Face antérieure de l'articulation.*

1 . . . . Clavicule.

2 . . . . Acromion.

3 . . . . Apophyse coracoïde.

4 . . . . Ligament acromio-coracoïdien.

8 . . . . Capsule fibreuse.

9 . . . . Tendon de la longue portion du biceps.

10 . . . . Tendon du triceps.

B. *Face postérieure de l'articulation.*

1 . . . . Base de l'épine de l'omoplate dont une partie

a été enlevée par un trait de scie.

2 . . . . Acromion.

3 . . . . Ligament acromio-coracoïdien.

7 . . . . Partie postérieure de la capsule fibreuse.

8 . . . . Tendon du triceps.

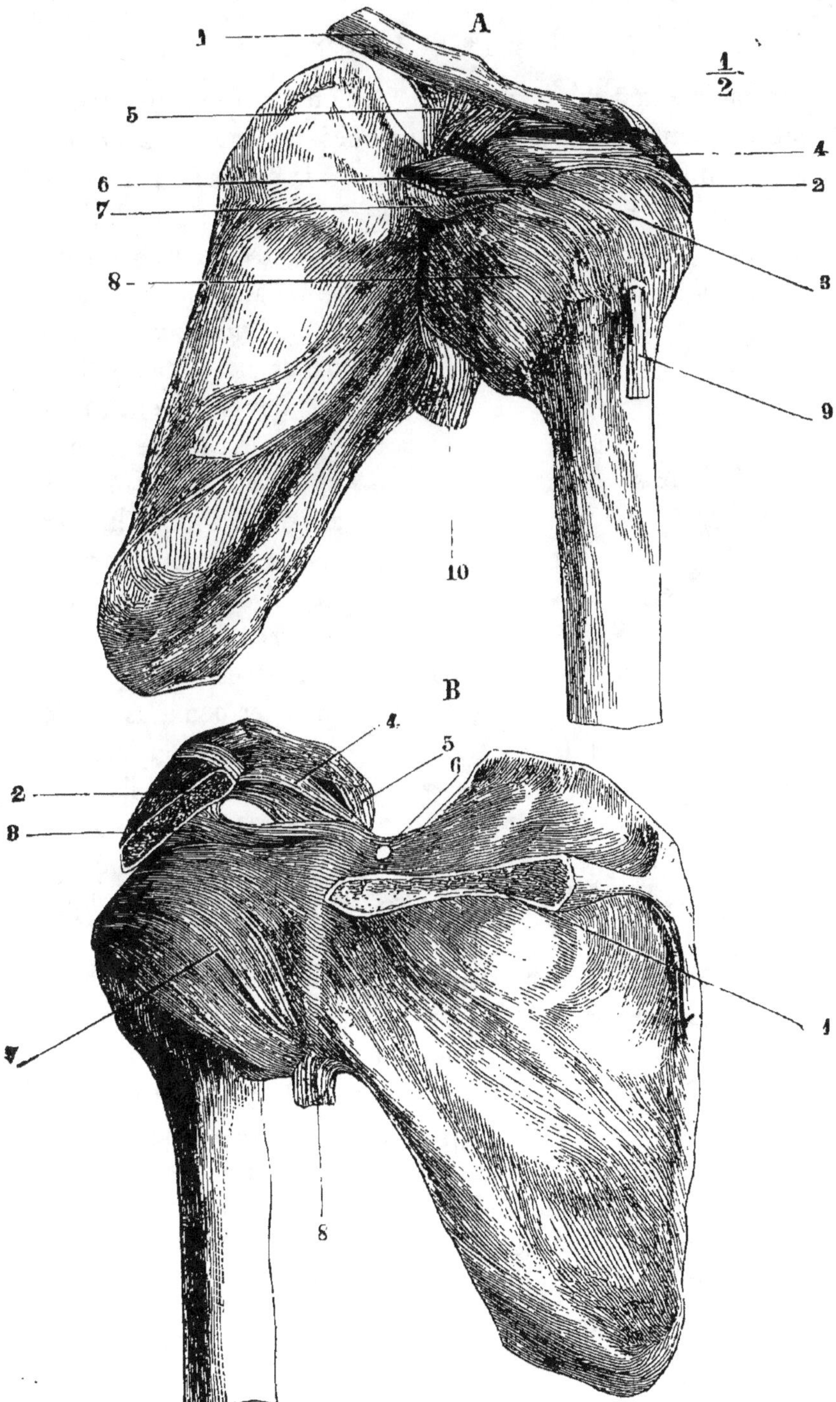

Fig. 65. — Articulation de l'épaule.

qui tapisse la cavité articulaire. A l'état normal, les articulations renferment à peine quelques gouttes de synovie ; sous l'influence de l'inflammation, la *synovie* peut être sécrétée en grande quantité et se transformer en un liquide aqueux qui remplit et distend la cavité articulaire ; on dit alors qu'il s'est formé un épanchement dans l'articulation.

d) *Ligaments.* — Des bandelettes fibreuses ou ligaments servent à renforcer la capsule, à unir fortement les extrémités articulaires et à limiter certains mouvements. Les ligaments sont *interosseux* lorsqu'ils sont interposés directement entre les deux os qu'ils unissent (fig. 67) et *périphériques* quand ils sont situés en dehors de la capsule fibreuse qu'ils viennent, en quelque sorte, renforcer.

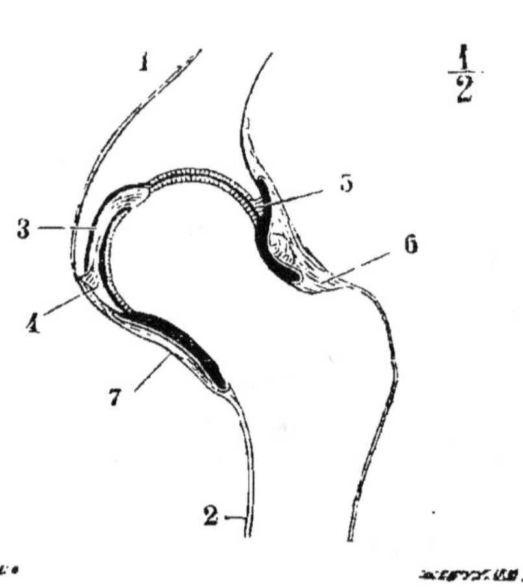

Fig. 66. — Articulation de la hanche.

1. Os iliaque. — 2. Fémur. — 3. Ligament rond. — 5. Bourrelet cotyloïdien. — 6, 7. Capsule fibreuse.

Par suite de la disposition que nous venons de décrire les *diarthroses,* on le voit, sont admirablement aptes à exécuter les mouvements les plus étendus et les plus délicats. Grâce aux cartilages d'encroûtement et à la synovie, les surfaces articulaires glissent les unes sur les autres avec la plus grande facilité, les capsules et les ligaments retenant ces surfaces en contact et limitant les mouvements lorsqu'ils ne doivent pas s'exécuter dans toutes les directions.

Il faut ajouter que la *pression atmosphérique* contribue aussi puissamment à maintenir les surfaces articulaires en contact, car le vide existe dans les articulations. Ce fait a

été mis en lumière par l'expérience suivante, instituée pour
la première fois par les frères Weber : après avoir sus-

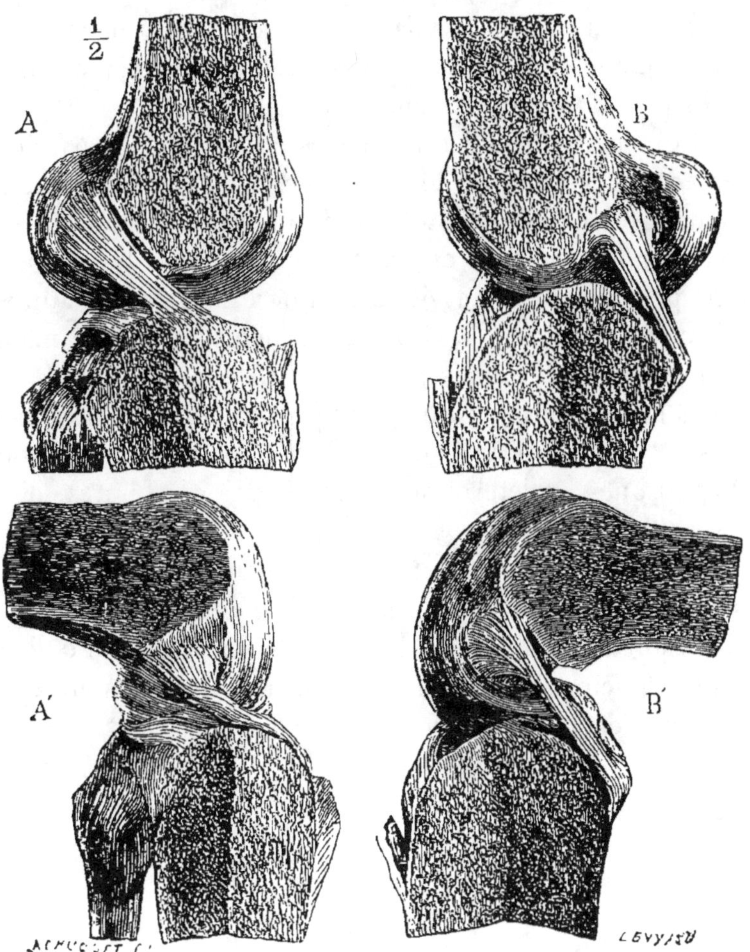

Fig. 67. — Ligaments interosseux (croisés) de l'articulation du genou.

pendu un cadavre, on sectionne successivement toutes
les parties qui entourent les surfaces articulaires de la hanche :
peau, muscles, ligaments, capsule. L'adhérence entre ces
surfaces persiste, on peut même ajouter un poids au membre

inférieur sans la détruire. Si, à l'aide d'un trou pratiqué dans la cavité cotyloïde, on laisse alors pénétrer l'air atmosphérique dans l'articulation, immédiatement les surfaces articulaires se disjoignent et la tête du fémur sort de la cavité iliaque. Cette expérience a permis à Küss d'expliquer, ainsi qu'il suit, un phénomène bien connu :

« Lorsque, en tirant fortement sur les doigts, on parvient à en écarter légèrement les phalanges, il se produit un craquement bien connu, dont l'étude précédente nous fournit l'explication ; la force de traction exercée sur les articulations phalangiennes parvient à vaincre la pression atmosphérique et à écarter les surfaces articulaires qu'elle maintenait en contact ; mais au moment de la séparation, les parties molles périphériques sont précipitées par cette même pression dans l'intervalle des deux os ; ces phénomènes sont très brusques et déterminent des vibrations sonores, d'où le bruit de craquement. »

La lassitude extrême qui envahit les ascensionnistes dans les altitudes élevées s'explique aussi par ce fait que, lorsque la pression atmosphérique diminue, les muscles sont obligés d'agir activement à sa place pour maintenir l'adhérence complète des surfaces articulaires.

LÉSIONS TRAUMATIQUES DES ARTICULATIONS

Entorse. — L'entorse (vulgairement *foulure*) est une lésion très fréquente des articulations.

Voici comment elle se produit : par suite d'un mouvement faux ou forcé, les ligaments se distendent ou se rompent, les surfaces articulaires s'abandonnent pendant un instant pour revenir immédiatement en contact, une certaine quantité de sang s'épanche dans l'articulation et les tissus circonvoisins.

Bien que l'entorse puisse s'observer dans toutes les articulations mobiles du corps, elle est surtout fréquente au genou et au cou-de-pied.

L'entorse du cou-de-pied ou tibio-tarsienne est souvent le résultat d'un faux pas, le « pied s'est tourné », suivant l'expression consacrée ; ce qui veut dire qu'il s'est trouvé porté fortement en dedans ou en dehors ; dans ces cas la distension des ligaments latéraux est parfois si considérable que la malléole (os de la cheville) où ils viennent s'implanter se trouve arrachée et l'entorse est alors compliquée de fracture.

Les *signes* caractéristiques d'une entorse sont :

a) La *douleur* qui, ressentie dès le début de l'accident, est souvent très vive, au point de provoquer un évanouissement ou une syncope ; elle finit par se modérer, mais persiste, en général, assez longtemps et s'exaspère au moindre mouvement de l'articulation.

b) Le *gonflement* des tissus voisins de l'articulation ; les parties sont chaudes et tendues surtout à proximité des ligaments ; la peau perd même, dans les cas graves, sa coloration normale et devient rouge et enflammée.

c) L'*ecchymose,* causée par l'épanchement sanguin signalé plus haut ; elle apparaît deux à trois jours après l'accident et donne successivement à la peau une teinte bleue ou violacée, comme marbrée, qui passe ensuite au vert et au jaune.

Le *traitement* de l'entorse est chose plus délicate qu'on ne croit généralement ; fort simple dans les cas bénins, il réclame une grande attention de la part du chirurgien dans les cas compliqués.

Lorsque l'entorse est légère, il suffit de plonger immédiatement le membre dans l'eau fraîche et de l'y maintenir tant que la douleur est aiguë ; on applique ensuite sur les parties malades des compresses imbibées d'eau pure ou additionnée de teinture d'arnica ou d'alcool camphré : la guérison survient, en général, au bout de deux à quatre jours de repos.

Dans les cas plus sérieux, il est utile d'employer le *massage* et les *mouvements artificiels :* le *massage* consiste en frictions douces d'abord, puis fortes, et finalement en un véritable pétrissage du membre pratiqués à l'aide du pouce, des doigts et de la paume de la main. Pour l'entorse du cou-de-pied, le massage est surtout indiqué et les frictions doivent être pratiquées de bas en haut, dans le sens du courant veineux ; pour les entorses du genou, de l'épaule et du coude, on a recours aux mouvements artificiels que l'on imprime méthodiquement à l'articulation lésée.

Le Massage donne des résultats excellents, à condition toutefois que l'articulation ne soit pas le siège d'une inflammation trop vive et qu'il n'y ait pas complication de fracture ; dans ce dernier cas, un massage fait avec inexpérience et brutalité par un rebouteur ignorant peut occasionner de véritables désastres : provoquer notamment une arthrite qui, devenant chronique et fongueuse, finira, dans certains cas, par nécessiter la résection et parfois même l'amputation du membre. Baudens, dans une communication à l'Académie des sciences, a établi que sur 78 amputations de la jambe ou du pied, 60 *avaient une entorse pour origine.*

On ne saurait donc trop se tenir en garde contre la légion de personnes étrangères à l'art chirurgical qui ont la prétention de soigner les entorses et même de les guérir en quelques instants ; certes, ces médicastres réussissent pour les foulures bénignes ou hypothétiques, mais ils deviennent dangereux lorsqu'ils méconnaissent une entorse compliquée de fracture ou d'inflammation vive de l'articulation. Dans cette catégorie d'entorses, le massage et les mouvements artificiels sont formellement contre-indiqués, il faut immobiliser la jointure dans un appareil spécial et attendre avec patience que l'inflammation articulaire ait disparu, que les parties osseuses fracturées se soient consolidées.

Luxation. — La luxation (vulgairement déboîtement) est le déplacement anormal et *permanent* des extrémités articulaires des os ; elle diffère essentiellement de l'entorse où ce déplacement n'est jamais que momentané.

Une des luxations les plus fréquentes est celle de l'épaule dans laquelle la tête de l'humérus, sortant de la cavité glénoïde, vient se placer au-dessous de cette cavité de manière à former une tumeur arrondie dans l'aisselle ; dans la luxa-

tion de la hanche, la tête du fémur est sortie de la cavité
cotyloïde ; de même pour les luxations du coude, de la
mâchoire, etc., les extrémités articulaires ont perdu leurs
rapports naturels : ce qui entraîne une déformation caractéristique de l'articulation, une perte plus ou moins complète de sa fonction, et, lorsqu'il s'agit d'un membre, des
changements permanents dans sa longueur et sa direction.

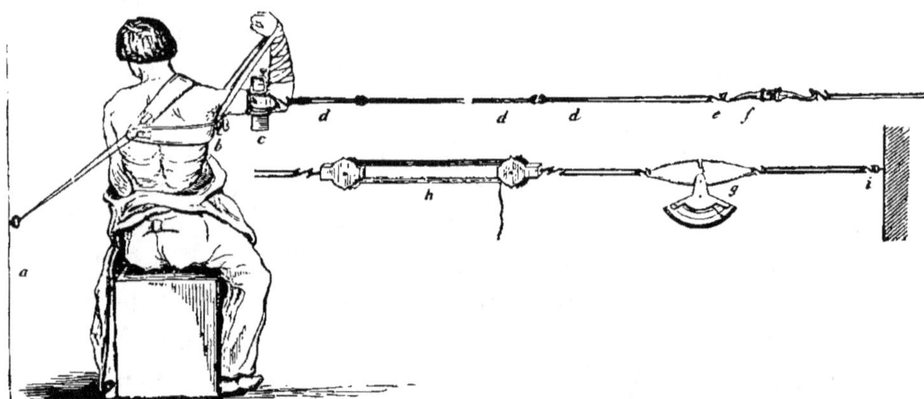

Fig. 68. — Appareil à moufle pour réduire les luxations difficiles.

Le rôle du chirurgien est de ramener les extrémités articulaires en contact, c'est-à-dire de *faire la réduction*. A cet
effet, il tire sur l'un des os (*extension*), pendant qu'un aide
maintient l'autre os en position (*contre-extension*) ; ces tractions en sens opposé finissent par épuiser la force de contraction des muscles qui, irrités par la douleur, s'opposaient à la
réduction ; le chirurgien imprime alors à l'os un mouvement
qui le fait rentrer dans sa cavité naturelle par le même
chemin qu'il avait pris pour en sortir (*coaptation*).

Le sujet est-il très musclé, on l'endort à l'aide du chloro-
forme afin d'annihiler la contraction des muscles et d'obtenir
par ce fait la réduction de la luxation. L'ivresse alcoolique

produit sur les muscles un effet analogue et jadis on *rebou-tait* à l'aide de ce moyen, répugnant, il est vrai, mais qui valut une véritable notoriété à ceux qui l'ont employé. Voici comment procédait, par exemple, un rebouteur bien connu dans le pays Vosgien et je cite un fait dont a été témoin le professeur de Percy :

« Un homme s'était luxé le bras, et tous les chirurgiens du pays tentèrent vainement de le réduire. Valdajol [1] s'y trouvait pour lors ; c'était dans les environs de Lunéville : on a recours à lui. Après une messe à la Vierge, où le malade et le renoueur assistèrent, celui-ci ordonne que l'on fasse boire au patient une grande écuellée de vin chaud à chaque quart d'heure. Au bout de deux heures, il bégaye, chancelle et tombe ivre. La moindre traction suffit alors pour ramener l'os démis dans sa cavité, les muscles affaiblis par l'ivresse n'y mettant plus obstacle [2]. »

Dans certaines luxations particulièrement difficiles à réduire, on est obligé de recourir à la moufle pour faire l'extension (fig. 68).

Les *premiers soins* à donner en cas de luxation sont fort simples : lorsqu'il s'agit du membre supérieur, il suffit de le placer dans une écharpe ; s'il s'agit au contraire de la hanche ou du membre inférieur, on transportera le blessé comme nous l'avons indiqué à propos des fractures (voir page 114).

Point essentiel : la luxation doit être réduite aussitôt que possible ; plus on attendra et plus l'opération deviendra difficile. En effet, toute extrémité osseuse sortie de sa cavité naturelle se creuse en quelque sorte une nouvelle cavité artificielle dans les tissus où elle s'est logée ; au bout d'un

---

1. Il s'agit de Fleuriot, du Val d'Ajol.

2. L. E. Dupuy, *Du Préjugé et de la Superstition en médecine.* Paris, Berger-Levrault et Cⁱᵉ, 1880.

certain temps, une fausse articulation (pseudarthrose) s'organise ainsi, permettant même certains mouvements au membre luxé. Alors on comprend quelles difficultés souvent insurmontables le chirurgien devra vaincre pour faire sortir une tête osseuse de cette fausse articulation et la réintégrer dans sa cavité naturelle.

CHAPITRE III

AFFECTIONS DES ARTICULATIONS

Elles sont à la fois nombreuses et variées parce que les articulations sont exposées aux violences extérieures et surtout parce que certaines maladies générales ou infectieuses (goutte, rhumatisme, tuberculose, puerpérisme) viennent en quelque sorte se localiser sur elles.

Arthrite. — L'inflammation de l'articulation porte le nom d'*arthrite*. Lorsqu'elle est causée par une violence, l'arthrite est *traumatique* ; engendrée par le rhumatisme ou la goutte, elle est *rhumatismale* ou *goutteuse*.

Les lésions de l'arthrite portent principalement sur la synoviale qui est injectée de sang rouge, et sécrète un liquide plus ou moins abondant, albumineux, louche et parfois purulent. La jointure apparaît déformée à la fois par cet épanchement intra-articulaire et par le gonflement des tissus circonvoisins ; elle est douloureuse. Cette douleur, qui s'exaspère par le moindre mouvement, est surtout vive, intolérable même dans l'*arthrite goutteuse* dont le siège de prédilection est l'articulation du gros orteil avec le métatarse.

Hydarthrose. — Lorsque l'épanchement de liquide synovial est considérable au point d'écarter les os et de distendre fortement la capsule et les ligaments, il y a *hydar-*

throse. Ce mot signifie en grec : *eau dans l'articulation ;* c'est précisément la locution employée par le vulgaire pour désigner cette affection.

Tumeur blanche, coxalgie. — Enfin, on a désigné longtemps sous le nom de *tumeur blanche* une affection

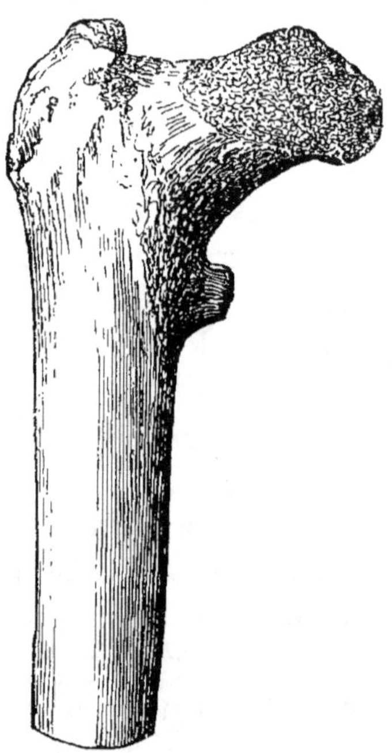

Fig. 69. — Fémur atteint d'ostéite
dans la coxalgie.

des articulations causée par la tuberculose fongueuse qui envahit à la fois les surfaces osseuses et la cavité articulaire, se compliquant d'abcès, de fistules et de caries. Quand cette affection envahit l'articulation de la hanche, elle prend la dénomination inexacte de *Coxalgie* que Lannelongue a justement remplacée par celle de *Coxo-tuberculose*. Ajoutons que la connaissance plus exacte de la nature des arthrites tuberculeuses et les progrès de la chirurgie moderne ont beaucoup amélioré les résultats du traitement de ces affections redoutables.

Tableau résumant les caractères les plus importants des principales affections des articulations.

Affections causées par inflammation.	*Arthrite.* Douleur exagérée surtout dans les mouvements de l'articulation ; déformation de l'articulation ; épanchement intra-articulaire ; gonflement des tissus voisins. Suivant son origine, l'*arthrite* est *spontanée, traumatique, rhumatismale, goutteuse ;* elle porte le nom d'*hydarthrose* lorsque l'épanchement intra-articulaire est considérable.
Affections causées par tuberculose.	*Tumeurs blanches.* Matière tuberculeuse envahissant sous forme de fongosité les surfaces et la cavité articulaires. Elles se compliquent de *lésions osseuses* (carie, abcès, fistules). La *coxalgie* ou *coxo-tuberculose* est la tumeur blanche de l'articulation de la hanche.
Affections causées par traumatisme (choc ou violence).	*Entorse* (ou foulure). Produite par un mouvement forcé qui a rompu ou distendu les ligaments, avec épanchement sanguin dans l'articulation ou les tissus voisins. *Luxation* (déboîtement). Déplacement anormal et permanent des surfaces articulaires.

TROISIÈME PARTIE

LES MUSCLES

ET LES EXERCICES DU CORPS

CHAPITRE Ier

GÉNÉRALITÉS SUR LES MUSCLES

Les os, organes essentiellement passifs, sont mis en mouvement par les *muscles*, faisceaux de fibres rougeâtres qui jouissent de la propriété de se contracter.

Supposez entre l'humérus et le radius une bande de caoutchouc préalablement étirée, puis abandonnée à elle-même : immédiatement cette bande, en se contractant, rapprochera les deux os et produira la flexion de l'avant-bras sur le bras. Ainsi agissent les muscles, ainsi se produit le mouvement.

Entourant le squelette sous forme de masses charnues (*chair musculaire*, vulgairement *viande*), recouverts eux-mêmes par la peau doublée de tissu graisseux, les muscles déterminent le modelé général du corps humain : ils en constituent, du reste, la majeure partie. L'élément musculaire se retrouve encore dans la plupart des organes (estomac, intestin, larynx, bronches, cœur, vaisseaux, etc.); son action y produit des mouvements d'un ordre particulier, indépendants de la volonté.

Les muscles qui relient entre elles les différentes pièces du squelette obéissent, au contraire, à la volonté et les *mouvements* qu'ils produisent sont dits *volontaires*. Aussi, à l'inverse du végétal, l'animal se déplace à son gré et exécute les mouvements les plus variés.

La nature n'a pas doué l'homme d'une puissance musculaire comparable à celle de certains animaux : l'allure rapide du cerf, du chien de chasse ou du cheval de course, les bonds gigantesques du lion qui, aussi prompt que l'éclair, abat sa griffe terrible sur sa proie, ne trouvent pas leur équivalent dans la race humaine. Mais, plus que tout autre, l'homme règne en souverain absolu sur son système musculaire et, chez lui, la perfection du mouvement atteint ses dernières limites ; songez à l'agilité des doigts du pianiste, à l'habileté du sculpteur, à la sûreté de main du chirurgien portant le bistouri dans les organes les plus délicats !

Fait important à noter : plus un muscle agit, plus il se développe ; l'inactivité au contraire l'atrophie. Ainsi un membre fracturé, placé dans un appareil qui l'immobilise complètement, diminue de volume parce que ses muscles restent inactifs et subissent une véritable fonte ; par un mécanisme identique s'atrophie la musculature des fakirs de l'Inde qui, par fanatisme religieux, se condamnent à l'immobilité de la statue.

Bien au contraire un exercice régulier amène le développement progressif des muscles, et les groupes musculaires qui travaillent le plus sont ceux dont l'accroissement et le volume deviennent considérables ; les bras du boulanger ou du forgeron sont plus musclés que ceux de l'homme de cabinet, les mollets de la danseuse ou du montagnard sont plus volumineux que ceux de l'oisif qui ne se promène qu'en voiture.

Ces faits deviennent très saisissants lorsqu'on parcourt la série animale ; les animaux sauteurs, tels que le kanguroo, ont les muscles de la partie postérieure de la jambe excessivement développés ; chez les oiseaux, les muscles pectoraux sont d'autant plus gros et puissants que les ailes sont plus longues et éprouvent de la part de l'air une résistance plus forte ; chez les carnassiers, les muscles élévateurs de la mâchoire inférieure ont un développement vraiment extraordinaire.

L'homme tient donc véritablement le système musculaire sous sa dépendance ; il peut le développer à son gré par un exercice bien compris. Or le fonctionnement des muscles a une action directe — ainsi que nous l'établirons plus loin — sur la nutrition générale de l'organisme ; le cerveau lui-même subit cette influence, se développe et fonctionne mieux à la suite de l'exercice musculaire. Voilà pourquoi l'éducation de l'esprit est intimement liée à celle du corps !

On peut objecter que certains génies se sont développés dans des corps malingres et ont produit des chefs-d'œuvre qui font l'admiration de tous, tandis que les gymnasiarques, les hercules forains ne brillent généralement point par leur intelligence, malgré le développement superbe de leurs muscles.

Le fait est exact, mais il s'agit ici d'exceptions qui confirment une règle. Les génies sont rares malheureusement ; sans aucun doute un cerveau exceptionnellement développé par droit de naissance peut concevoir grand et enfanter des merveilles sans s'être astreint à la discipline de l'éducation physique ; encore sont-elles trop fréquentes les morts prématurées d'hommes célèbres qui n'avaient point respecté le vieil adage « *mens sana in corpore sano* ». J'ai toujours sous les yeux la tête de Gambetta finement expressive et à la fois énergique, géniale, mais supportée par un corps obèse..., il fut tué par l'envahissement du tissu adipeux causé par le défaut d'exercice.

L'étude raisonnée que nous ferons du système musculaire démontrera scientifiquement — en laissant de côté les exceptions — que, pour la masse des individus, le développement des muscles par une éducation rationnelle assure un fonctionnement plus facile ou plus intense de nos facultés intellectuelles et augmente, dans de fortes proportions, nos chances dans la lutte que nous devons soutenir contre la maladie et la décrépitude.

CHAPITRE II

STRUCTURE DES MUSCLES

Les muscles de l'économie affectent des formes assez diverses, telles que celles de fuseaux, rubans, anneaux, cônes, éventails. La forme de fuseau est de beaucoup la plus fréquente ; c'est elle que nous adopterons comme type de nos descriptions.

La partie moyenne de ces muscles fusiformes est renflée, rouge et charnue : c'est le *muscle proprement dit*.

Les deux extrémités sont formées d'un tissu blanchâtre, fibreux et inextensible, formant de véritables cordes qui s'insèrent directement sur les os : ce sont les *tendons,* vulgairement désignés sous le nom de nerfs, par une étrange confusion de mots.

Les muscles sont enveloppés par des membranes fibreuses nommées *aponévroses,* qui leur servent de gaînes et les maintiennent en place.

Ils sont formés de longs filaments juxtaposés nommés *fibres primitives.* Chacune de ces fibres, prise isolément, est tellement fine qu'on l'aperçoit à peine à l'œil nu ; à l'aide du microscope, en la grossissant 300 fois, on peut voir qu'elle représente une espèce de boyau allongé (*sarcolemne*) dont le contenu (*substance musculaire ou contractile*) présente une série de bandes alternativement claires et foncées disposées transversalement et figurant assez exactement une pile de pièces de monnaies superposées ; cette disposition a fait donner à cette variété de muscles le nom de *muscles striés*.

La fibre musculaire striée est l'organe essentiel du mouvement volontaire.

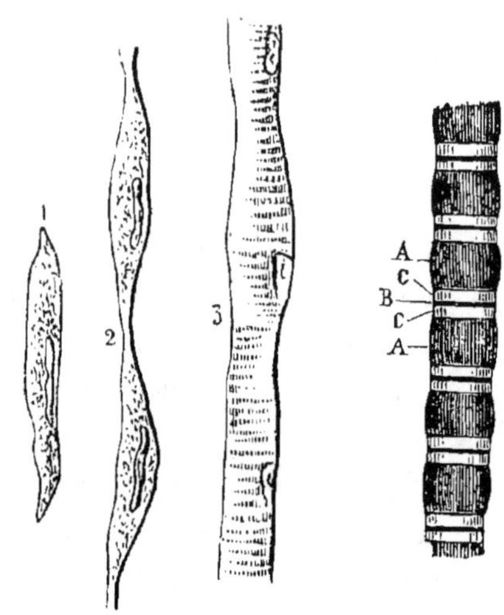

Fig. 70. — Structure microscopique des muscles (Schéma de Küss et Duval). — 1. Cellule contractile. — 2. Muscle lisse. — 3. Muscle strié.

Fig. 71. — Fibre musculaire striée examinée au microscope chez un insecte. (Grossissement : 1,800 diamètres).

Les muscles qui n'obéissent pas à la volonté sont formés de fibres lisses ou même de simples cellules contractiles.

La *cellule contractile* est fusiforme et allongée ; on la trouve notamment dans les petits vaisseaux dont elle rétrécit le calibre en se contractant.

La *fibre musculaire lisse* est une cellule contractile fortement allongée et dont les extrémités aiguës, contournées en tire-bouchon, rappellent le crin tordu ; elle existe dans les appareils digestif, respiratoire, urinaire, circulatoire, dans la peau et dans certaines parties des organes des sens.

L'action de la fibre lisse est analogue à celle de la fibre striée : elle produit le mouvement. Mais, outre qu'il n'est pas volontaire, ce mouvement est beaucoup plus lent.

CHAPITRE III

ÉTUDE DE LA CONTRACTION MUSCULAIRE

Chaque muscle se présente sous deux formes distinctes, suivant qu'il est à l'état de *repos* ou à l'état d'*activité*.

Forme n° 1. — A l'état de *repos* (inactivité), le muscle est allongé, mou, flasque, élastique ; il est *inerte, passif*.

Forme n° 2. — A l'état d'*activité*, le muscle est raccourci, épaissi, dur, contracté ; cette forme caractérise essentiellement l'activité du muscle car en se raccourcissant ainsi il entraîne à sa suite les leviers osseux sur lesquels il s'insère et les met en *mouvement*.

On peut se rendre compte de la façon dont les muscles changent de forme par une petite expérience que chacun peut exécuter immédiatement sur lui-même : il suffit d'appliquer la paume de la main sur la partie antérieure du bras opposé mis à nu et de l'embrasser ainsi aussi complètement que possible ; en fléchissant ensuite l'avant-bras sur le bras, on sentira le muscle biceps se durcir, devenir globuleux, se raccourcir, passer, en un mot, de la forme n° 1 à la forme n° 2.

L'importante propriété qu'ont les muscles de passer ainsi d'un *état passif* à un *état actif*, en modifiant leur forme, porte le nom de *contractilité*. Il est fort intéressant de noter que ce *changement de forme n'entraîne aucun changement de volume ;* cela tient à ce que le muscle qui se

contracte gagne exactement en épaisseur ce qu'il a perdu
en longueur.

Plusieurs expériences prouvent ce fait : une des plus
simples et que tout le monde peut répéter a été instituée
par M. Charles Richet. Une anguille est placée dans un
flacon complètement rempli d'eau et dont le bouchon est
garni d'un tube capillaire. On peut faire mouvoir l'anguille
et contracter ses muscles qui sont très puissants sans que
le niveau de l'eau se modifie ; il faut en conclure que la
contraction des muscles n'en a pas fait varier le volume.

De la rigidité cadavérique. — La contractilité est une
propriété essentiellement *vitale,* c'est-à-dire incompatible
avec la déchéance, la mort du muscle. Tandis que certains
ligaments conservent leur élasticité sur le cadavre, le muscle
au contraire cesse d'être contractile et même élastique ; il
devient rigide. C'est lui qui est la cause principale de la *rigidité cadavérique,* signe excellent de la mort dont il est intéressant de connaître les différentes phases : environ deux
heures après la mort, les muscles de la mâchoire se roi-
dissent les premiers ; la rigidité envahit ensuite successivement le cou, les membres inférieurs et finalement les
membres thoraciques ; dans certains cas les membres thoraciques peuvent se contracter avant les membres inférieurs.

En général, plus un groupe musculaire a été fatigué
avant la mort, plus apparaît vite la rigidité cadavérique.
Ainsi les animaux tués après avoir été forcés à la course
deviennent roides presque immédiatement après la mort.
On a remarqué en temps de guerre des soldats frappés
mortellement par un projectile être instantanément rigides
comme s'ils étaient catalepsiés. Richet rapporte l'exemple
d'un soldat américain de l'armée du Sud, frappé de deux
balles, qui resta comme figé dans la position où il fut surpris par la mort : une main tenant le licol de son cheval

l'autre sa carabine, le pied gauche était dans l'étrier, le pied droit fixé à terre. Un soldat français, frappé par un obus qui lui enleva tout le crâne, devint rigide aussitôt, continuant à tenir en main le gobelet d'étain dans lequel il buvait. Les petits poissons de mer deviennent souvent rigides immédiatement après la mort.

Comme la rigidité de tous les muscles est incompatible avec la vie, Louis (1752) la considère comme un des signes les plus certains de la mort, dans ses célèbres lettres écrites pour « rassurer les citoyens de la crainte d'être enterrés vivants ». Quelques auteurs ont allégué depuis que dans la *catalepsie* les muscles semblaient rigides : le fait est exact, mais il faut savoir que le muscle cataleptique reste contractile et réagit sous l'influence d'un courant électrique, tandis que la contractilité a disparu à jamais dans le muscle du cadavre rigide et inextensible.

Phénomènes physiques de la contraction musculaire. — La contraction musculaire consiste en changements survenant successivement dans la forme du muscle ; ces changements s'accomplissent en plusieurs temps et, comme ce phénomène est unique en physiologie, Hemholtz et Marey ont jugé utile d'en faire une analyse exacte à l'aide de la méthode graphique et d'appareils enregistreurs spéciaux nommés *Myographes* (fig. 72).

Voici le principe sur lequel ont été construits ces instruments :

Un muscle est fixé par une de ses extrémités ; l'autre extrémité est en communication avec un crayon qui, par un mécanisme spécial, imprime les mouvements du muscle sur un cylindre enregistreur vertical.

Lorsque le muscle est à l'état de repos, le cylindre présente en tournant sur lui-même une ligne horizontale tracée par le crayon ; lorsque le muscle, sous l'influence d'une excitation électrique, passe à la forme active, la ligne fait une courbe accidentée, reproduction graphique et scientifiquement rigoureuse de la contraction musculaire (fig. 73).

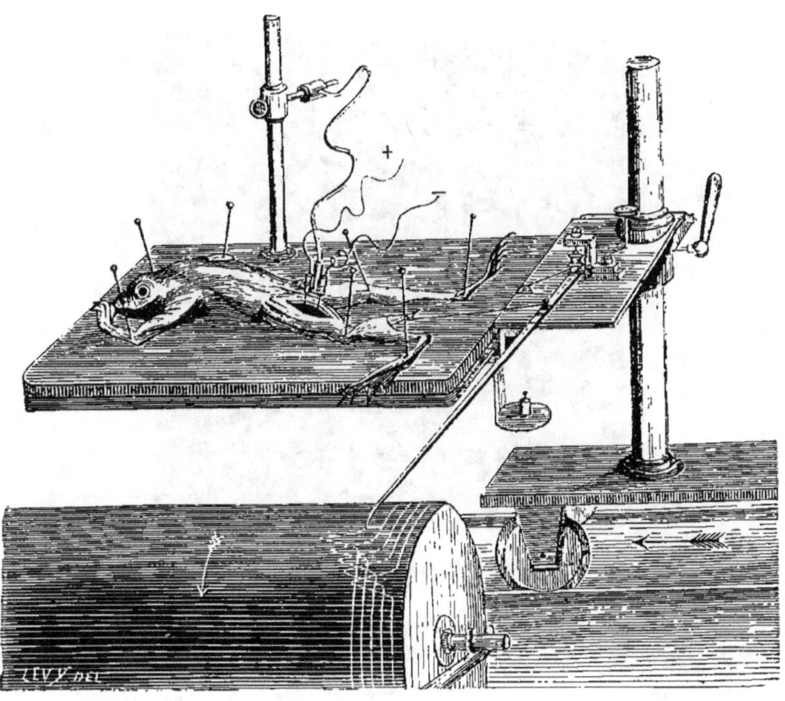

Fig. 72. — Myographe de Marey.

Grâce à cette méthode, on a établi que la contraction musculaire était très rapide et qu'elle se décomposait en plusieurs phases, à savoir :

1re *phase.* — Le muscle, bien qu'excité, reste un temps très court sans se contracter, il y a *excitation latente* : la ligne reste horizontale sur le myographe.

2e *phase.* — Le muscle passe à la forme active ; la ligne myographique devient rapidement ascendante.

3e phase. — Le muscle se maintient dans la forme active ; la ligne redevient horizontale.

4e phase. — Le muscle retourne à l'état de repos : la ligne myographique devient descendante ; cette descente est

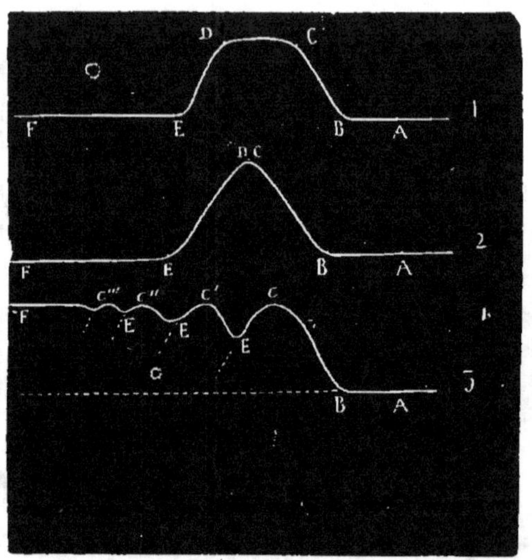

Fig. 73. — Lignes myographiques indiquant les différentes phases de la contraction musculaire.

1. Analyse d'une ligne myographique produite par une contraction musculaire unique (provoquée par l'excitation d'un courant instantané). — A B, *1re phase*. Excitation latente. — B C, *2e phase*. Ligne d'ascension, passage à la forme active. — C D, *3e phase*. Ligne horizontale indiquant la persistance de la forme active. — D E, *4e phase*. Ligne descendante correspondant au retour du muscle à l'état de repos.
2. Forme ordinaire d'une secousse. — La ligne D C ne se maintient qu'un instant.
3. Tétanos physiologique. — A B. Excitation latente. — B C. Ascension. — E C. Descente interrompue par une nouvelle ascension ; les secousses ainsi produites successivement se succèdent ensuite assez rapidement pour se fusionner, de sorte que le muscle se maintient sous la forme active et trace la ligne F.

moins rapide que l'ascension : cela indique qu'il faut moins de temps au muscle pour arriver à son *maximum* de contraction que pour revenir au repos.

Marey, à l'aide d'un myographe qui porte son nom, a déterminé que l'excitation latente durait 1/60 de seconde, que la contraction ou passage à la forme active atteignait son maximum au bout de 1/6 de seconde environ, et que le muscle passait progressivement à l'état de repos au bout d'un temps à peu près égal.

Ainsi se passent les choses en cas d'excitation isolée du muscle, lorsque celui-ci n'éprouve qu'une seule secousse. Si on le soumet, au contraire, à une série d'excitations électriques très rapprochées, le muscle restera contracté, n'ayant pas le temps de retourner à l'état de repos entre chaque secousse, il fera une simple tentative dans ce sens, et la ligne myographique traduira ce fait par une série d'ondulations.

Si les excitations sont suffisamment rapprochées (30 par seconde) la ligne myographique ne présente même plus d'ondulation : elle devient droite ; les secousses se sont fusionnées au point de produire une contraction permanente désignée sous le nom de *Tétanos physiologique expérimental*.

Appliquant ces notions à l'étude de la contraction musculaire spontanée chez l'homme, on a découvert une analogie complète entre celle-ci et le *tétanos physiologique*[1]. Lorsque pour exécuter un mouvement nous contractons nos muscles et que nous les maintenons pendant un certain temps dans la forme active, *cette contraction active est le résultat d'une série de secousses fusionnées.*

Phénomènes chimiques de la contraction musculaire. — Ces phénomènes ont une grande importance : ils sont pour les muscles une source de chaleur et nous verrons comment cette chaleur engendre le travail musculaire.

_ _ _

1. Voici les raisons qui le prouvent :

1º Des myographes perfectionnés permettent d'enregistrer une contraction volontaire et donnent une courbe identique à celle du tétanos expérimental.

2º En auscultant un muscle contracté on entend un son faible (bruit ou ton musculaire) dont la hauteur correspond à peu près à 30 vibrations par seconde.

A l'état de repos, le muscle respire, c'est-à-dire absorbe de l'oxygène et dégage de l'acide carbonique ; sa réaction est neutre.

A l'état d'activité, pendant que le muscle est contracté, sa respiration s'exagère et la combustion dont les matériaux sont fournis par le sang y devient d'autant plus forte que la contraction est plus active et prolongée.

Une expérience assez simple permet de vérifier ce fait :

On ouvre une veine émergeant d'un muscle et on examine le sang qui en sort. *A l'état de repos* du muscle, ce sang apparaît rutilant et ayant assez d'analogie avec le sang artériel, chargé d'oxygène ; *pendant la contraction,* il devient complètement noir, ce qui indique sa richesse en acide carbonique.

D'autre part, *le muscle, au moment de sa contraction, est acide :* il s'y produit en effet de l'acide lactique et d'autres déchets de la combustion (créatine, urée, acide urique, etc.), sur l'origine desquels les physiologistes ne sont pas encore bien fixés.

Dans le surmenage, tous ces produits de désassimilation restent accumulés dans le tissu musculaire et en altèrent la composition normale ; ainsi s'explique la mort du gibier forcé dans les chasses à courre : il succombe parfois avant d'être étranglé par les chiens, par le fait seul de ce véritable empoisonnement de l'organisme. Dans ces cas, et pour le même motif, la rigidité et la putréfaction cadavériques surviennent très rapidement, exactement comme il arrive dans les maladies infectieuses.

On a beaucoup discuté au sujet des matériaux que le muscle devait consommer pour faire face aux dépenses de sa contraction ; on a multiplié les expériences pour savoir si ces matériaux étaient azotés, non azotés, ou à la fois l'un et l'autre.

D'après l'opinion la plus généralement admise, dans les

conditions habituelles de la vie, le muscle consomme surtout des matières non azotées (hydrocarbones, sucres, graisses) et une proportion insignifiante de matières azotées ; mais il semble démontré aujourd'hui qu'à la suite d'exercices prolongés, le tissu musculaire a recours aux principes albuminoïdes, c'est-à-dire azotés : alors l'*urée* qui est le déchet de ces principes albuminoïdes apparaît dans le sang, puis dans les urines. Ainsi les féculents, les graisses, les sucres servent à réparer les pertes incessantes de notre système musculaire beaucoup plus que les viandes qui ne sont utiles qu'en cas de travail excessif des muscles. Ces idées sont bien faites pour surprendre et dérouter l'esprit du public habitué à croire juste le contraire et à considérer les viandes et les substances azotées comme les aliments réparateurs par excellence. Je crois utile, en conséquence, de mettre sous les yeux du lecteur les principales expériences sur lesquelles reposent ces conceptions nouvelles de la nutrition des muscles.

Et d'abord il faut remarquer que les campagnards qui se livrent aux rudes occupations des champs et à un travail musculaire considérable ont précisément une nourriture peu azotée : la viande n'entre guère que dans le menu du dimanche ; pendant la semaine, on mange surtout la pomme de terre et les légumes au lard, c'est-à-dire des fécules et des graisses. D'autre part, le cheval, le bœuf et les forts animaux, dont nous exploitons à notre profit les muscles si admirablement développés, ont une nourriture bien peu azotée : le foin, les herbages, etc.

La question enfin a été scientifiquement résolue par l'expérience bien connue de Fick et Vislicénus. Ces deux physiologistes firent l'ascension d'un sommet des Alpes bernoises, le Faulhorn. L'ascension dura 6 heures. Pendant les 17 heures qui la précédèrent, ils ne prirent aucune nourriture azotée et pendant 31 heures ils ne mangèrent que du lard, de l'amidon et du sucre. L'analyse des urines démontra que le chiffre normal de l'urée n'avait pas augmenté pendant et après cet exercice musculaire considérable ; les observateurs purent constater que la quantité de travail produite dans l'ascension ne pouvait être couverte par la combustion des albuminoïdes et que plus des deux tiers avaient été produits aux dépens des substances non azotées.

Rapprochons de cette expérience celle de l'Anglais Harting qui s'étant mis au régime de 1,500 grammes de viande par jour, presque sans hydrocarbures, arriva à un degré extrême de faiblesse musculaire.

Les phénomènes chimiques de la contraction nécessitent dans le muscle un afflux de sang plus considérable que lorsqu'il est à l'état de repos ; il en résulte une circulation sanguine musculaire plus active, ayant un retentissement sur la circulation générale du corps et sur la respiration qui sont également activées. A leur tour, le système nerveux et particulièrement le cerveau, qui reçoivent du sang oxygéné en plus grande quantité, fonctionnent avec plus d'activité. En somme, un exercice musculaire bien réglé produit une stimulation générale des fonctions de l'organisme et même des fonctions cérébrales ; on comprend ainsi l'importance de « *mens sana in corpore sano* ».

Une conséquence naturelle de l'exagération des combustions dans le muscle à l'état d'activité est *l'augmentation de sa température*. L'augmentation de la température totale du corps sous l'influence de l'exercice est un phénomène connu de longue date. Déjà Réaumur avait constaté que la température d'une ruche s'élevait lorsque les mouvements des abeilles devenaient plus actifs. Dans la terrible maladie connue sous le nom de *tétanos,* où les muscles sont continuellement contractés, la température du corps atteint le maximum connu ; les physiologistes, en produisant expérimentalement le tétanos chez des chiens et des lapins, élèvent de 1° à 5° la température centrale de l'animal.

Pour démontrer que cette augmentation de température est bien d'origine musculaire, on enfonce dans un muscle une aiguille thermo-électrique et on provoque ensuite sa contraction: la température s'élève de 1° au bout de 5 minutes.

Cette production de chaleur est l'origine du travail musculaire; le muscle, comme les machines motrices de l'industrie, produit le mouvement par la chaleur.

On sait que la chaleur doit être considérée comme un mode de mouvement et qu'elle peut — ainsi que tout mouvement — produire un travail mécanique.

Les physiciens modernes, Mayer (de Bonn), Joule (de Manchester), Hirn (du Logelbach), ont même démontré que *chaleur et travail mécanique se transforment l'une en l'autre suivant une loi d'équivalence* et que, la *calorie* (chaleur nécessaire pour élever de 1° un kilogramme d'eau) *correspond à 425 kilogrammètres* (le kilogrammètre est le travail mécanique nécessaire pour élever un kilogramme à un mètre de hauteur).

Cette loi se vérifie dans l'organisme humain : la chaleur engendrée par la contraction de nos muscles produit le travail mécanique; c'est grâce à elle que nous pouvons élever un poids déterminé à une hauteur donnée.

Le muscle est donc comparable à une machine ; mais son effet utile est plus considérable que celui des machines les plus parfaites de l'industrie (1/5 au lieu de 1/10 que donnent les machines à vapeur).

Cependant la totalité de cette chaleur musculaire ne se transforme pas en travail mécanique ; Hirn a démontré que, dans le corps humain, un cinquième seulement de la chaleur musculaire totale subissait cette transformation; le reste sert à échauffer le sang qui passe dans les muscles et contribue à maintenir la chaleur animale à 37°.

A ce propos un curieux problème doit être résolu : d'après ce que nous venons de dire, il semblerait qu'un travail musculaire considérable et prolongé dût augmenter proportionnellement la chaleur animale. Or, il n'en est rien, et, sauf les cas de maladie, celle-ci ne dépasse guère 37°. A quoi tient ce fait en apparence contradictoire ? C'est qu'il faut tenir compte de deux régulateurs importants de la chaleur animale qui ont pour objet de la maintenir à peu près constante dans les conditions normales de la vie.

Ces régulateurs sont : 1° la *sueur* qui inonde la surface du corps aussitôt que le travail musculaire s'exerce avec énergie. Cette sueur s'évapore et son évaporation est une source considérable de refroidissement ; 2° l'*afflux du sang sous la peau* qui se produit en même temps que la transpiration et dans les mêmes conditions. Les téguments deviennent rouges, congestionnés ; le sang s'accumule dans le système veineux superficiel et dans les vaisseaux capillaires sous-cutanés ; il se refroidit par rayonnement au contact de l'air extérieur.

Dès lors on comprend facilement pourquoi dans les climats à température élevée ou, en général, dans toute atmosphère chaude et humide, le travail musculaire est beaucoup plus pénible que dans les régions où la température est modérée et moins chargée de vapeur d'eau. En effet, le sang ne se refroidit plus suffisamment dans les réseaux vasculaires sous-cutanés et bien que la transpiration devienne plus active, elle ne compense pas cette diminution du refroidissement périphérique du corps. Alors, si le travail persiste dans les muscles, un nouveau phénomène se produit : *la contraction musculaire devient douloureuse ;* il y a *fatigue* et cette fatigue finissant par paralyser les muscles peut être considérée comme un troisième régulateur de la chaleur animale.

Puissance de la contraction musculaire. — Au point
de vue mécanique, les muscles représentent des machines
excessivement puissantes et développent, en proportion de
leur poids, une force vraiment considérable. On est, en vérité, stupéfait des poids considérables que peuvent supporter
les muscles sans se rompre. Le muscle du mollet de la
grenouille exige pour se rompre un poids de un kilogramme
et demi ; Weber a établi que, pour rompre les muscles de
l'homme, il faut les charger d'autant de kilogrammes que

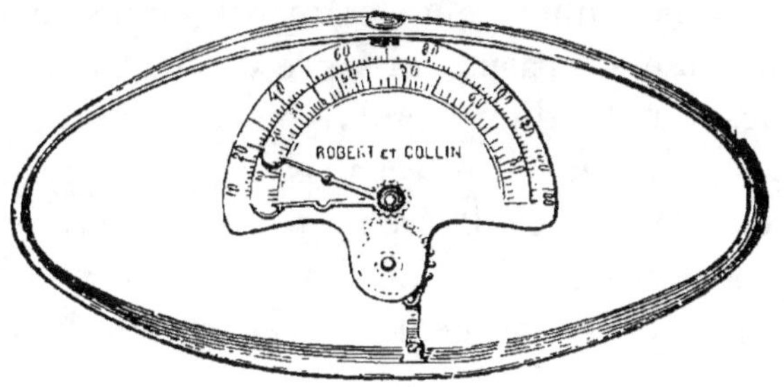

Fig. 74. — Dynamomètre.

leur surface de section a de centimètres carrés. Évaluant
la charge qu'un muscle peut soulever, le même physiologiste
a établi que cette charge est de 692 grammes par centi-
mètre carré de surface musculaire.

Pour mesurer la force musculaire de l'homme on emploie
un instrument connu sous le nom de *dynamomètre ;* celui
qu'on adopte le plus généralement a été construit par
MM. Robert et Collin : c'est un ressort élastique, de forme
elliptique ; les déformations qu'on lui fait subir dévient une
aiguille sur un cadran gradué indiquant en kilogrammes la
force musculaire employée. Veut-on apprécier la *force de
pression* produite par les muscles fléchisseurs des doigts, on
comprime le dynamomètre dans le sens de sa largeur de façon
à en rapprocher les deux branches ; veut-on évaluer la *force*

de traction, il suffit de tirer sur les extrémités du ressort dans le sens de la longueur.

S'il s'agit de mesurer la force des muscles de la partie postérieure du tronc, on attache l'une des extrémités du dynamomètre à une corde que l'on maintient fixe à l'aide des pieds et on tire avec les mains sur l'autre extrémité.

D'après les expériences de Quételet, pour un homme de taille moyenne la *force de pression* est de 70 kilogrammes et la *force de traction* atteint juste le double, c'est-à-dire 140 kilogrammes.

Il est bon de noter que les mensurations dynamométriques n'indiquent pas la puissance de contraction absolue de tous les muscles d'un membre ou d'une partie du corps; ces muscles, en effet, sont répartis en groupes ayant chacun une fonction spéciale, différente ou même antagoniste de celle des groupes voisins. Le dynamomètre n'indique que la force d'un ou de plusieurs de ces groupes et non de la totalité des muscles du membre.

Plus un muscle a de fibres et plus il pourra développer de force. Pour soulever un poids considérable, il faut un muscle épais et les différents groupes musculaires de l'organisme sont construits en quelque sorte d'après leurs fonctions et leurs aptitudes.

Ainsi les muscles de la fesse et du mollet sont fort volumineux parce qu'ils ont à lutter contre le poids de la presque totalité du corps.

Fait bien digne d'être remarqué : la force musculaire es relativement plus considérable chez les petits animaux et surtout chez les insectes que chez les vertébrés supérieurs. D'après Plateau, un hanneton peut soulever jusqu'à 67 fois le poids de son corps, tandis que le cheval n'en supporte guère que les 2/3.

Le saut de la puce est prodigieux : d'un seul bond elle franchit une distance cent fois plus grande que le grand diamètre de son corps : la grenouille franchit à peine 10 fois ce grand diamètre.

Chez l'homme, l'exercice peut développer dans de très fortes proportions la puissance musculaire ; dans les temps anciens les athlètes réussissaient à acquérir une force musculaire prodigieuse. On raconte que l'un des plus célèbres, Milon de Crotone, portait, l'espace de 120 pas, un bœuf sur ses épaules et l'abattait ensuite d'un coup de poing.

Les temps modernes ont vu des exemples analogues ; en voici quelques-uns signalés par Witkowsky :

Louis de Boufflers, surnommé le Robuste, né en 1534, chargeait sur ses épaules son cheval tout caparaçonné et faisait plusieurs fois avec ce fardeau le tour de la place d'armes.

Maurice de Saxe était d'une force prodigieuse; il brisait en deux avec ses doigts un écu de six francs et son exemple était imité par quelques-uns de ses contemporains. L'anecdote suivante montre combien étaient en honneur au dix-huitième siècle ces tours de force et d'adresse :

Entrant un jour chez un maréchal ferrant, Maurice de Saxe brisa plusieurs fers à cheval entre ses mains en lui disant : « Tes fers ne valent rien, ils sont en plomb. » Puis il offrit un écu de six livres pour le dédommager ; l'artisan rompit à son tour la pièce qu'il venait de recevoir et dit au maréchal de France en lui remettant les morceaux : « Vos écus ne valent pas mieux que mes fers ».

Aujourd'hui on voit assez souvent des *briseurs de chaînes* s'exhiber en public et accomplir des prouesses analogues.

CHAPITRE IV

NOMENCLATURE ET CLASSIFICATION DES MUSCLES

Les muscles du corps humain sont très nombreux : suivant la plupart des auteurs, ils atteignent environ le chiffre de 400. Chaque muscle a un nom particulier ; les anatomistes ont établi cette nomenclature en prenant pour base les *usages*, la *forme*, la *direction*, le *volume*, etc., des muscles.

a) Usages. — Les muscles destinés à fléchir ou à étendre les membres sont les *fléchisseurs* ou les *extenseurs* ; ceux qui les éloignent de l'axe du corps sont *abducteurs*, ceux qui les en rapprochent sont *adducteurs*, ceux qui font tourner les membres sur leur axe sont *rotateurs* ; le *diaphragme* est ainsi nommé parce qu'il *clôt transversalement* la cavité thoracique (du verbe διά-φρασσω) ; le *masséter*, muscle masticateur, vient du verbe μασαομαι, manger.

b) Formes. — Les formes des muscles sont très variées, ils sont carrés, ronds, en forme de delta grec, en éventail, en pyramides, découpés comme une semelle, de là les noms de carré des lombes ou du menton, deltoïde, pyramidal, soléaire, etc.

c) Direction. — Suivant leur direction, les muscles sont droits, obliques, transverses, arrondis ; tels sont les muscles droits, obliques et transverses de l'abdomen, tel est l'orbiculaire des paupières.

d) Volume. — Les muscles sont grands, petits, courts, etc.; exemples : les muscles grand rond, petit oblique, etc.

Enfin les *insertions*, les *divisions* et la *situation* des muscles servent également à les dénommer ; exemple : le sterno-cleïdo-mastoïdien, le biceps, les péroniers, etc.

Classification des muscles. — Les muscles peuvent être classés suivant leur forme et suivant leur situation.

1° D'après leur *forme,* les muscles sont *longs, larges* et *courts.*

Les muscles *longs* occupent les membres. Ils sont formés d'un corps charnu, fusiforme et d'assez longs tendons comparables à des cordes.

Les muscles *larges* forment les parois des grandes cavités (muscles de l'abdomen, muscles pectoraux).

Les muscles *courts* existent partout où il y a des os courts à mouvoir ; souvent ils sont dépourvus de tendons et leurs fibres charnues s'insèrent directement sur les os ; on les observe aux extrémités des membres (main et pied) et à la face.

2° D'après leur *situation,* les muscles sont *superficiels* ou *profonds.*

Les muscles *superficiels,* qui sont généralement les plus longs, se trouvent placés directement sous la peau : ce sont eux que l'on voit dans les statues d'*écorchés*. Ils dessinent dans la plupart de leurs détails les modelés du corps humain et ont une grande importance au point de vue de l'anatomie des formes.

Les muscles *profonds,* au-dessous des précédents, garnissent en quelque sorte de leurs masses charnues toutes les fosses extérieures du squelette.

Nous étudierons successivement les principaux muscles de l'économie à la tête, au cou, au tronc, au bassin et aux membres.

———

CHAPITRE V

LES MUSCLES DE LA TÊTE ET LA PHYSIONOMIE

Les muscles de la tête se trouvent surtout placés à la région antérieure de celle-ci, c'est-à-dire au niveau de la face. Ils se divisent en deux groupes distincts (fig. 75 et 76) : 1° les *masticateurs* qui meuvent la mâchoire inférieure et servent à la mastication; 2° les *muscles de la physionomie* qui, modifiant les traits du visage, expriment au dehors les passions et les sentiments.

1° **Des muscles masticateurs.** — Les muscles masticateurs sont au nombre de quatre, à savoir :

Le *masséter* et le *temporal* qui s'insèrent en dehors du maxillaire inférieur, et les deux muscles *ptérigoïdiens* qui s'insèrent en dedans de cet os.

Le *masséter* est une masse charnue assez forte, assez épaisse qui s'insère par sa partie supérieure à l'arcade zygomatique du crâne et par sa partie inférieure à l'angle de la mâchoire qu'elle recouvre complètement; son bord antérieur forme généralement un relief saillant sous la peau chez les personnes maigres. En se contractant, il élève la mâchoire inférieure. Il est fort curieux que lorsqu'on se livre à un effort violent ou qu'on se trouve sous le coup d'une vive émotion on serre instinctivement les dents ; les muscles, en se contractant ainsi, se dessinent en relief sur les faces latérales du visage auquel ils donnent une expression d'énergie ou de force, parfois brutale.

Le *temporal* a la forme d'un éventail ; il s'insère supérieurement dans toute l'étendue de la fosse temporale du crâne ; ses fibres inférieures convergent et se terminent par un tendon qui se fixe à l'apophyse coronoïde du maxillaire inférieur.

Ce muscle est également élévateur de la mâchoire inférieure.

Les muscles *ptérigoïdiens* sont au nombre de deux : 1° le *ptérigoïdien interne* a la même forme, la même direction et la même action que le masséter ; seulement il se trouve placé à la face interne du maxillaire inférieur ; 2° le *ptérigoïdien externe*, muscle très court et très épais, s'étend presque horizontalement du crâne au col du condyle du maxillaire inférieur : il imprime, en se contractant, des mouvements de latéralité à cet os et est l'agent principal du broiement des aliments (fig. 77).

Dans le tétanos, les muscles masticateurs sont généralement atteints les premiers et restent énergiquement contractés, soulevant à demeure la mâchoire inférieure, les dents sont maintenues fortement serrées les unes contre les autres, elles *grincent*, d'où le nom de *trismus* (de τρίζω, je grince) donné à cette affection.

2° Des muscles de la physionomie. — Ces muscles s'insèrent d'une part aux os et de l'autre à la *peau,* ce qui leur a valu le nom de muscles *peauciers.* Leur insertion au squelette est fixe, l'autre est absolument mobile ; en se contractant, ils déplacent la peau, modifient la forme de certaines parties du visage et changent le jeu de la physionomie.

Ils se divisent, suivant la région qu'ils occupent, en muscles du front, de l'orbite, du nez, des joues et de la bouche.

Fig. 75. — Muscles de la tête.

Couche superficielle.

1	Muscle frontal.
6, 7	Orbiculaire des paupières.
8, 9.	Releveur commun de l'aile du nez et de la lèvre supérieure.
10	Muscle transversal du nez.
13	Muscle dilatateur de l'aile du nez.
14	Petit zygomatique.
15	Grand zygomatique.
17	Orbiculaire des lèvres.
18	Buccinateur.
19	Triangulaire des lèvres.
22	Masséter.
23	Parotide et canal de Sténon.

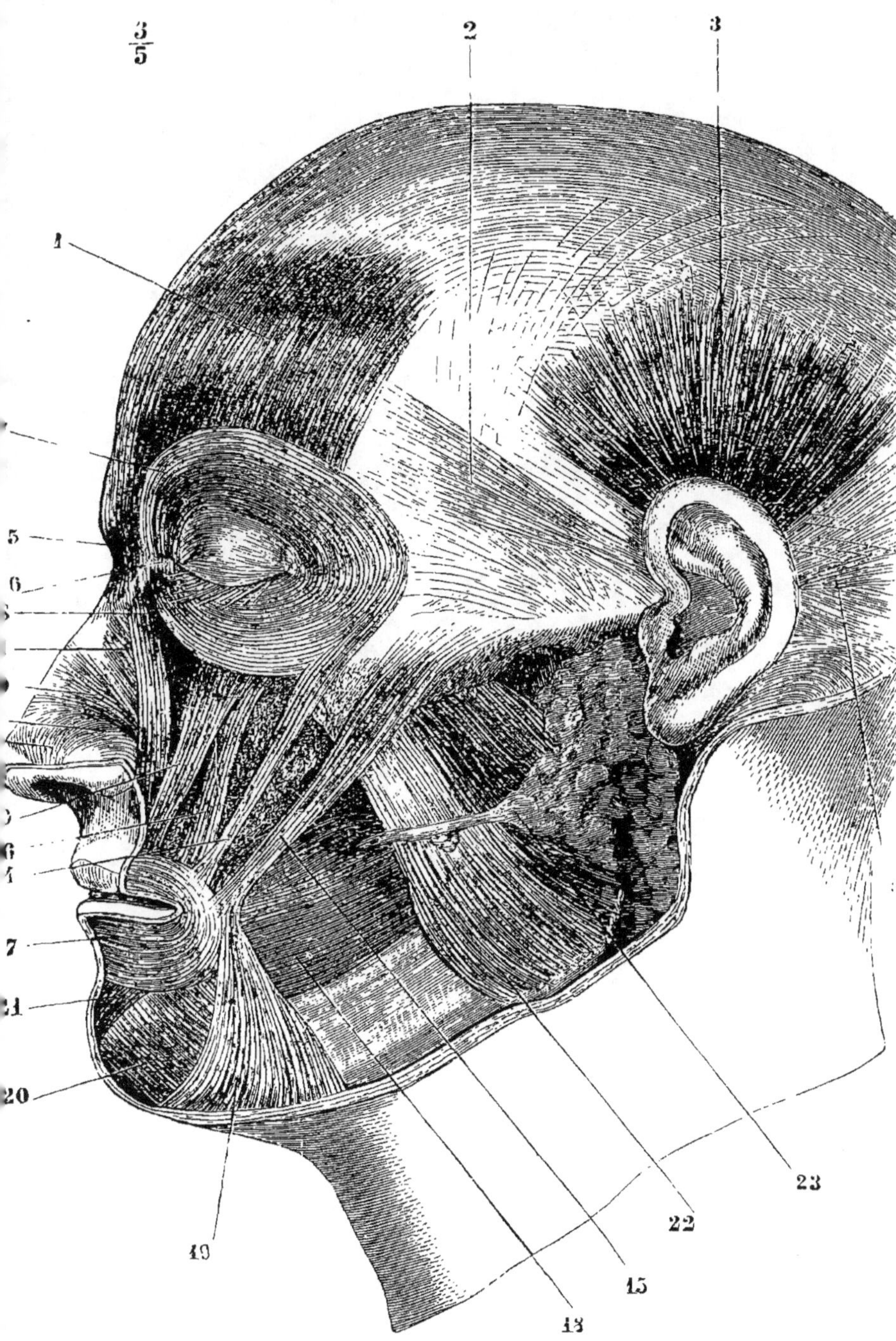

Fig. 75. — Muscles de la tête (couche superficielle).

Fig. 76. — Muscles de la tête.

Couche profonde.

1 . . . .   Masséter.

2 . . . .   Temporal.

8 . . . .   Pyramidal.

9 . . . .   Sourcilier.

12 . . . .   Orbiculaire des lèvres.

14 . . . .   Buccinateur.

15 . . . .   Triangulaire des lèvres (sectionné).

18 . . . .   Muscle transversal du nez.

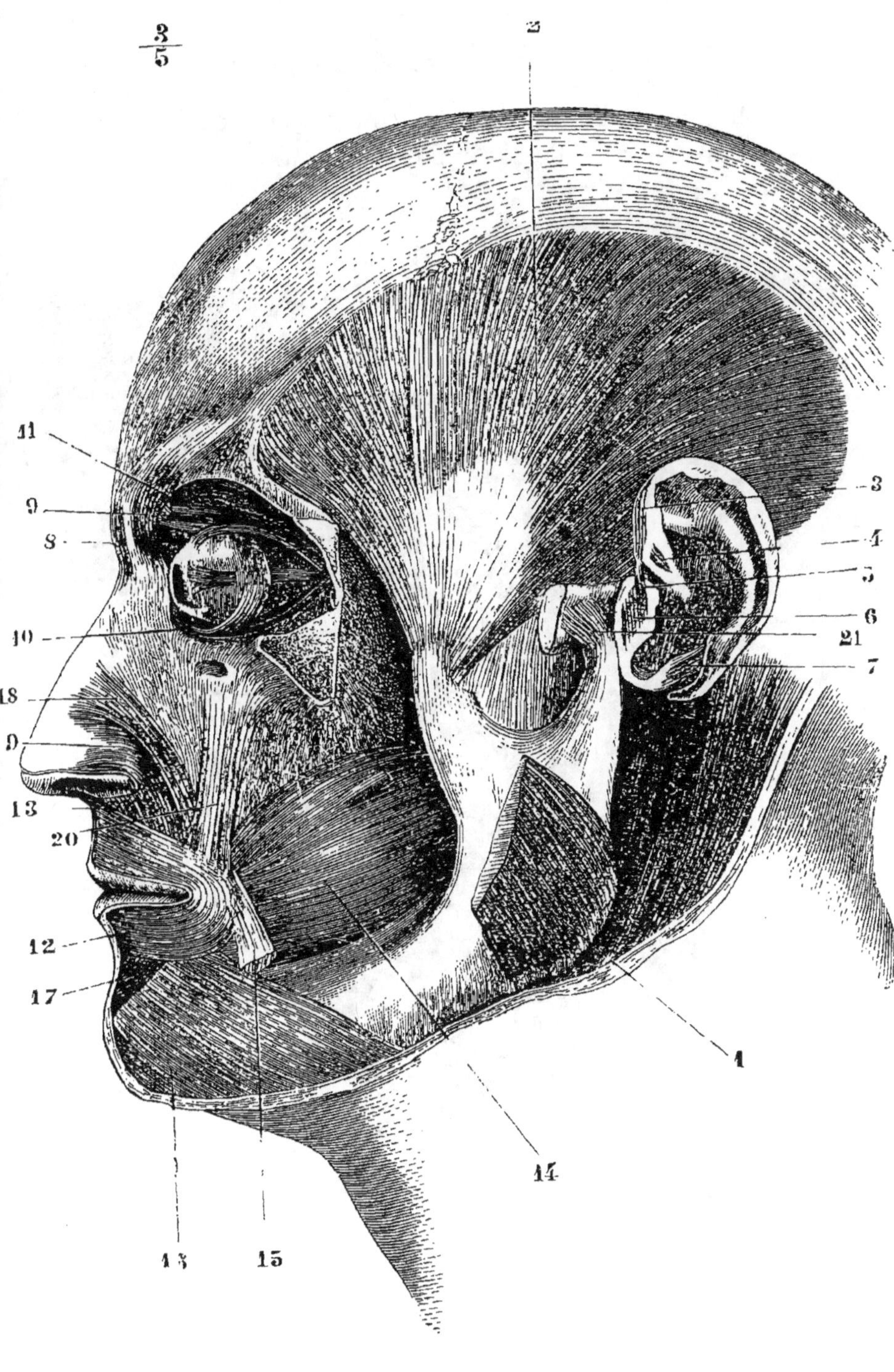

Fig. 76. — Muscles de la tête (couche profonde).

Nous les étudierons successivement, avec quelques détails, dans chacune de ces différentes régions :

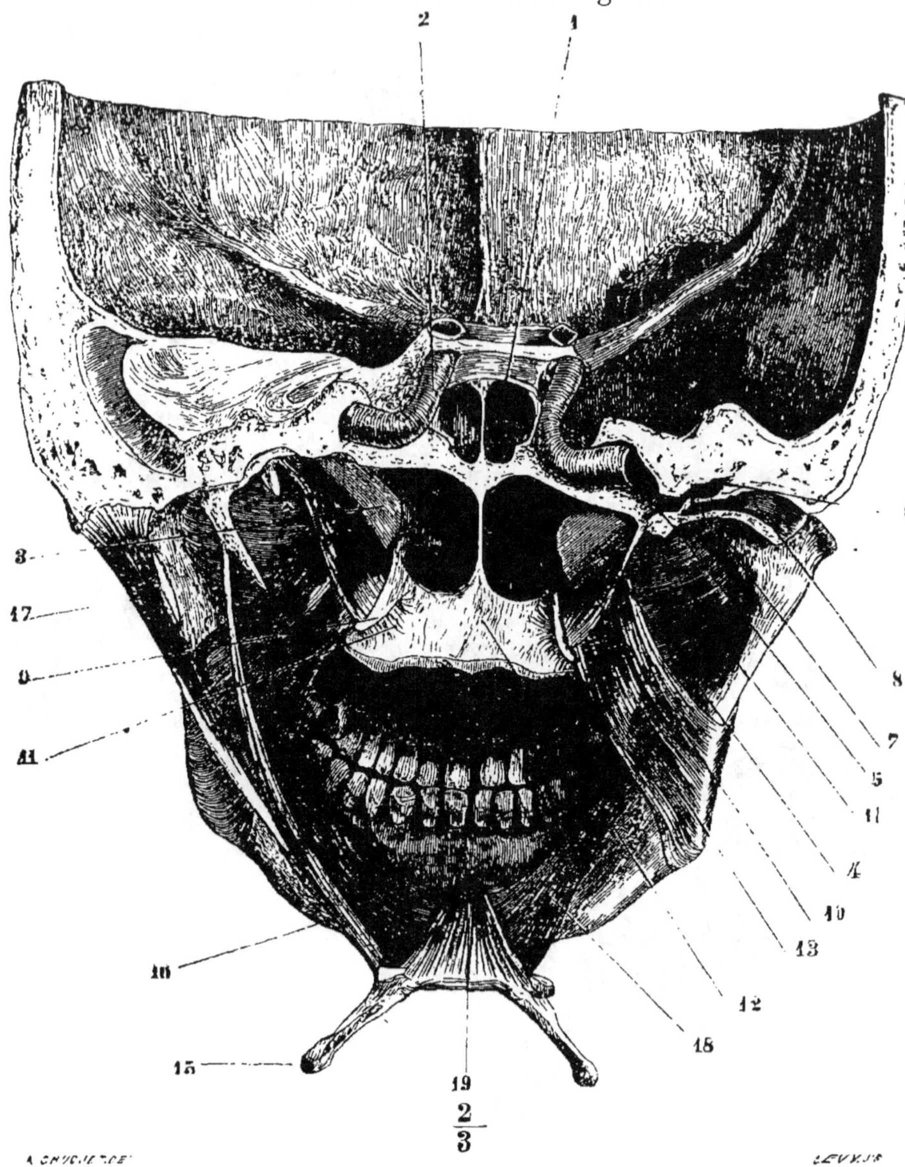

Fig. 77. — Coupe du crâne permettant de voir les muscles ptérygoïdiens.
13. Ptérygoïdien interne. — 14. Ptérygoïdien externe.

I. *Au front* se trouve le *muscle frontal,* lame charnue quadrilatère qui recouvre le front et aboutit à la région des sourcils.

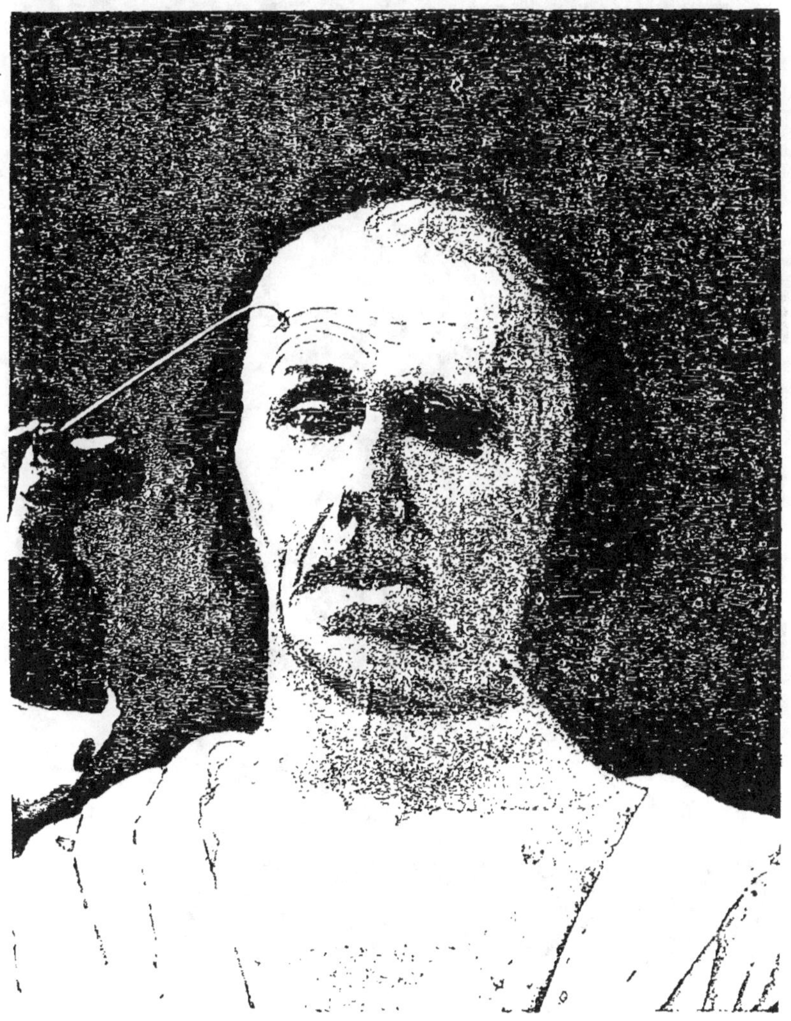

Fig. 78. — Contraction du muscle frontal exprimant l'attention d'après Duchenne.

Lorsque ses fibres se contractent, elles plissent la peau du front en y déterminant des rides transversales et elles élèvent le sourcil. Alors la face exprime *l'attention* ; l'œil, largement ouvert, semble éveillé et disposé à mieux voir,

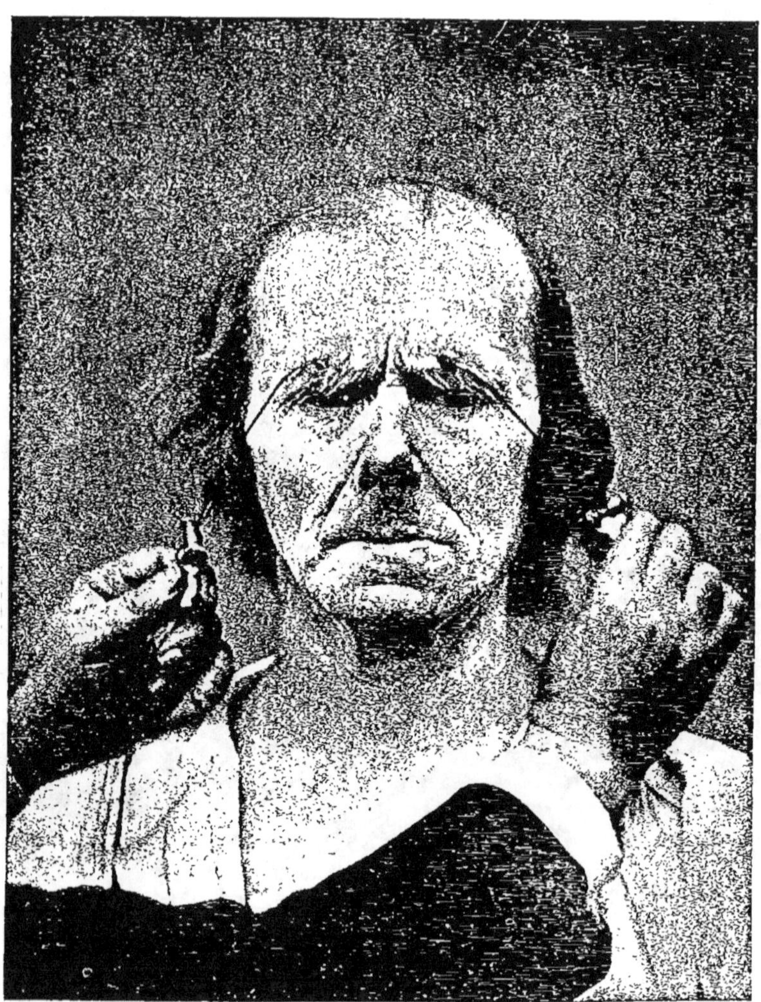

Fig. 79. — Contraction de l'orbiculaire des paupières (orbitaire supérieur, exprimant la réflexion d'après Duchenne.

à comprendre. Si la contraction du muscle est très forte, l'expression précédente s'exagère et devient l'étonnement.

II. Dans la *région de l'orbite*, nous trouvons un muscle très important, l'*orbiculaire des paupières* et le *sourcilier*.

L'*orbiculaire des paupières* est formé de fibres circulaires dont une partie, la plus centrale, destinée aux paupières, se perd dans leur épaisseur; par leur contraction, elles en amènent l'occlusion.

L'autre partie de l'orbiculaire reste périphérique et entoure l'orbite d'un véritable cercle. La partie supérieure de ce cercle (orbitaire supérieur) se trouve placée sous la peau du sourcil; en se contractant, elle en diminue la courbure, le rend plus rectiligne et l'abaisse; elle tend en outre la peau du front dont elle fait disparaître les plis transversaux; la physionomie alors exprime la *réflexion*.

La partie inférieure de l'orbiculaire (orbitaire inférieur) soulève, en se contractant, la partie supérieure de la joue en creusant un sillon transversal entre celle-ci et la paupière inférieure. Cette action n'est pas expressive par elle-même : *elle accompagne et complète l'expression du rire*. Cependant quelques auteurs ónt considéré l'orbitaire inférieur comme le muscle de la bienveillance.

Le *sourcilier* s'insère à la partie supérieure de l'arcade sourcilière de l'os frontal; de là ses fibres se dirigent en dehors et en bas pour s'insérer à la peau du sourcil. Son action consiste à entraîner en dedans et un peu en haut la partie moyenne du sourcil, à en briser brusquement la direction; il en résulte dans l'espace inter-sourcilier des plis verticaux et la physionomie accuse la *douleur* (fig. 80, 81 et 82).

III. Les *muscles de la région des joues et du nez* sont nombreux; nous n'étudierons que les plus importants.

Le muscle *grand zygomatique* part de l'os de la pommette et se dirige obliquement vers l'angle de la bouche où il s'insère; en se contractant il attire cet angle en haut et en dehors. Alors la bouche s'élargit transversalement, ses deux extrémités se relèvent : le *rire* apparait sur les lèvres (fig. 83).

Le *releveur commun de la lèvre supérieure et de l'aile du nez* s'insère au bord inférieur de l'orbite et descend, en en-

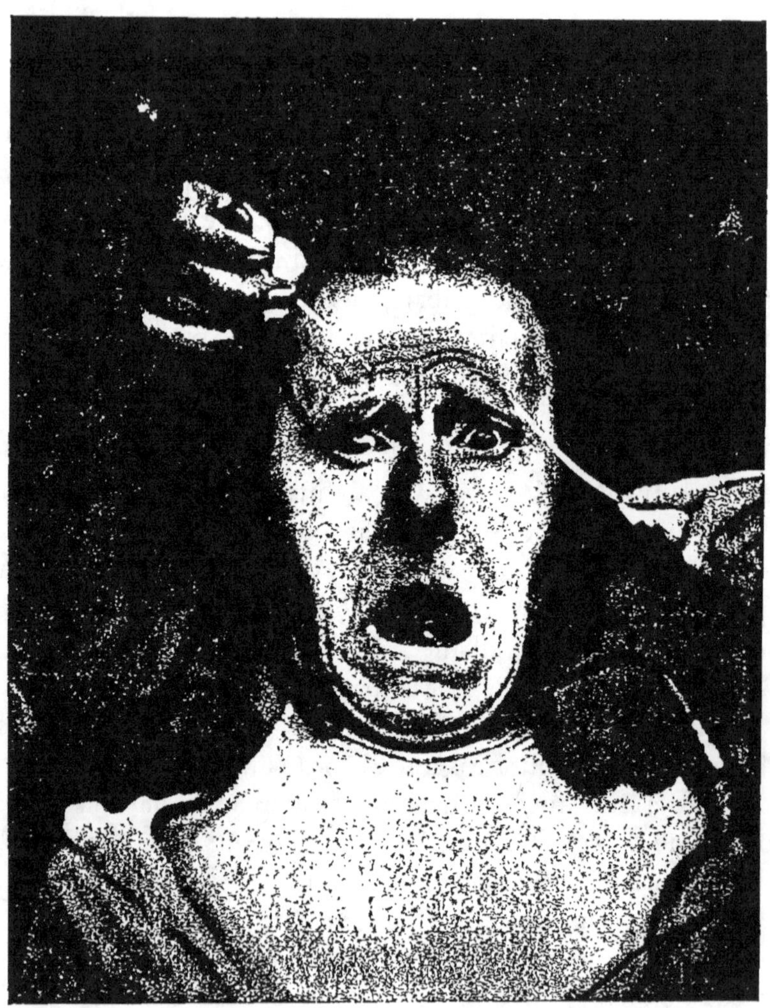

Fig. 80. — Contraction du muscle sourcilier et du peaucier exprimant la douleur d'après Duchenne.

voyant quelques fibres vers l'aile du nez, jusqu'à la lèvre supérieure. En se contractant il élève la partie médiane de

la lèvre supérieure et l'aile du nez, mais laisse immobiles
les deux angles de la bouche. Ceux-ci semblent, en consé-

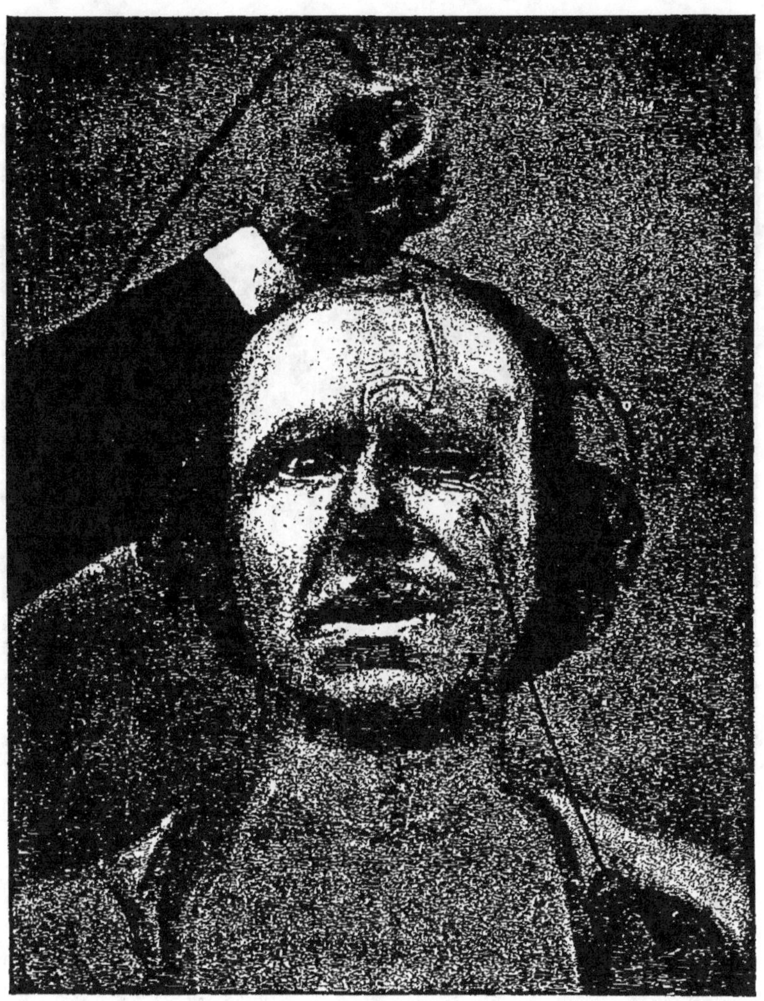

Fig. 81. — Contraction du sourcilier et du petit zygomatique (douleur et pleurer)
d'après Duchenne.

quence, abaissés : l'expression est celle du *mécontentement,*
du *pleurer.*

Le muscle *transversal du nez* s'étale transversalement sur le dos du nez ; en se contractant, il produit sur la peau des parties latérales de cet organe des rides longitudinales : la

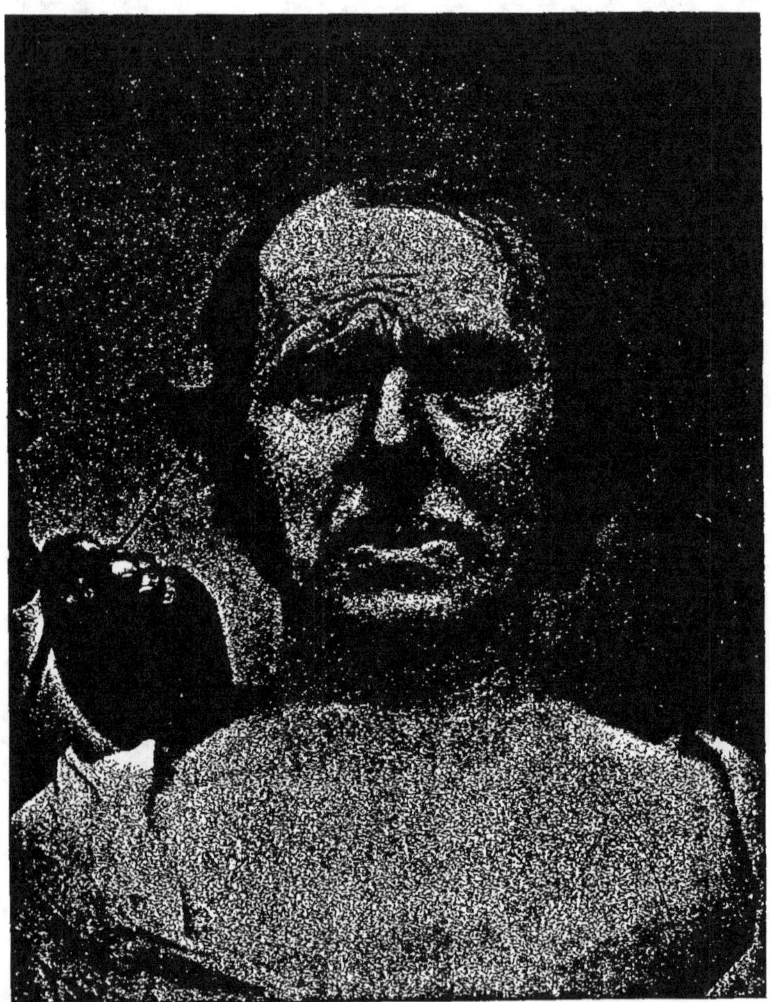

Fig. 82.   Contraction du muscle sourcilier droit (douleur)
d'après Duchenne.

physionomie accuse la *mauvaise humeur* et, suivant Du-chenne, la lubricité.

IV. Les *muscles de la bouche* comprennent l'*orbiculaire des lèvres*, le *buccinateur*, le *triangulaire des lèvres* et le *carré du menton*.

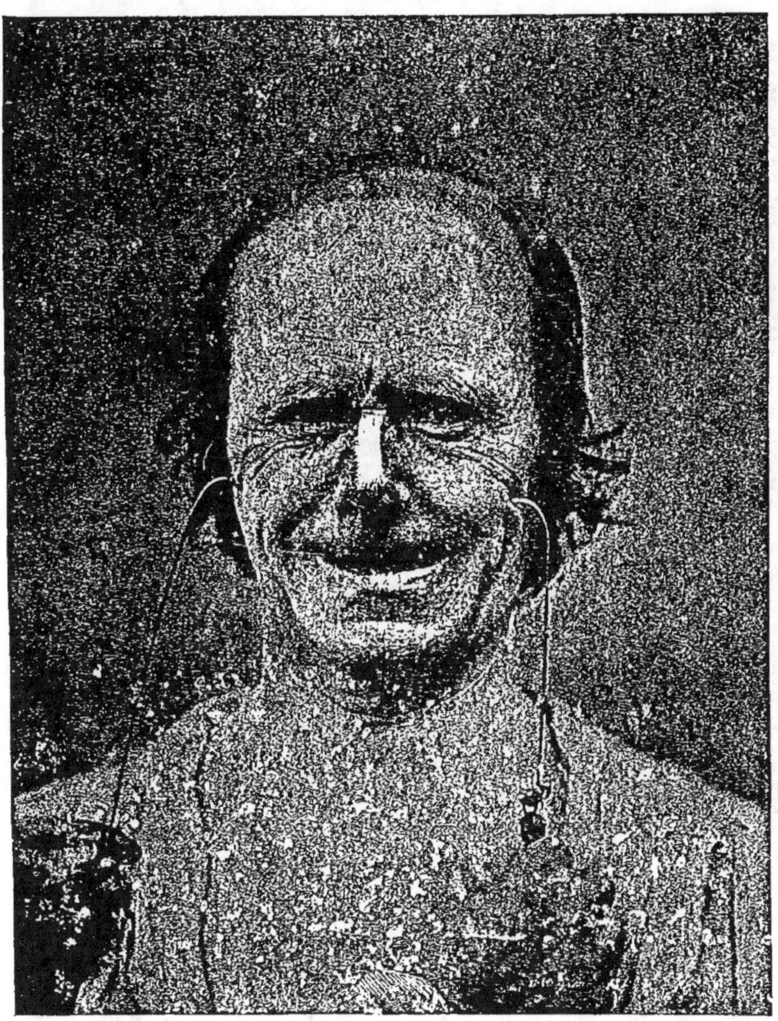

Fig. 83. — Contraction du muscle grand zygomatique produisant le rire d'après Duchenne.

L'*orbiculaire des lèvres* est formé de fibres circulaires entourant complètement l'orifice buccal. La mobilité des lèvres, permettant la préhension des aliments, la succion, la mastication, est due à la contraction de ce muscle qui intervient fort peu dans les jeux de la physionomie. Cependant c'est

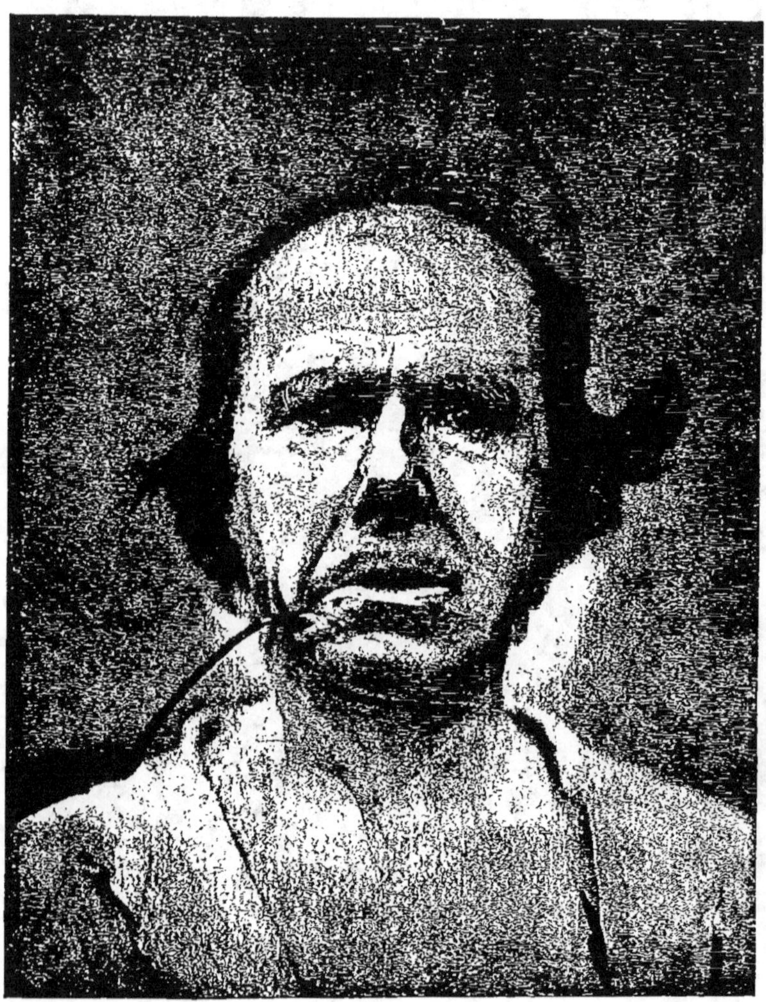

Fig. 84. — Contraction du triangulaire des lèvres traduisant la tristesse, le mépris et le dégoût d'après Duchenne.

grâce à lui que la bouche exécute certaines grimaces expressives, telles que *pincer les lèvres, faire la moue,* etc.

Le *buccinateur* forme la paroi de la cavité buccale. Il ne joue aucun rôle dans l'expression de la physionomie, mais intervient très activement dans la mastication en refoulant les aliments sous les dents qui les broient.

Son nom vient du mot latin *buccina* (trompette) et voici pourquoi : lorsqu'on joue de la trompette la bouche se remplit d'air et c'est la contraction du buccinateur qui refoule cet air dans l'instrument.

Le *triangulaire des lèvres* s'insère au bord inférieur du maxillaire inférieur ; de là ses fibres convergent vers l'angle de la bouche. La contraction abaisse cet angle et détermine l'expression de *tristesse,* de *mépris* et de *dégoût* (fig. 84).

La physionomie. — Les muscles peauciers en se contractant modifient l'aspect du visage : tour à tour ils y font apparaître le rire, la douleur, la colère, le dégoût, l'attention ou réflexion. Le visage a donc un langage, une mimique qui exprime les sentiments ou les passions ; l'aspect particulier de ses traits constitue la *physionomie.*

L'étude de la physionomie a été faite à deux points de vue essentiellement différents : les uns ont observé le *visage en pleine activité* alors qu'il exprime les passions, révèle les sentiments, parle en quelque sorte, ou, tout au moins, sert d'adjuvant énergique au langage articulé ; d'autres ont cherché à lire sur le visage à l'*état de repos* les principaux traits du caractère, art connu sous le nom de *physiognomonie.*

Le premier point de vue est le vrai ; c'est le seul qui soit rigoureusement scientifique ; il a donné lieu aux belles recherches de Duchenne (de Boulogne).

Le second est certes intéressant, mais la physiognomonie repose sur des bases bien fragiles et appartient plutôt au domaine de l'art qu'à celui de la science. Elle mérite cependant d'attirer notre attention — ne fût-ce qu'à titre de curiosité — et nous verrons un de ses plus consciencieux et illustres représentants, Lavater, commettre parfois des erreurs grossières tout en faisant d'ailleurs des découvertes vraiment extraordinaires.

I. **De la physionomie active**. — Le jeu de la physionomie complète et renforce le langage articulé ; il peut même, en se combinant aux gestes, se 'substituer complètement à lui, chez le muet par exemple ou chez les personnes qui se trouvent réunies sans parler la même langue. Dans la *pantomime,* les acteurs avec la seule mimique du visage et des membres arrivent à des effets surprenants. A Rome, où ce genre de spectacle fut surtout en honneur, Roscius était arrivé à traduire par sa mimique expressive les discours les plus éloquents de Cicéron et l'empereur Néron lui-même figura dans les pantomimes. De nos jours, le mime bien connu, Paul Legrand, interprète de longues scènes muettes avec une physionomie si mobile, si *parlante,* que le spectateur suit l'action, ne se doutant plus à un moment donné que le langage articulé est exclu de la représentation.

La mimique a aussi été considérée comme *défensive;* d'après Darwin, elle protège le corps et surtout les centres nerveux contre des périls de diverse nature. Nous avons été comparés, à ce point de vue, au chien qui hérisse ses poils en face d'un chat. En présence d'un danger, nous montrons les dents, nous fermons les yeux, nous fronçons le sourcil ; ce sont là des actes de défense instantanés, automatiques… et surtout bien platoniques.

Darwin me semble plus intéressant quand il explique que la contraction de l'orbiculaire des paupières, au moment des pleurs, protège l'œil contre une congestion sanguine ; de même, lorsqu'on se mord les lèvres ou qu'on s'arrache les cheveux sous l'influence d'émotions violentes, on fait diversion à des troubles nerveux plus importants et plus graves.

Classification des expressions de la physionomie. — Dans son traité sur *Les signes inconscients de l'Art*, Humbert de Superville a donné, en 1827, trois dessins schématiques de la face dans lesquels de simples lignes représentent les yeux, le nez et les lèvres.

Dans le premier dessin (fig. 85), toutes les lignes sont horizontales, la physionomie laisse une impression de calme,

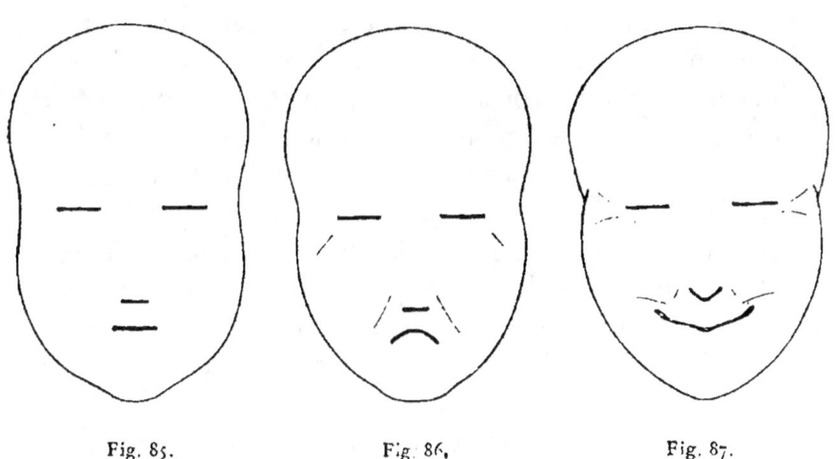

Fig. 85.   Fig. 86.   Fig. 87.

de grandeur, de constance ; dans le deuxième dessin (fig. 86), les lignes sont obliques de haut en bas, l'impression est celle de la tristesse et de la douleur ; dans le troisième dessin (fig. 87), les lignes sont obliques de bas en haut, l'impression est celle de la gaieté et du rire.

En effet, les muscles qui servent à exprimer la douleur inclinent en bas et en dehors les traits du visage ; les muscles du rire relèvent les angles de la bouche.

La cause première du *rire* est l'action des grands muscles zygomatiques qui, en se contractant, élèvent les coins de la bouche ; mais cette expression de la physionomie est plus compliquée et mérite d'être analysée.

En même temps que les coins de la bouche se relèvent,

celle-ci s'entrouvre et les dents antérieures se montrent à découvert ; un pli assez épais descend des ailes du nez vers la bouche ; les joues et la lèvre supérieure se gonflent ; l'œil s'agrandit et devient plus brillant par suite de l'exagération de la sécrétion lacrymale. Lorsque le rire s'accentue, ce n'est plus simplement le visage qui est en jeu ; on fait de profondes inspirations suivies d'expirations saccadées, bruyantes ; finalement on renverse la tête en arrière, la face et le cou devenant rouges avec les veines gonflées et les larmes inondant les yeux. *Le rire va jusqu'aux larmes ;* il peut alors être soustrait à l'influence de la volonté et devenir une fort désagréable convulsion qu'il n'est plus possible d'arrêter et qui est connue sous le nom de *fou rire*. L'expression *mourir de rire* s'est même déjà trouvée justifiée et le rire immodéré a pu conduire à l'asphyxie : l'histoire rapporte que le philosophe Chrysippe est mort d'un rire semblable.

Certaines personnes prétentieuses ont eu la sotte vanité de vouloir bannir le rire, s'appuyant sur un proverbe bien mal imaginé par la sagesse des nations : *Risus abundat in ore stullorum*. Quel blasphème ! Le rire est une qualité essentiellement gauloise, il peut être fin, spirituel, il rend la gaîté communicative, expansive et franche, la vie apparait plus belle chez ceux qui savent bien rire. Beaucoup de grands hommes ont su interrompre à point les travaux les plus sérieux pour s'y livrer et égayer leur entourage ; le gros rire de Balzac avec ses puissants éclats est resté légendaire.

Lorsque le visage exprime la *douleur*, le sourcil se fronce, l'espace intersourcilier présente des plis verticaux et la bouche s'abaisse.

L'action de la *douleur* s'exerce aussi sur la respiration ; l'inspiration devient plus profonde et s'accompagne par moment de soupirs, de gémissements, parfois même de plaintes et de cris ; le diaphragme est animé de contractions spasmodiques produisant le sanglot et s'accompagnant de larmes. La douleur, lorsqu'elle est vive et prolongée, s'accompagne d'une altération secondaire des traits ; ceux-ci sont revenus sur eux-mêmes, l'ensemble du visage semble ratatiné, crispé, les lèvres sont amincies, le nez effilé. Le *facies* est *grippé,* comme disent les médecins. Cet état particulier du visage est causé par la rétraction des vaisseaux qui chassent le sang des téguments de la face et en diminuent ainsi le volume.

On l'observe dans le cours de certaines maladies très douloureuses, telles que la péritonite. A ce sujet, Lagrange a fait remarquer à juste titre que les causes d'ordre physique modifient la physionomie exactement comme les causes d'ordre moral ; l'enfant qui suffoque pendant une attaque de faux croup a la même expression qu'un homme en proie à une profonde terreur. Tous deux ont les narines dilatées, la bouche grande ouverte, les paupières démesurément écartées, tous deux ont le tronc dressé, le cou tendu, la face dirigée en avant, tous deux enfin se cramponnent instinctivement aux objets environnants. L'homme épouvanté finit par présenter des troubles pulmonaires : sa respiration devient haletante ou s'arrête, il a un poids qui l'étouffe. « Le mot *angoisse,* qui exprime l'état dont nous parlons, dit Lagrange, et qui veut dire poids qui accable, s'applique aussi bien à la dyspnée physique qu'au résultat des émotions agissant comme la peur. »

L'examen de la physionomie devient pour le médecin un élément de diagnostic sérieux ; dans certaines maladies où la perte de connaissance est complète, le praticien, ne pouvant interroger, explore les différentes parties du corps en épiant sur le visage du patient l'expression de la douleur ; le moment où celle-ci se produit indique le siège de la lésion. Je cite un exemple bien frappant : la fièvre typhoïde qui plonge souvent les malades dans un état de stupeur tel qu'ils ne peuvent répondre aux questions qu'on leur adresse. Cette maladie a son siège dans la partie de l'intestin qui reçoit la fosse iliaque droite. Le médecin hésite entre une tuberculose aiguë, une méningite, ou une fièvre typhoïde ; il a besoin de renseignements, la stupeur est telle qu'il n'en peut obtenir. Alors, s'il vient à presser doucement sur la fosse iliaque droite, le malade fait instinctivement la mimique de la douleur et le diagnostic se confirme en faveur de la fièvre typhoïde.

De toutes les parties de la physionomie, *l'œil est la plus expressive*. Tous les savants qui se sont occupés des traits du visage sont d'accord sur ce point. Voici d'abord l'opinion de Buffon :

« C'est surtout dans les yeux que se peignent les images de nos secrètes agitations et qu'on peut les reconnaître ; l'œil appartient à l'âme plus qu'aucun autre organe, il semble y toucher et participer à tous ses mouvements, il en exprime les passions les plus vives et les émotions les plus tumultueuses, comme les mouvements les plus doux et les sentiments les plus délicats ; il les rend dans toute leur force, dans toute leur pureté, tels qu'ils viennent de naître ; il les transmet par extraits rapides qui portent dans une autre âme le feu, l'action, l'image de celle dont ils parlent ; l'œil reçoit et réfléchit en même temps la lumière de la pensée et la chaleur du sentiment ; c'est le sens de l'esprit et la langue de l'intelligence. »

Herder a appelé les yeux les fenêtres de l'âme.

Lavater, qui fut un profond observateur, recherchait dans l'œil et dans le regard, le caractère et la nature des sujets qu'il étudiait.

Déjà, nous avons vu que les muscles peauciers de la région de l'œil exprimaient, en se contractant, l'attention, la réflexion, la douleur ; il est intéressant d'étudier maintenant l'œil lui-même et l'influence du *regard* sur le jeu de la physionomie.

Quand on *regarde* attentivement, les yeux s'adaptent en quelque sorte au point examiné, ou, pour parler un langage plus scientifique, les deux axes visuels convergent et finissent par se rencontrer sur l'objet. Quand cet objet est rapproché, l'angle formé par les rayons visuels est largement ouvert ; quand l'objet s'éloigne, l'angle diminue et les axes visuels convergent faiblement. Ils ne convergent même plus du tout lorsque l'œil ne regarde plus : alors le *regard devient vague,* l'œil est celui du distrait, de l'aveugle dont les traits du visage semblent figés ou recouverts d'un masque de cire qui les immobilise. Le *regard vague* se retrouve aussi dans la démence, dans l'imbécillité, dans l'alcoolisme arrivé à la période d'abrutissement. Au contraire, le regard de l'homme de génie présente une fixité et un éclat extraordinaires, les yeux de l'orateur illustre jettent des flammes lorsqu'il confond un adversaire à la tribune, ceux de l'homme spirituel semblent pétiller d'esprit.

Dans le *sommeil,* lorsque la volonté abandonne momentanément notre être, la paupière s'abaisse et la physionomie respire le calme et le repos. Alors le globe oculaire se tourne en haut et en dedans, cachant la pupille sous la paupière supérieure. Cette position de l'œil se retrouve chaque fois que la volonté l'abandonne : dans la syncope, les évanouissements ou pertes de connaissance, dans la stupeur profonde qui complique certaines maladies, enfin dans la mort.

II. La physiognomonie. — On désigne sous ce nom l'art de connaître l'homme, son caractère, ses sentiments intimes même, par l'examen de sa physionomie comme si cette dernière était, suivant l'adage ancien, le miroir de l'âme.

Nous avons dit plus haut que cet art reposait sur des bases bien fragiles ; en effet, la physionomie est loin de toujours refléter l'état de l'âme. Chacun de nous a certainement connu des natures sensibles, intelligentes et bonnes dont les traits du visage avaient une physionomie bestiale, répugnante, cruelle ! Combien de têtes en apparence intelligentes renferment peu de cerveau ! la fable d'Ésope reste éternellement vraie. On raconte que Lavater lui-même se trompa souvent et fut même mystifié par ses amis : un jour, son ami Zimmermann lui adressa le profil d'un assassin qui venait d'être exécuté à Hanovre ; l'illustre physiognomoniste le prit pour un portrait du grand philosophe allemand Herder !

A ces objections, Lavater répondait que c'étaient autant d'exceptions qui venaient confirmer la règle ; et, de fait, il était arrivé, dans son art favori, à un degré de perspicacité vraiment extraordinaire.

Un jour, un inconnu se présenta à lui :

— Monsieur Lavater, dit-il, j'arrive à l'instant. Regardez-moi bien, car j'ai fait le voyage de Paris à Zurich pour vous voir et pour soumettre mon visage à votre examen. Devinez qui je suis.

— Je vous ai déjà regardé attentivement. Vous avez beaucoup de traits caractéristiques. Tout d'abord, vous écrivez... vous vous consacrez probablement par profession à des travaux littéraires.. oui, bien certainement, vous êtes un homme de lettres.

— C'est vrai, mais dans quel genre ?

— Je ne sais pas... toutefois, il me semble que vous êtes philosophe... que vous savez saisir le côté ridicule des choses... que vous avez du courage... de l'originalité... beaucoup d'esprit. Vous pourriez bien être l'auteur du *Tableau de Paris,* dont je viens d'achever la lecture.

C'était, en effet, Mercier.

Sous la rubrique d' « Anecdotes physiognomoniques » Lavater a collectionné un certain nombre de faits analogues à celui que nous venons de raconter d'après Mantegazza.

En voici un qui est fort intéressant :

Un ami du comte de T... qui réside à W... entra un jour chez ce seigneur avec un visage qu'il affectait de rendre serein. Après avoir terminé l'affaire qui l'amenait, il voulait se retirer. « Je ne vous laisse pas sortir », lui dit le comte. — « Cela est fort étrange, lui répondit son ami, il faut que je m'en aille. » — « Vous ne sortirez pas de ma chambre » et en même temps le comte fermait la porte à clef. — « Au nom du ciel, pourquoi cela ? » — « Parce que je lis sur votre visage que vous méditez un mauvais coup » — « Qui ? moi ! pouvez-vous m'en croire capable ? » — « Vous projetez un meurtre ou je n'y vois plus clair. »

Il pâlit à ces mots, avoua que le comte avait deviné juste, lui remit un pistolet qu'il tenait caché et lui raconta ce qui donnait lieu au dessein qu'il avait formé. Le comte fut assez généreux pour tirer son ami de la situation pénible qui l'aurait conduit au crime.

Le trait suivant a été tiré par Lavater des *Éloges des savants* :

« Un étranger qui se nommait Kubisse, passant dans une salle chez M. de Langes, fut tellement frappé à la vue d'un portrait qui y était avec plusieurs autres, qu'il oublia de nous suivre et s'arrêta à considérer ce tableau. Environ un quart d'heure après, ne voyant pas venir M. Kubisse, nous fûmes à lui et le trouvâmes les yeux encore fixés sur le portrait. — Que pensez-vous de ce portait ? lui dit M. de Langes, n'est-ce pas celui d'une belle femme ? — Oui, répondit M. Kubisse, mais si ce portrait est bien ressemblant, la personne qu'il représente a l'âme la plus noire, ce doit être une méchante diablesse. — C'était le portrait de la Brinvilliers, célèbre empoisonneuse, presque aussi connue par sa beauté que par ses forfaits, qui l'ont conduite sur le bûcher. »

Il serait facile d'allonger indéfiniment la liste des exemples de la perspicacité des physiognomonistes. Sans doute, leur art est fort curieux et son étude pleine d'attraits ; le magnifique ouvrage où Lavater décrit les traits de la physionomie des grands hommes de son époque et étudie les types de Raphaël et des peintres illustres de diverses écoles, fourmille de déductions ingénieuses sur la concordance du caractère et de la physionomie de l'homme ; on y devine le savant convaincu, l'artiste enthousiaste ; on voudrait le suivre dans cette voie...., si celle-ci n'était bien dangereuse et ne présentait tant d'écueils. La physionomie est un livre difficile à interpréter, souvent même menteur ; celui-ci, en effet, veut dissimuler et réussit parfois à laisser sur son visage une expression toute différente des sentiments intimes qu'il éprouve ; tel autre a un véritable masque de fer, ses traits restent impénétrables !

III. La physionomie dans les œuvres d'art à travers les âges. — Il est intéressant, particulièrement pour l'artiste, de suivre, à travers les âges, les variations de la physionomie humaine telle que nous la représentent les différentes périodes de l'art.

Rigides et comme figées dans leur immobilité hiératique, les vieilles statues égyptiennes portent sur leur masque de pierre tout le mystère des siècles écoulés.

Les Grecs se complaisent dans la plénitude de la beauté du corps et de la vie physique. Pas de sentiment violent, pas de pensée intense qui détruiraient l'équilibre superbe de leurs lignes. Ils bannissent le rire et les larmes qui défigurent ; ils sont graves, jamais pensifs ; heureux, jamais gais ; ils se meuvent magnifiquement, ne s'agitent jamais. Ils agissent pour le plaisir d'agir, mais le but de leur action les laisse indifférents. Aussi, pas de tension, pas d'effort ; harmonie complète !

Chez les Romains on trouve plus de concentration ; le

Grec se contente d'*être*, le Romain *veut*, les traits s'accentuent, les arcades sourcilières se contractent, les mâchoires s'épaississent, le visage est moins paisible, moins heureux, moins beau.

Au moyen âge, la beauté des formes fait place à toutes les contorsions des chimères folles et des terreurs avilissantes ; les corps déformés, les visages grimaçants, les traits tiraillés, les yeux saillants, les bouches ricanantes ont l'air d'appartenir à un peuple de suppliciés.

La puissante vie intellectuelle de la Renaissance, au contraire, met son empreinte superbe sur les types que ses artistes nous ont laissés. La beauté s'y individualise ; la physionomie s'anime, infiniment diverse et compliquée ; les bouches aux lignes souples, les narines vibrantes, les yeux largement fendus appartiennent à une race de penseurs ; le regard y prend une importance nouvelle et toute prépondérante.

CHAPITRE VI

LES MUSCLES DU COU

A la région antérieure du cou, se trouvent : 1° les deux *sterno-cléido-mastoïdiens* ; 2° les muscles sus-hyoïdiens et sous-hyoïdiens (fig. 88).

1° *Muscles sterno-cléido-mastoïdiens.* — Au nombre de deux, ils limitent latéralement la région antérieure du cou ; placés directement sous la peau qui laisse voir assez nettement leurs contours, ils s'insèrent en haut à l'apophyse mastoïde et à l'occipital, puis descendent en bas et en avant en se contournant sur eux-mêmes, se rapprochent de la ligne médiane et se divisent en deux faisceaux dont l'externe s'insère sur la clavicule et l'interne sur le sternum.

Des vaisseaux et nerfs importants (artères carotides, veines jugulaires, nerfs pneumogastriques) sont en rapport avec la face interne de ce muscle qui leur sert en quelque sorte de satellite.

Action. — Chaque sterno-cléido-mastoïdien, en se contractant isolément, attire la tête de son côté en l'entraînant en arrière ; en se contractant simultanément ils étendent la tête. On a appelé le sterno-cléido-mastoïdien le *muscle de la curiosité ;* en effet, quand on entend un bruit, immédiatement il se contracte et attire l'oreille du côté du bruit, *l'oreille est tendue :* dans cette attitude, il est facile de sentir la saillie que forme sous la peau le muscle contracté.

Dans l'affection connue sous le nom de *torticolis,* très souvent les lésions portent exclusivement sur un des sterno-cléido-mastoïdiens qui, étant contracturé, maintient la tête inclinée du côté malade, la face regardant du côté opposé. Pour guérir le torticolis on a recours à des massages et à un redressement méthodique du cou ; lorsque ces moyens sont insuffisants, il devient nécessaire de pratiquer la *ténotomie.* Cette opération consiste à introduire un bistouri sous la peau et à sectionner le faisceau du sterno-mastoïdien qui s'insère au sternum, à 1 ou 2 centimètres de cet os, ce qui permet d'éviter les nerfs et vaisseaux importants qui se trouvent placés un peu plus haut. Lorsque le muscle a été ainsi sectionné, la tête peut être redressée et on la maintient dans la position normale à l'aide d'un appareil approprié.

2° *Muscles sus et sous-hyoïdiens.* — Par leur position inclinée en bas et en dedans, les deux muscles sterno-cléido-mastoïdiens se rejoignent en quelque sorte au niveau du sternum en circonscrivant un triangle dont la base est formée par l'os maxillaire inférieur. Cet espace porte le nom de *région hyoïdienne ;* l'os *hyoïde* est un petit os, n'ayant avec le squelette aucune connexion directe, placé horizontalement entre la base de la langue et le larynx. Il donne insertions à plusieurs petits muscles de forme rubanée ; les uns se dirigent en haut pour s'insérer au crâne ou au maxillaire inférieur ; ce sont les *muscles sus-hyoïdiens* (stylo-hyoïdien, mylo-hyoïdien, génio-hyoïdien) ; les autres se dirigent en bas et gagnent l'omoplate ou le sternum ; ce sont les *muscles sous-hyoïdiens* (sterno-hyoïdien, omo-hyoïdien).

Action. — Les *muscles sus-hyoïdiens* abaissent la mâchoire inférieure, élèvent l'os hyoïde et par conséquent le larynx qui lui est entièrement fixé par une membrane.

Les *muscles sous-hyoïdiens* abaissent l'os hyoïde.

Fig. 88. — Muscles du cou.

1	Sterno-cléido-mastoïdien.
2	Son faisceau sternal.
3	Son faisceau claviculaire.
4	Trapèze.
10	Sterno-hyoïdien.
11	Omo-hyoïdien.
16	Stylo-hyoïdien.
17	Son insertion à l'os hyoïde.
21	Mylo-hyoïdien.
23	Deltoïde.
24	Grand pectoral.
25	Clavicule.
26	Apophyse mastoïde.

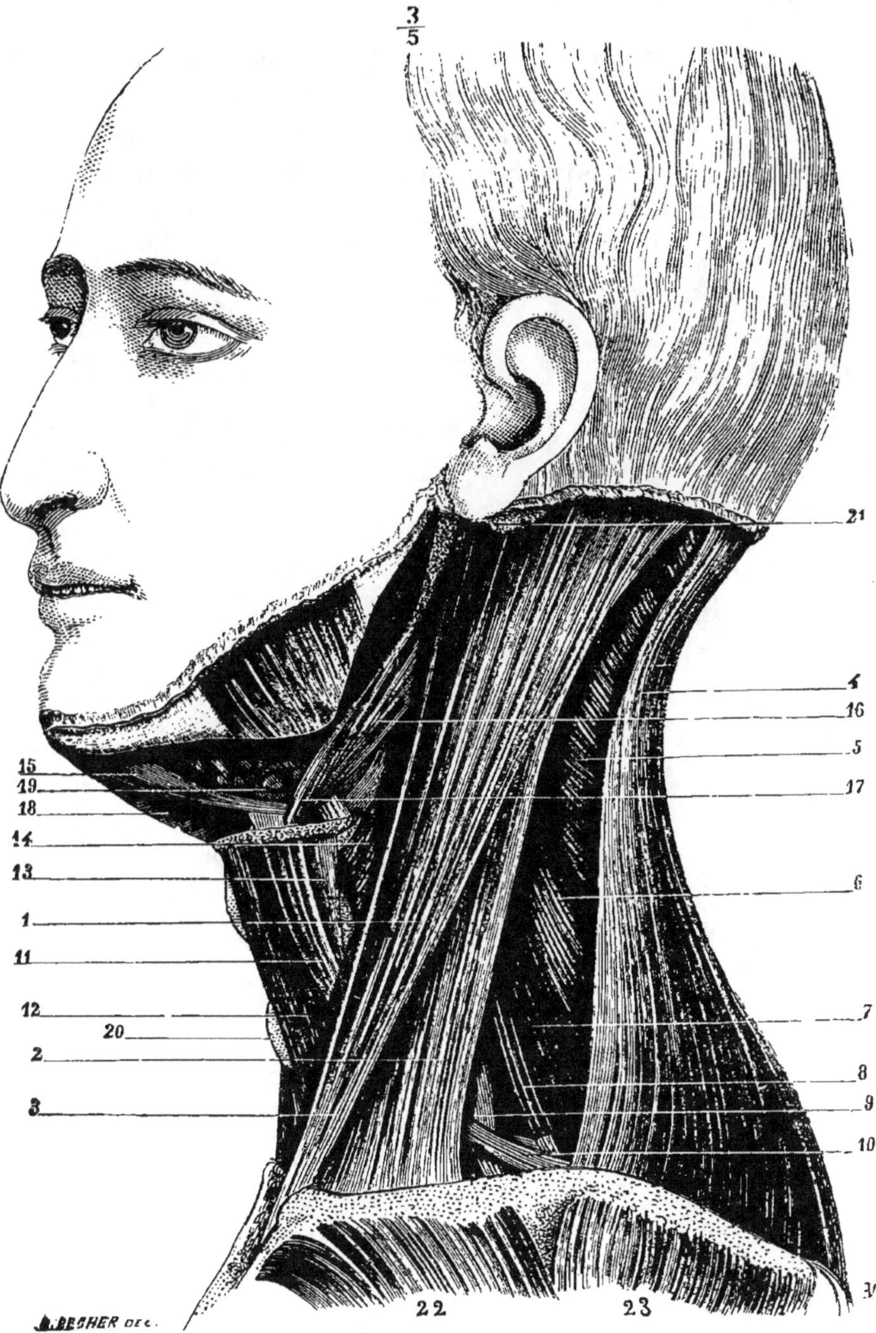

Fig. 88. — Muscles du cou.

A la région postérieure du cou ou nuque, se trouvent le muscle *trapèze* que nous étudierons avec les muscles de la partie postérieure du tronc et plusieurs autres muscles aplatis qui tous ont pour but d'étendre la tête, de la porter en arrière, et de la maintenir en équilibre sur la colonne vertébrale, grâce à leur tonicité.

CHAPITRE VII

LES MUSCLES DU TRONC

I. Partie antérieure du tronc. — Les muscles de la partie antérieure du tronc comprennent : 1° les *muscles pectoraux* en rapport avec la poitrine ; 2° les *muscles abdominaux* qui forment la paroi de l'abdomen.

1° *Muscles pectoraux*. — Ces muscles sont : *le grand* et *le petit pectoral ; le grand dentelé* (fig. 89 et 90).

Le *grand pectoral* est cette masse musculaire volumineuse qui recouvre la paroi antérieure du thorax, au-dessous de la clavicule, et qui, formant la paroi antérieure de l'aisselle, va s'insérer à l'humérus, à la lèvre externe de la gouttière bicipitale.

Voici ses insertions exactes sur le thorax : bord antérieur de la clavicule, face antérieure du sternum, cartilages des sept premières côtes.

Son action rapproche le bras du tronc et le porte en avant.

Il intervient aussi dans la respiration pour élever les côtes, mais à condition que le bras soit élevé et maintenu dans cette position. Ce fait explique pourquoi les asthmatiques et, en général, les personnes qui respirent difficilement se trouvent soulagées en s'accrochant par les bras : aussi, dans les hôpitaux, les malades de cette catégorie saisissent-ils généralement pour mieux respirer, le bâtonnet suspendu au ciel de leurs lits.

Le *petit pectoral*, placé au-dessous du précédent, s'insère,

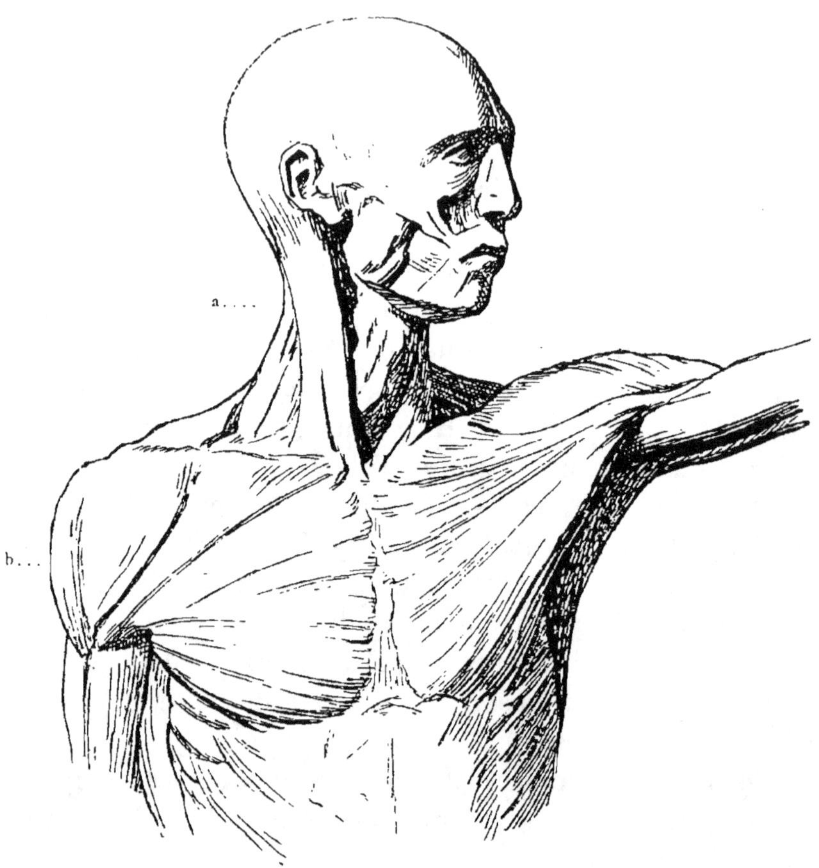

Fig. 89. — Muscles superficiels du cou et de la partie antérieure du thorax.
a. Cou. Sterno-cléido-mastoïdien. — b. Thorax. Grand pectoral, deltoïde et grand dentelé (d'après Ed. Cuyer).

en dedans, aux troisième, quatrième et cinquième côtes, en dehors, à l'apophyse coracoïde. En se contractant, il abaisse l'épaule et, si celle-ci est fixée, il élève les côtes auxquelles il s'insère, par le même mécanisme que le grand pectoral.

Le *grand dentelé* occupe la partie latérale du thorax ; en arrière, il s'insère au bord spinal de l'omoplate, et, en avant,

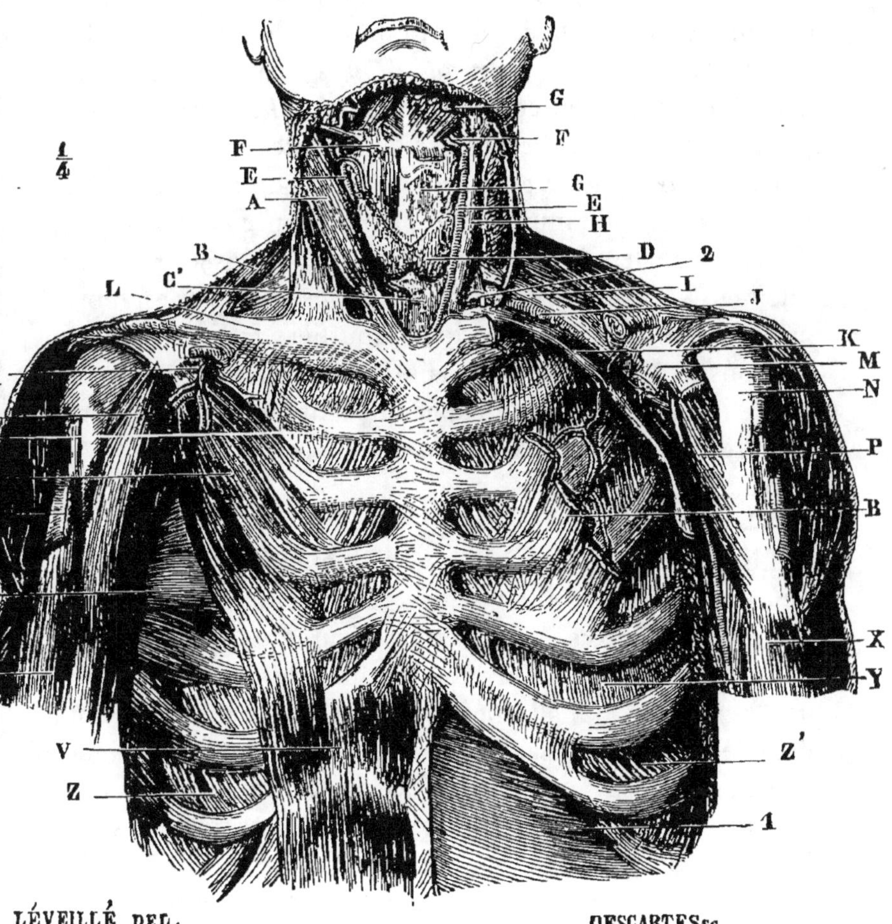

Fig. 90. — Muscles du thorax (couche profonde).

A. Sterno-cléido-mastoïdien. — B. Trapèze. — M. Apophyse coracoïde. — N. Tête de l'humérus. — R. Insertion du petit pectoral. — L. Clavicule. — S. Tendon ou grand pectoral. — U. Grand dentelé. — T. Biceps. — V. Muscle grand droit de l'abdomen.

par de larges digitations visibles sous la peau aux huit premières côtes. Son action consiste à élever l'épaule et à la fixer pour donner un point d'appui fixe aux muscles du bras ; par ses digitations inférieures, il élève les côtes lorsque le bras et l'épaule sont immobilisés.

2° *Muscles abdominaux.* — Ils constituent à eux seuls la presque totalité de la paroi abdominale ; ils sont au nombre de quatre, dont l'un (*le grand droit*) occupe la ligne médiane de l'abdomen et les trois autres (*les grand et petit obliques* et *le transverse*) les parties latérales.

Le *muscle grand droit antérieur* de l'abdomen représente une longue bande musculaire aplatie, coupée de distance en distance par des intersections fibreuses, disposées transversalement. Au niveau de ces intersections le muscle est moins épais ; il en résulte une sorte de gouttière transversale visible sous la peau des sujets maigres (fig. 90).

Il s'insère : en *haut,* à l'appendice xiphoïde et aux cartilages des septième, sixième et cinquième côtes ; en *bas* au pubis.

Il est fléchisseur du tronc.

Le muscle *grand oblique* de l'abdomen forme une espèce de nappe charnue moitié musculaire, moitié fibreuse qui recouvre les parois latérale et antérieure de l'abdomen.

Supérieurement, il s'insère aux huit dernières côtes par des digitations qui alternent avec celles des muscles grand dentelé et grand dorsal. De là, ses fibres se portent obliquement en bas, en avant et en dedans et viennent s'insérer *inférieurement* sur la crête iliaque, l'arcade crurale[1] et sur la *ligne blanche,* long raphé médian allant de l'appendice xiphoïde au pubis, formé par l'entre-croisement des fibres aponévrotiques des muscles de cette région.

Dans les opérations qui nécessitent l'ouverture de la paroi antérieure de l'abdomen (laparotomie), le chirurgien

---

1. *L'arcade crurale* est une bandelette fibreuse s'étendant de l'épine iliaque antérieure et supérieure à l'épine du pubis et correspondant au pli de l'aine.

porte de préférence le bistouri le long de cette ligne blanche, parce qu'il n'y rencontre que du tissu fibreux et évite de sectionner les éléments musculaires.

La *ligne blanche* présente une ouverture losangique nommée *anneau ombilical* auquel la peau est fortement adhérente par du tissu cicatriciel, ce qui détermine une dépression connue sous le nom d'*ombilic* (vulgairement nombril). A la partie inférieure de l'aponévrose du muscle grand oblique, au-dessus du pli de l'aine, se trouve aussi un anneau par lequel passe le cordon, c'est l'*orifice inguinal* ; lorsqu'une anse d'intestin traversant cet orifice vient s'insinuer sous la peau, il en résulte une infirmité connue sous le nom de *hernie*.

Au-dessous du muscle grand oblique se trouvent deux autres muscles également en forme de nappe charnue et destinés à le renforcer ; ce sont les *muscles petit oblique et transverse de l'abdomen.*

Ces muscles, en se contractant, refoulent les organes de l'abdomen vers le diaphragme au moment de l'expiration ; ils sont fléchisseurs du tronc.

II. **Partie postérieure du tronc**. — Les muscles de la partie postérieure du tronc sont disposés sur deux plans, l'un *superficiel*, l'autre *profond*.

1° *Muscles du plan superficiel*. — Les muscles du plan superficiel sont : le *trapèze* et le *grand dorsal,* nappes musculaires très larges qui recouvrent la nuque et toute la partie postérieure du tronc (fig. 91).

Le *trapèze* est un muscle aplati, de forme triangulaire, s'insérant *en dedans* à l'occipital (tiers interne de la ligne courbe supérieure), au ligament de la nuque (bande fibreuse qui va de l'occipital à l'apophyse épineuse de la septième vertèbre cervicale), et enfin aux apophyses épineuses des dix premières vertèbres dorsales.

Fig. 91. — Muscles superficiels de la partie postérieure du tronc.

1 . . . .   Trapèze.

2 . . . .   Son aponévrose.

3 . . . .   Grand dorsal.

4 . . . .   Son aponévrose.

10 . . . .   Petit dentelé supérieur.

11 . . . .   Grand rond.

12 . . . .   Grand dentelé.

13 . . . .   Aponévrose du petit dentelé inférieur.

14 . . . .   Petit dentelé inférieur.

15 . . . .   Aponévrose de la masse commune.

18 . . . .   Grand oblique de l'abdomen.

20 . . . .   Grand fessier.

21 . . . .   Aponévrose du moyen fessier.

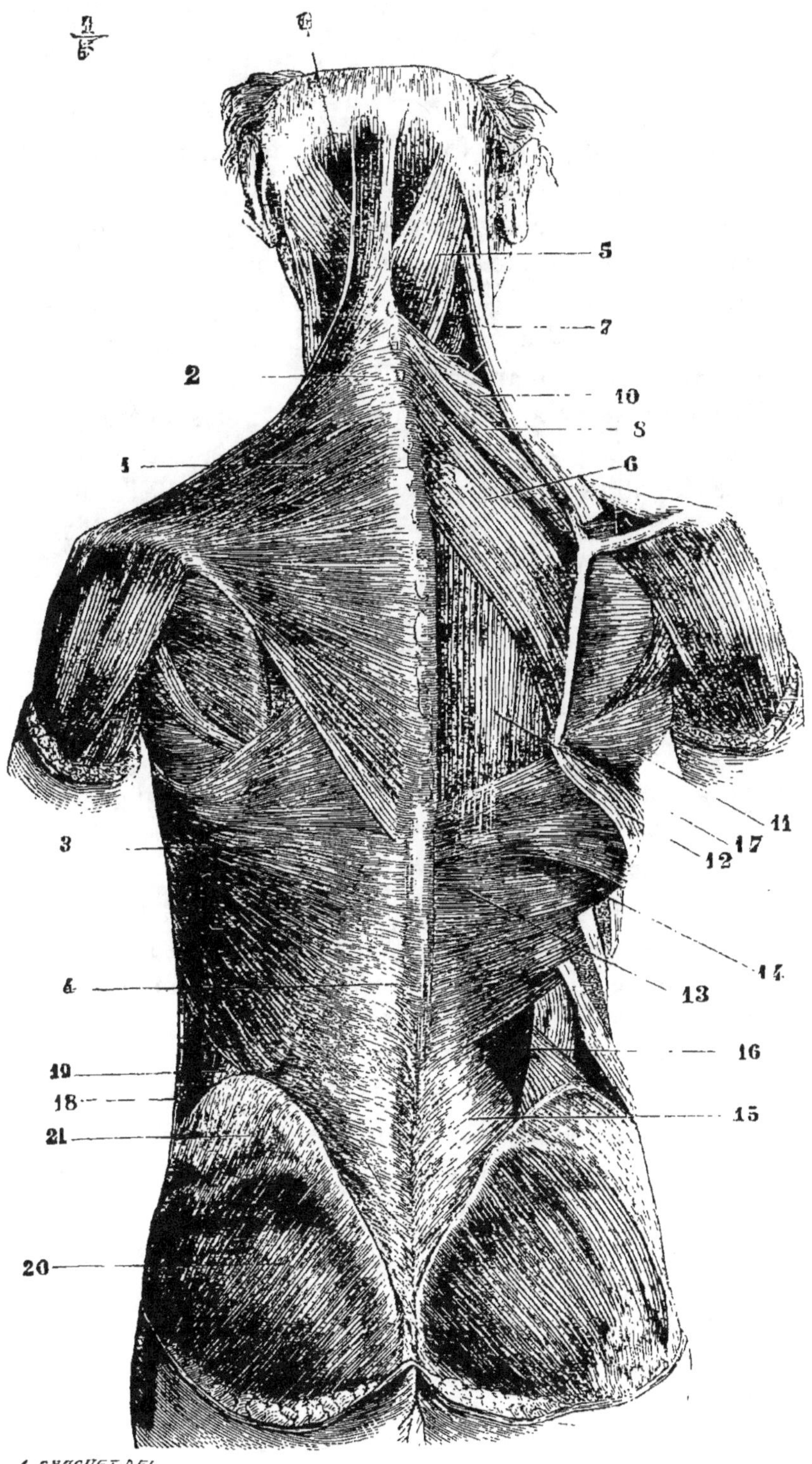

Fig. 91. — Muscles superficiels de la partie postérieure du tronc.

De ces insertions qui toutes occupent la ligne médiane du cou et du tronc, les fibres du trapèze se dirigent en dehors pour s'insérer à la clavicule (tiers externe du bord supérieur) et à l'omoplate (épine et acromion).

Action. — Quand les deux trapèzes se contractent simultanément : la tête est étendue sur le tronc, les épaules fortement portées en arrière.

Quand un seul trapèze se contracte, les fibres supérieures inclinent la tête de leur côté en tournant la face du côté opposé, les fibres moyennes attirent le moignon de l'épaule en haut et en dedans, les fibres inférieures l'attirent aussi en dedans mais en bas.

Le *muscle grand dorsal* forme une vaste nappe musculaire, faisant suite au trapèze et recouvrant la partie inférieure et postérieure du tronc.

Il s'insère aux apophyses épineuses des six ou sept dernières vertèbres dorsales et de toutes les vertèbres lombaires, au sacrum, à la crête iliaque, et aux trois ou quatre dernières côtes par des digitations qui s'entre-croisent avec celles du muscle grand oblique de l'abdomen.

De ces diverses insertions les fibres musculaires montent et se dirigent vers l'omoplate, contribuent à former la paroi postérieure du creux de l'aisselle et viennent s'insérer au fond de la coulisse bicipitale de l'humérus.

Son *action* consiste à porter l'épaule et surtout le bras en bas et en arrière. Lorsque les deux grands dorsaux agissent simultanément, ils rapprochent les omoplates en effaçant les épaules ; de plus, ils produisent énergiquement l'extension du tronc et sont inspirateurs par les digitations qui prennent naissance sur les quatre dernières côtes.

2° *Muscles du plan profond*. — Placés sous les muscles superficiels, quelques-uns méritent d'être nommés, parce qu'ils jouent un rôle important dans les mouvements respiratoires.

Tels sont :

a) Le *petit dentelé supérieur*, muscle lamelliforme, qui a son insertion fixe sur les apophyses épineuses des dernières vertèbres cervicales et des deux ou trois premières vertèbres dorsales et s'insère inférieurement aux deuxième, troisième, quatrième et cinquième côtes, *dont il amène l'élévation* en se contractant (muscle inspirateur) ;

b) Le *petit dentelé inférieur* s'insère aux apophyses épineuses des deux ou trois dernières vertèbres dorsales et des deux ou trois premières vertèbres lombaires ; puis ses fibres se dirigent de bas en haut pour se fixer par trois ou quatre chefs aux trois ou quatre dernières côtes. En se contractant, *il les abaisse* (muscle expirateur).

c) Les *sus-costaux* (fig. 92) ont la forme d'un petit triangle allongé qui s'insère *en haut* sur l'apophyse transverse des vertèbres dorsales et *en bas* sur la côte placée immédiatement au-dessous ; ils sont élévateurs de cette côte (muscles inspirateurs).

d) Les muscles *intercostaux* internes et externes (fig. 92) relient directement les côtes entre elles et se croisent en sautoir. Leur rôle dans les mouvements respiratoires a donné lieu aux interprétations les plus diverses ; d'après quelques physiologistes, ce rôle serait même nul et ces petits muscles ne serviraient qu'à compléter la paroi thoracique en remplissant les espaces intercostaux.

CHAPITRE VIII

LES MUSCLES DU BASSIN

(Fig. 91 et 92.)

Les muscles du bassin sont *superficiels* ou *profonds*.

1° *Muscles superficiels.* — Ils portent les noms de *grand, moyen et petit fessiers*, et forment la *région fessière*, qui occupe la partie postérieure du bassin.

Le *muscle grand fessier* est une masse musculaire très volumineuse, la plus considérable même de toute l'économie. Il est formé de gros faisceaux charnus qui s'insèrent *en haut* à la fosse iliaque interne, au sacrum et au coccyx, puis se dirigent obliquement de haut en bas et de dedans en dehors pour s'insérer par un large tendon au grand trochanter et à une ligne rugueuse qui s'étend de cette apophyse à la ligne âpre du fémur.

Le grand fessier étend la cuisse sur le bassin ; dans la station verticale, il empêche le tronc de se fléchir sur la cuisse ; il est, par conséquent, le facteur le plus important de cette position et cela explique son développement considérable chez l'homme et chez les animaux supérieurs *qui se tiennent debout*.

Les muscles *moyen et petit fessiers*, placés au-dessous du *grand fessier*, en doublent, en quelque sorte, les insertions au bassin et au fémur ; ils sont abducteurs et rotateurs de la cuisse en dedans ou en dehors.

2° *Muscles profonds*. — Les uns, tels que le *pyramidal*,

l'obturateur interne, les *jumeaux* et le *carré crural* (voir fig. 102), allant du bassin à la partie supérieure du fémur, sont abducteurs et rotateurs de la cuisse ; un autre, plus important, est en outre fléchisseur de la cuisse ; c'est le *muscle psoas-iliaque* dont les insertions se font *en haut* aux corps vertébraux, aux apophyses transverses des vertèbres lombaires, à la fosse iliaque interne et *en bas* au petit trochanter du fémur. Ce muscle, qui sort du bassin en passant sous l'arcade crurale, se trouve placé à son insertion inférieure à la partie supérieure et externe de la région antérieure de la cuisse.

Les inflammations et les abcès développés dans le psoas-iliaque portent le nom de *psoïte.* Cette affection est fort grave ; elle est caractérisée par des douleurs souvent très vives dans toute la région du muscle et par un léger degré de flexion de la cuisse sur le bassin, circonstance qui s'explique par l'insertion du psoas-iliaque au trochanter.

Fig. 92. Muscle psoas-iliaque.

1, 2	Psoas.
3	Iliaque.
4	Insertions du petit trochanter.
5	Psoas coupé.
10	Tendon du droit antérieur coupé.
13	Sus-costaux.
14	Intercostaux internes.
15	Intercostaux externes.
16, 17, 18	Piliers du diaphragme.

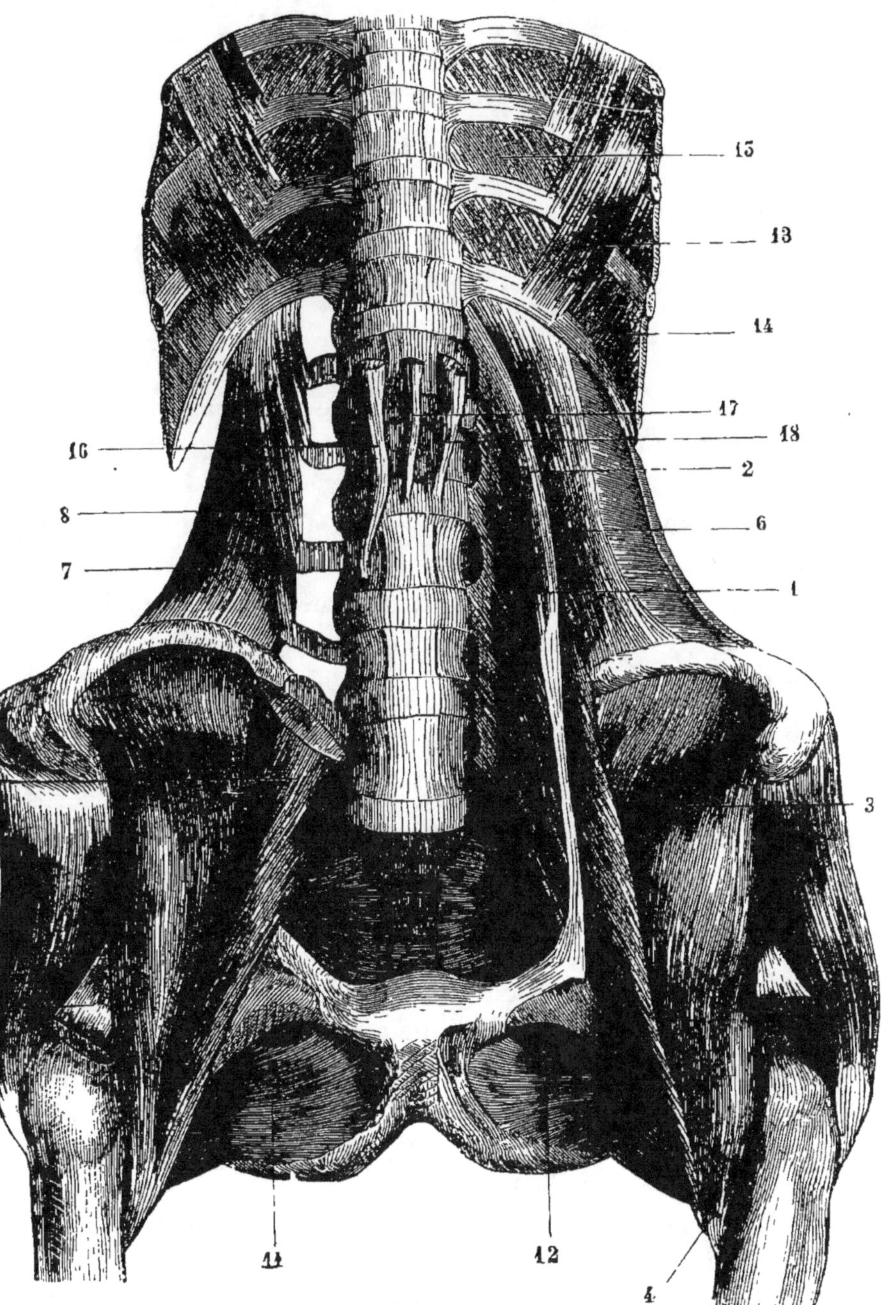

Fig. 92. — Muscle psoas-iliaque.

$$\text{CHAPITRE IX}$$

LES MUSCLES DU MEMBRE SUPÉRIEUR

Nous les diviserons en muscles de l'épaule, du bras, de l'avant-bras et de la main.

I. Muscles de l'épaule. — La partie superficielle, le modelé de l'épaule, sont formés par un seul muscle qui a la forme d'un delta grec et a été nommé pour cette raison le *deltoïde*. Il représente un triangle dont la base est *en haut* et s'insère à la clavicule, à l'acromion et le long de l'épine de l'omoplate et dont la pointe, placée *en bas,* s'insère au milieu de l'humérus sur une partie rugueuse (empreinte deltoïdienne). En se contractant, il éloigne le bras du corps sans lui faire dépasser la direction horizontale ; sa partie antérieure porte le bras en avant, tandis que sa partie postérieure le pousse en arrière. Il est intéressant de remarquer que le deltoïde, quelle que soit la période de sa contraction, n'est jamais dirigé perpendiculairement à l'humérus ; son action est toujours oblique et par conséquent indirecte ; aussi ne peut-il agir avec énergie sur cet os. Il en résulte que la position horizontale du bras est très fatigante et ne peut être maintenue longtemps, même par des sujets fortement musclés (fig. 89).

Les luxations de l'épaule s'accompagnent parfois de paralysie du muscle deltoïde, soit primitivement, soit à la suite de tentatives de réduction : cette complication mérite d'attirer l'attention aussitôt qu'elle se produit, car le traitement par l'électricité la fait disparaitre généralement, à condition qu'il soit appliqué à temps.

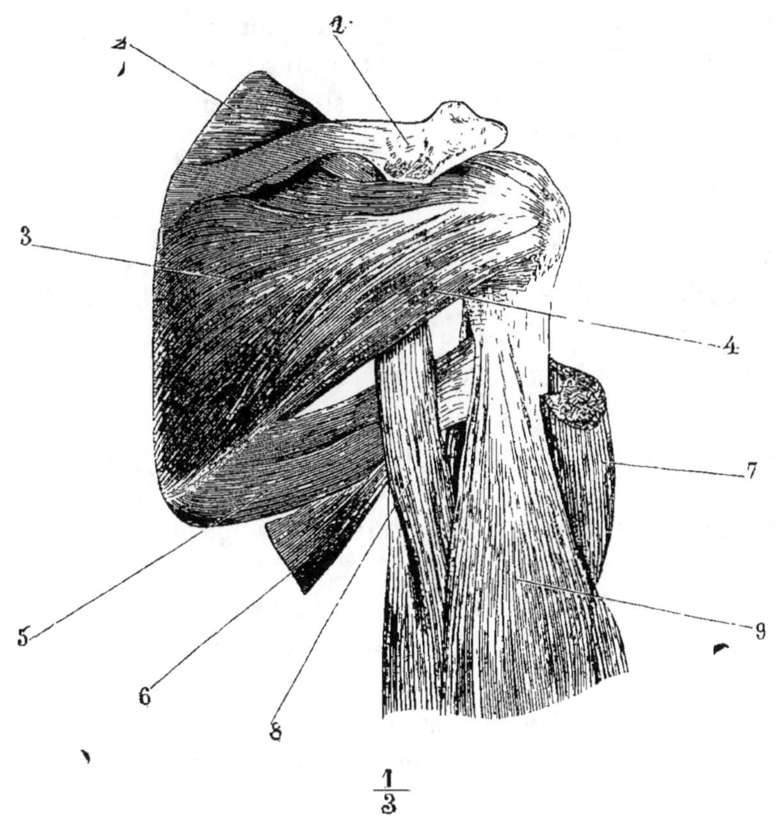

$\dfrac{1}{3}$

Fig. 93. — Muscles de l'épaule (face postérieure).

1. Acromion. — 2. Muscle sus-épineux. — 3. Muscle sous-épineux. — 4. Petit rond. — 5. Grand rond. — 6. Grand dorsal. — 7. Deltoïde coupé. — 8. Longue portion du triceps. — 9. Vaste externe.
Le deltoïde, qui recouvre l'articulation et la partie externe de ces deux muscles, a été enlevé.

Mentionnons encore deux autres muscles de l'épaule : le *sus-épineux* et le *sous-épineux,* qui s'insèrent dans les deux fosses du même nom à la partie postérieure de l'omoplate et sont séparés par l'épine de cet os. Tous deux vont se fixer à la grosse tubérosité de l'humérus et sont abducteurs et élévateurs du bras ; leur action complète celle du deltoïde (fig. 93).

II. **Muscles du bras**. — A la région antérieure, directement placé sous la peau, se trouve le muscle *biceps brachial*, ainsi nommé parce qu'il est divisé supérieurement en deux portions ou *chefs* : le *long chef* pénètre dans l'articulation de l'épaule, contourne la tête de l'humérus et se fixe à la partie supérieure de la cavité glénoïde, le *court chef* s'attache à l'apophyse coracoïde. Ces deux chefs se réunissent, forment un muscle fusiforme dont le relief est bien visible sous la peau et qui se termine par un tendon unique s'insérant sur le radius à la *tubérosité* dite *bicipitale*.

Lorsque le biceps se contracte, il forme sous la peau une masse dure et globuleuse, d'autant plus développée que le sujet est plus musclé ; il fléchit l'avant-bras sur le bras et, si l'avant-bras est en pronation, tourne le radius en dehors et produit la supination.

Au-dessous du biceps se trouve un autre muscle, le *brachial antérieur*, inséré supérieurement à l'humérus, inférieurement à l'apophyse coronoïde du cubitus et qui produit aussi la flexion de l'avant-bras sur le bras.

A la partie postérieure du bras existe un seul muscle, le *triceps*.

Il est ainsi nommé parce que supérieurement il se divise en trois chefs : le *long chef* s'insère au-dessous de la cavité glénoïde de l'omoplate ; le *vaste externe,* ou chef latéral externe, à la face postérieure de l'humérus, au-dessous et en dehors de la gouttière de torsion ; le *vaste interne,* ou chef latéral interne, à la face postérieure de l'humérus, au-dessous et en dedans de la gouttière. Ces trois chefs en se réunissant forment un muscle unique dont le tendon va s'attacher à l'olécrâne du cubitus.

Le *triceps* étend puissamment l'avant-bras sur le bras.

III. Muscles de l'avant-bras. — Les muscles de l'avant-bras sont au nombre de vingt ; ils se divisent en trois groupes : ceux de la région *externe*, de la région *antérieure* (fig. 94 et 95) et de la région *postérieure* (fig. 96 et 97). Nous ne décrirons que les plus importants.

a) La *région externe* comprend le *long supinateur*, le *premier* et le *second radial externe*, le *court supinateur*. Ces muscles forment une masse charnue qui part de la partie inférieure du bord externe de l'humérus pour s'insérer à la partie inférieure du radius ou au métacarpe ; ils fléchissent l'avant-bras sur le bras, étendent le carpe sur l'avant-bras ou produisent la supination.

b) A la *région antérieure* se trouvent le *rond pronateur*, les *grand et petit palmaires*, les *fléchisseurs communs des doigts* et le *fléchisseur propre du pouce*. Ces muscles partent supérieurement de l'épitrochlée et du cubitus et se dirigent en bas et en dehors pour s'insérer au radius ou à la main. Ils produisent la pronation, la flexion de la main sur l'avant-bras et la flexion des phalanges les unes sur les autres.

La disposition des tendons des muscles fléchisseurs communs superficiel et profond mérite d'être décrite.

Le muscle *fléchisseur commun superficiel* se divise, par sa partie inférieure, en quatre tendons, un pour chaque doigt, excepté le pouce qui a un muscle fléchisseur propre ; le muscle *fléchisseur commun profond* a la même disposition, de telle façon qu'à la base de chaque doigt arrivent deux tendons, l'un superficiel, l'autre profond. Le premier présente, au niveau de la première phalange, une fente en boutonnière par laquelle passe le second qui va ainsi s'insérer à la base de la dernière phalange. Ces tendons sont fortement appliqués contre le squelette des doigts par une gaine très épaisse.

A la paume de la main, une petite languette musculaire, vermiforme, part de chacun des tendons du muscle fléchis-

Fig. 94. — Muscles de la région antérieure de l'avant-bras.

Premier plan.

1	Épitrochlée.
2	Triceps.
3	Biceps.
4	Brachial antérieur.
5	Rond pronateur.
6	Son tendon.
7	Grand palmaire.
8	Petit palmaire.
9	Cubital antérieur.
10	Fléchisseur superficiel des doigts.
11	Fléchisseur propre du pouce.
14	Long abducteur du pouce.
15	Court extenseur du pouce.

Fig. 95. — Muscles de la région antérieure de l'avant-bras.

Deuxième plan.

1	Épitrochlée.
2	Partie antérieure de la capsule articulaire.
3	Triceps.
4, 5	Long supinateur sectionné.
6	Premier radial externe.
7	Court supinateur.
8	Brachial antérieur sectionné.
9	Tendon du biceps.
10	Fléchisseur superficiel.
11	Tendon de l'annulaire.
12	Tendon du médius.
13	Cubital antérieur.
14	Fléchisseur propre du pouce.
15	Carré pronateur.
16	Long abducteur du pouce.
17	Son tendon.
18	Court extenseur du pouce.
19	Tendon du grand palmaire.

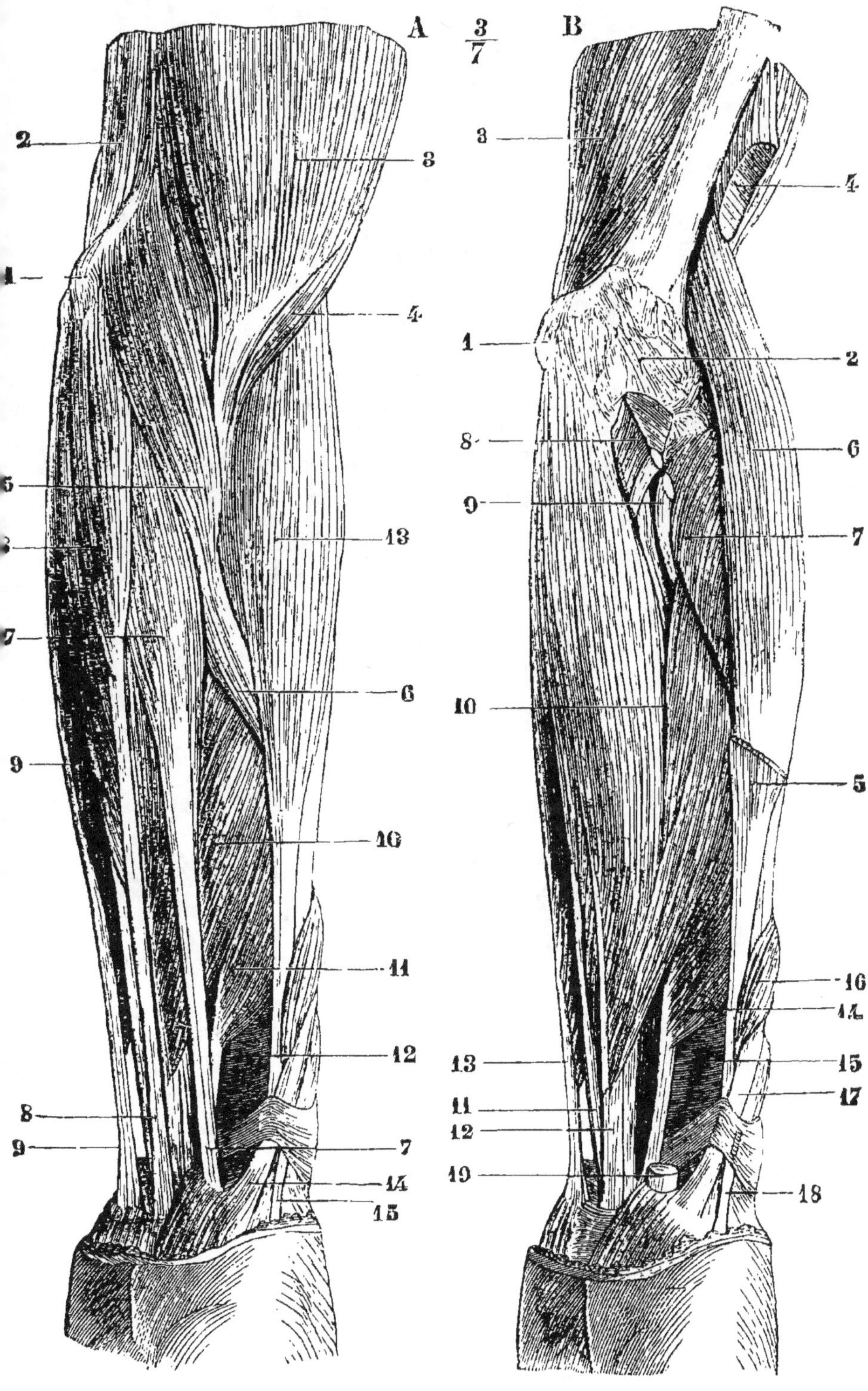

Fig. 94. — Muscles de l'avant-bras
(face antérieure, premier plan).

Fig. 95. — Muscles de l'avant-bras
(face antérieure, deuxième plan).

Fig. 96. — Muscles de la région postérieure de l'avant-bras.

Premier plan.

1	Épicondyle.
2	Cubitus.
3	Triceps.
4	Long supinateur.
7	Extenseur propre du petit doigt.
8	Extenseur commun des doigts.
9	Long abducteur du pouce.
10	Court extenseur du pouce.
11	Radiaux externes.
12	Leur tendon.

Fig. 97. — Muscles de la région postérieure de l'avant-bras.

Deuxième plan.

1	Épicondyle.
2	Cubitus.
4	Tendon des muscles s'insérant à l'épicondyle.
5	Court supinateur.
6	Extenseur propre de l'index.
7	Long extenseur du pouce.
8	Long abducteur du pouce.
9	Court extenseur du pouce.
10	Deuxième radial externe.
11	Son tendon.

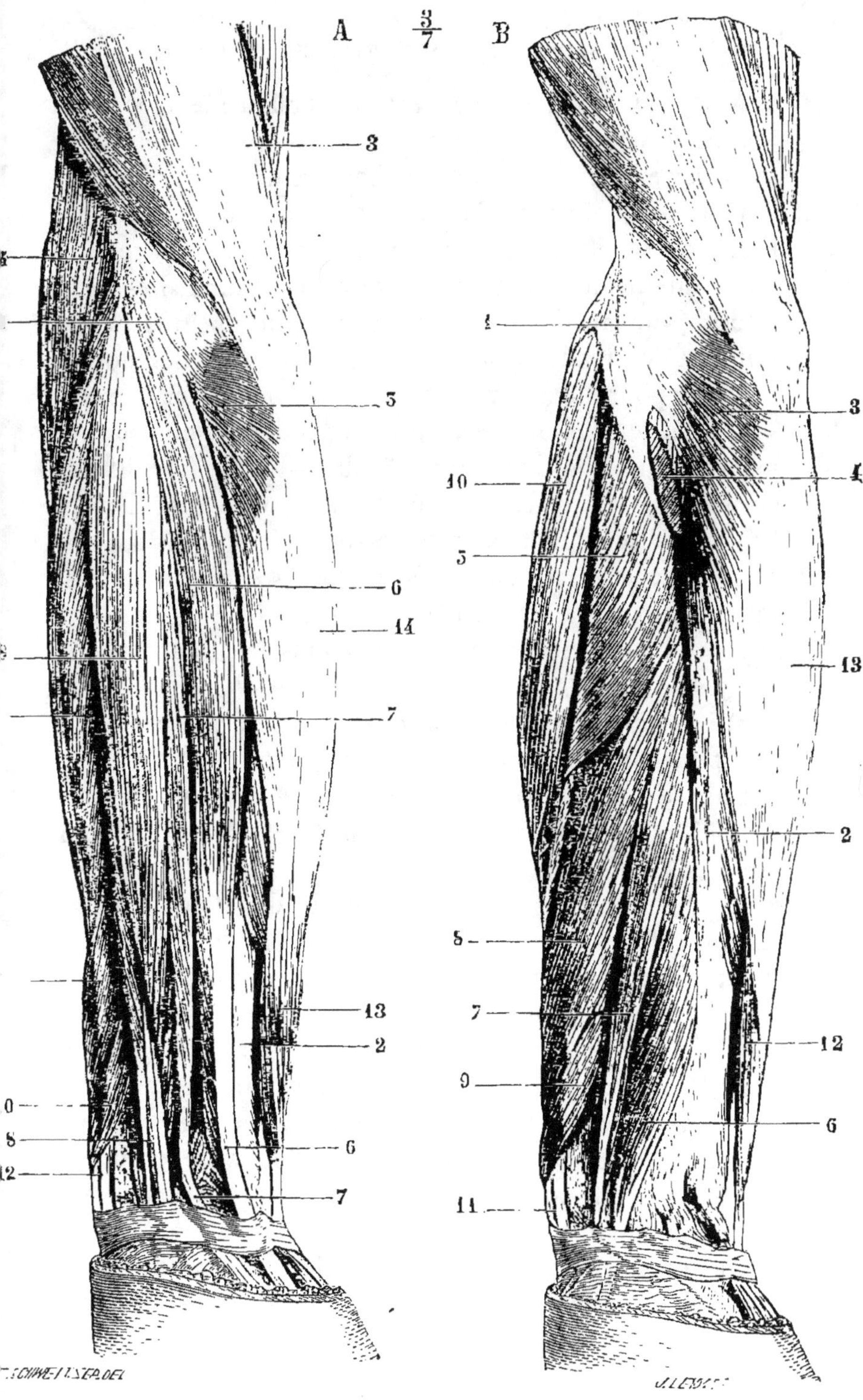

Fig. 96. — Muscles de l'avant-bras
(face postérieure ; premier plan).

Fig. 97. — Muscles de l'avant-bras
(face postérieure ; deuxième plan).

seur commun profond, puis descend obliquement pour rejoindre le tendon des muscles interosseux des doigts : ce sont les *muscles lombricaux* au nombre de quatre, un pour chacun des doigts. Il n'est pas rare de voir le troisième lombrical se bifurquer pour se rendre à la fois au côté interne du médius et au côté externe de l'annulaire ; cette disposition, ainsi que les expansions ligamenteuses qui unissent les tendons de l'extenseur commun des doigts, explique pourquoi les mouvements de flexion et d'extension du médius et de l'annulaire ne sont pas complètement indépendants pour chacun de ces doigts. Il est fort difficile de soulever et d'abaisser successivement et rapidement l'annulaire seul, les autres doigts restant appliqués sur une surface plane ; cette difficulté fait le désespoir de certains instrumentistes qui acquièrent seulement par un long exercice l'indépendance des mouvements de chacun de leurs doigts.

c) Les muscles de la *région postérieure* se divisent en deux groupes, l'un *superficiel* et l'autre *profond*.

Dans le groupe *superficiel* se trouvent : l'*extenseur commun des doigts* et l'*extenseur propre du petit doigt*. Ces deux muscles, confondus supérieurement, partent de l'épicondyle pour aboutir à la partie dorsale des doigts par un tendon aplati dont la partie moyenne s'arrête à la base de la deuxième phalange et s'y insère tandis que les deux parties latérales, continuant leur trajet, vont s'attacher à la base de la troisième phalange. L'action de ces muscles étend les phalanges et la main sur l'avant-bras. Les muscles du groupe *profond* (*long abducteur du pouce, court et long extenseurs du pouce, extenseur propre de l'index*) se terminent par des tendons apparents sous la peau, à la racine du pouce ; lorsqu'on écarte fortement ce doigt de l'index en le redressant, une dépression assez profonde apparaît entre ces tendons ; elle a reçu le nom de *tabatière anatomique* parce que certains priseurs ont l'habitude d'y mettre une pincée de tabac avant de l'aspirer.

La paralysie des *muscles extenseurs des doigts* s'observe souvent chez les ouvriers qui travaillent le plomb (*paralysie saturnine*) ; la main se déforme alors en forme de griffe, les doigts restent fléchis par défaut d'antagonisme, le poignet tombe, se renverse en dedans et la supination devient impossible.

IV. Muscles de la main. — La main ne renferme pas moins de dix-neuf muscles qui lui sont propres, sans compter les muscles de l'avant-bras qui viennent s'y insérer ; ces muscles, généralement courts, sont intéressants à connaître, car c'est leur mécanisme qui donne aux doigts leur extraordinaire mobilité et leur agilité si surprenante.

Ils sont répartis à la face palmaire ou antérieure de la main en trois groupes (fig. 98) :

a) Un *groupe externe*, destiné au pouce et formant au niveau du premier métacarpien une saillie allongée, de forme ovoïde, nommée *éminence thénar ;* il comprend quatre muscles dont les noms indiquent suffisamment la fonction : le *court abducteur*, l'*opposant*, le *court fléchissseur* et l'*adducteur du pouce*. C'est au pouce qu'est dévolu l'appareil musculaire le plus développé qui en assure la force, la dextérité, l'indépendance et favorise son mouvement d'opposition avec les autres doigts, sur lequel nous avons insisté déjà à propos du squelette de la main (page 67).

b) Un *groupe interne*, destiné au petit doigt, forme une saillie plus allongée, de forme ellipsoïde, au niveau du cinquième métacarpien ; elle est désignée sous le nom d'*éminence hypothénar* qui comprend l'*adducteur, le court fléchisseur et l'opposant du petit doigt*. Un muscle peaucier, le *palmaire cutané,* occupe la même région : ses fibres partant du ligament annulaire antérieur du carpe se rendent à la

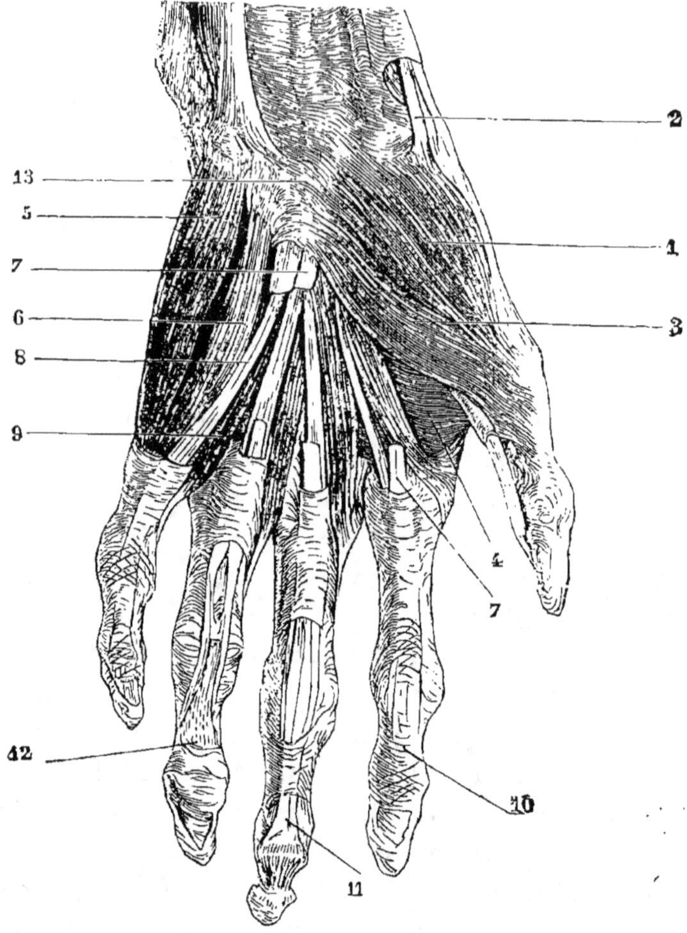

Fig. 98. — Muscles de la main.

1, 2. Court abducteur du pouce avec son tendon. — 3. Court fléchisseur du pouce. — 4. Court adducteur du pouce. — 5. Abducteur du petit doigt. — 6. Court fléchisseur du petit doigt. — 7. Tendon du fléchisseur superficiel sectionné. — 8. Tendon du fléchisseur profond. — 9. Lombricaux. — 10. Gaine des fléchisseurs. — 11. Tendon du fléchisseur profond. — 12. Tendon du fléchisseur superficiel. — 13. Ligament annulaire du carpe.

peau du bord interne de la main ; leur contraction attire la peau en dedans et y creuse un sillon vertical irrégulier, tout en rendant plus saillante l'éminence hypothénar.

c) Un *groupe moyen*, formé de *muscles interosseux* placés dans les espaces métacarpiens et des *muscles lombricaux*, occupe la région palmaire profonde de la main.

Witkowski a fait remarquer, au sujet de cette musculature si compliquée et si parfaite de la main, que, grâce à elle, un pianiste habile pouvait arriver à faire plus de neuf cents notes à la minute et qu'un sténographe exercé pouvait, dans le même laps de temps, écrire cent quatre-vingts mots, rapidité à laquelle n'arrivent point, paraît-il, les orateurs qui parlent avec le plus de volubilité.

CHAPITRE X

LES MUSCLES DU MEMBRE INFÉRIEUR

Les muscles du membre inférieur se divisent en muscles de la *cuisse*, de la *jambe* et du *pied*.

I. Muscles de la cuisse. — Ils se divisent en trois groupes distincts :

a) Groupe antérieur comprenant : le *tenseur du fascia lata*, le *couturier* et le *triceps crural* (fig. 99 et 100).

Le *tenseur du fascia lata* s'insère supérieurement à la crête iliaque et inférieurement se confond avec le *fascia lata*, large et épaisse aponévrose qui entoure cette région. Il la tire en dedans et un peu en avant, produisant ainsi la rotation en dedans de la cuisse ; il concourt aussi à la flexion de la cuisse sur le bassin.

Le muscle *couturier* est le plus long du corps humain. Large de deux travers de doigt et formant une longue bande aplatie, il part de l'épine iliaque antérieure et supérieure, se dirige obliquement en bas et en dedans, croise la face antérieure de la cuisse et arrive à la face interne du genou pour s'insérer à la crête du tibia, au-dessous du tendon rotulien. Son tendon forme avec les tendons de deux autres muscles une expansion membraneuse à trois feuillets figurant la *patte d'oie*.

Il fléchit la jambe sur la cuisse et la cuisse sur le bassin ;

il est aussi rotateur de la jambe en dedans. Quoiqu'on ait prétendu le contraire, il donne au membre inférieur la position habituelle aux tailleurs accroupis ; telle est l'origine de son nom, le couturier.

Le muscle *triceps crural* est ainsi nommé parce qu'il se compose de trois portions, l'une *moyenne* ou *droit antérieur* ou *long chef*, et deux latérales, le *vaste externe* et le *vaste interne*. Paul Poirier en a même décrit une quatrième, le *crural*, confondue à tort dans le vaste interne et a proposé le nom de *quadriceps* à la totalité du muscle.

Le *droit antérieur* ou *long chef du triceps* s'insère *en haut* à l'épine iliaque antérieure et supérieure et par une portion réfléchie au bord supérieur du sourcil cotyloïdien ; puis il descend verticalement sur la face antérieure de la cuisse, et à dix centimètres de la rotule se transforme en un large tendon qui embrasse la rotule et s'attache ensuite à l'épine antérieure du tibia (ligament ou tendon rotulien). Lorsque le droit antérieur se contracte, il forme sous la peau un relief très appréciable.

Les *muscles vaste interne et vaste externe* forment deux corps charnus très volumineux placés de chaque côté du droit antérieur ; ils entourent le fémur auquel ils s'insèrent et inférieurement s'unissent intimement au ligament rotulien. Le muscle triceps est un extenseur très puissant de la jambe sur la cuisse ; le droit antérieur amène en outre la flexion de la cuisse sur le bassin. La contraction du triceps est si puissante que, dans certaines conditions, elle peut déterminer à elle seule la fracture de la rotule ou l'arrachement du tendon rotulien.

b) Groupe interne. — Il est composé des muscles *adducteurs de la cuisse* et *du droit interne.*

Les *muscles adducteurs* forment une masse volumineuse insérée en haut au pubis et à l'ischion et se dirigeant en bas et en dehors vers le fémur sur lequel elle s'attache. Ils sont

Fig. 99. — Muscles de la cuisse (face antérieure).

Couche superficielle.

1, 2 . . . .   Psoas iliaque.

3 . . . .   Tenseur du fascia lata.

4, 5 . . . .   Couturier et son tendon.

6 . . . .   Droit antérieur.

7 . . . .   Vaste externe.

8 . . . .   Vaste interne.

9 . . . .   Tendons du triceps.

10 . . . .   Tendon rotulien.

12 . . . .   Moyen adducteur.

13 . . . .   Droit interne.

Fig. 100. — Muscles de la cuisse (face antérieure).

Couche profonde.

1 . . . .   Moyen fessier.

2 . . . .   Droit antérieur.

3 . . . .   Vaste externe.

4 . . . .   Vaste interne.

5 . . . .   Capsule fibreuse de l'articulation de la hanche.

7 . . . .   Petit adducteur.

8 . . . .   Grand adducteur.

9 . . . .   Demi-membraneux.

10 . . . .   Tendon du demi-tendineux.

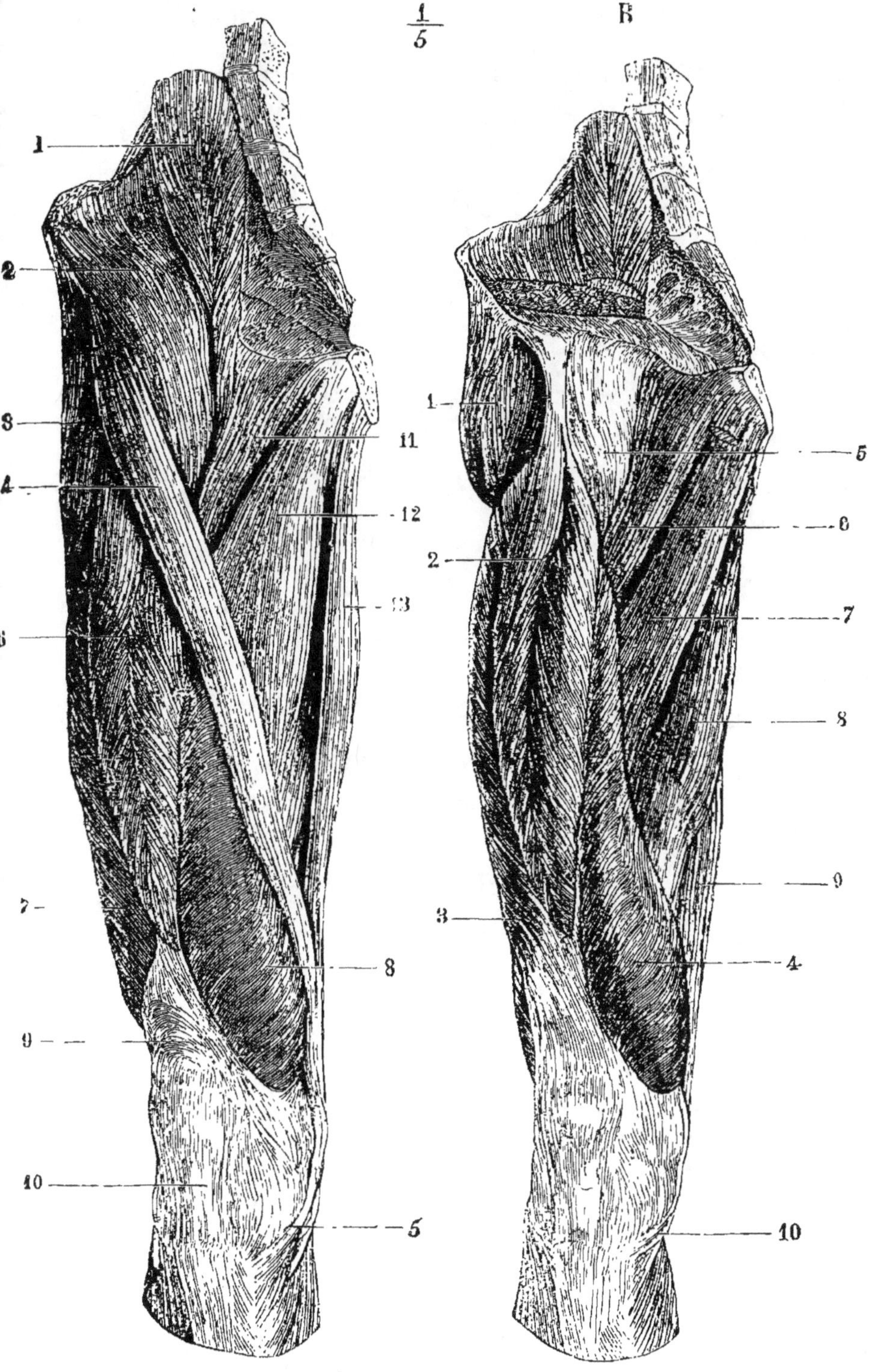

Fig. 99. — Muscles de la cuisse
(face antérieure et couche superficielle).

Fig. 100. — Muscles de la cuisse
(face antérieure et couche profonde).

Fig. 101 — Muscles de la cuisse (face postérieure).

Plan superficiel.

1 . . . .   Grand fessier.

2 . . . .   Son aponévrose.

3 . . . .   Aponévrose du moyen fessier.

4 . . . .   Droit interne.

5 . . . .   Demi-tendineux.

6 . . . .   Demi-membraneux.

7 . . . .   Longue portion du biceps.

8 . . . .   Courte portion du biceps.

9 . . . .   Vaste externe (aponévrose).

10 . . . .   Couturier.

Fig. 102. — Muscles de la cuisse (face postérieure).

Plan profond.

1 . . . .   Moyen fessier.

4 . . . .   Pyramidal.

5 . . . .   Obturateur interne et jumeaux.

6 . . . .   Carré crural.

7, 8 . . . .   Grand adducteur.

9 . . . .   Vaste externe.

10 . . . .   Courte portion du biceps.

11 . . . .   Longue portion du biceps.

12 . . . .   Tendon du demi-membraneux.

13 . . . .   Droit interne.

14 . . . .   Couturier.

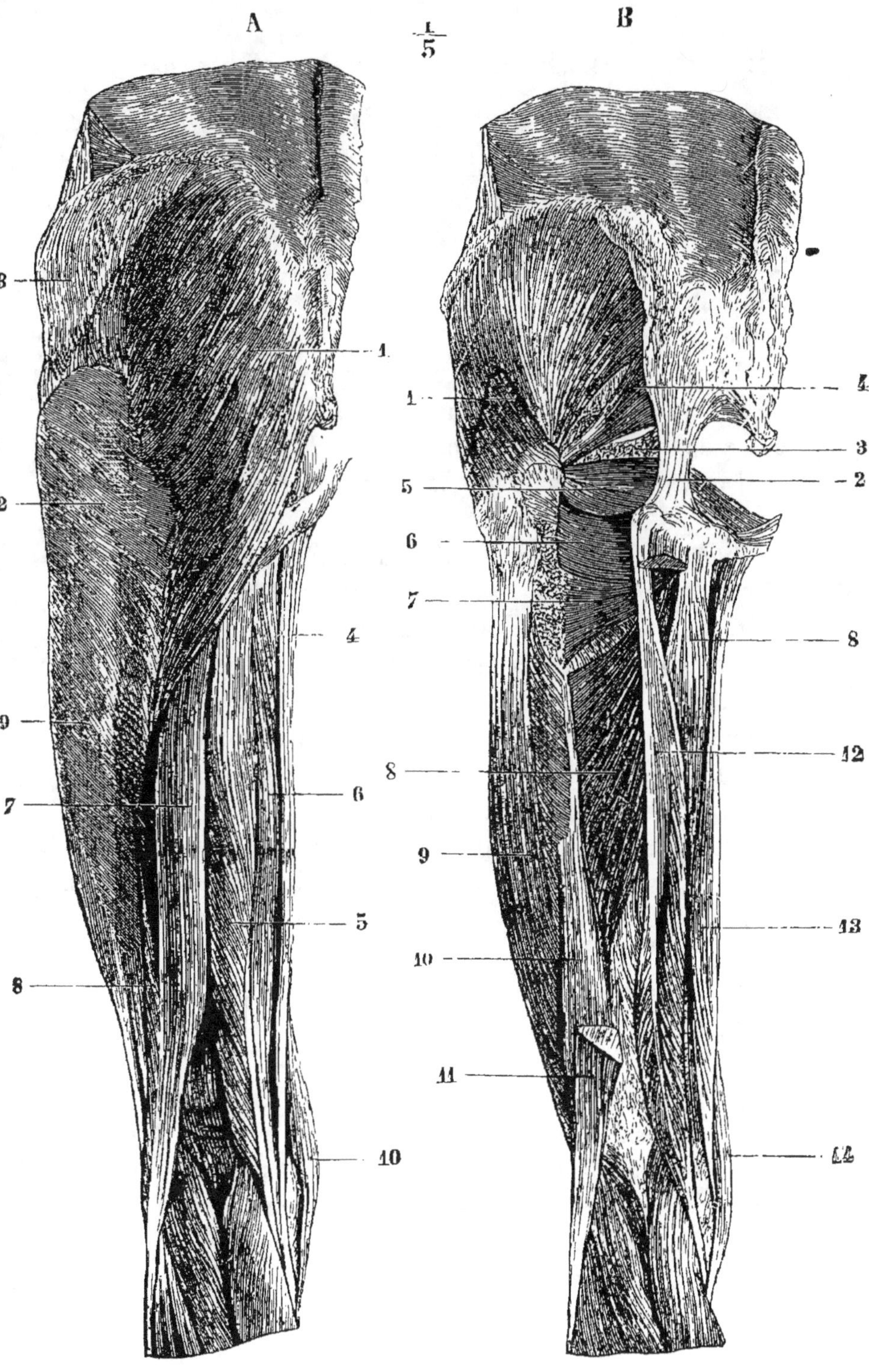

A $\frac{1}{5}$ B

Fig. 101. — Muscles de la cuisse
(face postérieure et plan superficiel).

Fig. 102. — Muscles de la cuisse
(face postérieure et plan profond).

à la fois *adducteurs* et *rotateurs* de la cuisse. Le couturier en dehors et les adducteurs les plus superficiels en dedans circonscrivent un espace triangulaire dont le sommet est dirigé en bas, *triangle de Scarpa,* qui est rempli par des vaisseaux se distribuant au membre inférieur (artère et veines fémorales).

Le muscle *droit interne* forme une lame charnue mince et allongée s'étendant verticalement le long du bord interne de la cuisse, depuis le pubis jusqu'à la crête du tibia, où il entre dans la composition de la *patte d'oie.*

Il produit l'adduction de la cuisse, la flexion de la jambe sur la cuisse et sa rotation en dedans.

c) Groupe postérieur. — Il est formé de trois muscles : le *biceps crural,* le *demi-tendineux* et le *demi-membraneux* qui partent tous de l'ischion, puis descendent verticalement jusqu'au niveau de la face postérieure du genou où ils se divisent en deux masses : l'une, *externe* (biceps), s'insère à la tête du péroné; l'autre, *interne* (demi-tendineux et demi-membraneux), s'attache à la patte d'oie et à la tubérosité interne du tibia (fig. 101 et 102).

Ces muscles produisent : la flexion de la jambe sur la cuisse, l'extension de la cuisse sur le bassin et la rotation de la jambe.

II. **Muscles de la jambe**. — Au nombre de dix, ils peuvent se diviser en deux groupes :

a) Groupe antéro-externe, comprenant : *l'extenseur propre du gros orteil, l'extenseur commun des orteils,* le *jambier antérieur* et les *deux péroniers latéraux* (fig. 103 et 104).

L'extenseur propre du gros orteil s'insère en *haut* au péroné et en bas à la base de la deuxième phalange du gros orteil. Il est extenseur du gros orteil et fléchisseur du pied qu'il porte aussi en dedans.

L'extenseur commun des orteils s'insère en *haut* à la tubérosité externe du tibia et au péroné, puis se divise inférieurement en quatre chefs qui se fixent à la deuxième et à la troisième phalange des orteils en présentant exactement la disposition décrite à propos des extenseurs de la main. Il est extenseur des orteils et fléchisseur-abducteur du pied sur la jambe.

Le *jambier antérieur* s'insère en haut à la tubérosité externe du tibia et en bas au tarse et au premier métatarsien ; il est fléchisseur-adducteur du pied sur la jambe. Quand il se contracte, sa forme en fuseau forme un relief très net le long de la face externe du tibia.

Les deux *péroniers latéraux*, distingués en *long* et *court*, s'insèrent en haut sur le péroné qu'ils suivent en le recouvrant, puis leurs tendons passent en arrière de la malléole externe sur laquelle ils se réfléchissent comme sur une poulie ; le tendon du *court péronier* s'attache à la base du cinquième métatarsien ; celui du *long péronier* s'engage sous la voûte du pied, dans une gouttière que lui présente le tarse, et va s'insérer à la base du premier métatarsien. Les péroniers sont abducteurs du pied ; le long péronier augmente en outre par sa contraction la concavité de la voûte plantaire, ce qui amène, à la face dorsale, l'exagération de la cambrure du pied. Lorsque le pied est le siège d'un effort particulier, dans la danse par exemple où il se tient sur sa pointe, le long péronier agit pour maintenir cette cambrure : aussi a-t-on signalé son développement chez les danseurs. Dans les fractures du péroné, le pied a une grande tendance à se renverser au dehors ; la cause principale en est attribuée à l'action des muscles péroniers.

b) *Groupe postérieur*. — Les muscles de ce groupe sont *superficiels* et *profonds* (fig. 105 et 106).

Les *muscles superficiels* sont : les *deux jumeaux*, insérés aux condyles du fémur, et le *soléaire*, inséré au tibia et au péroné ; ces muscles représentent la masse charnue globu

Fig. 103. — Muscles de la jambe.

Région antérieure.

1, 2 . . . .   Jambier antérieur.

3, 4 . . . .   Extenseur propre du gros orteil.

5, 6 . . . .   Extenseur commun des orteils.

7 . . . .   Long péronier latéral.

8 . . . .   Court péronier latéral.

9, 10 . . . .   Pédieux.

Fig. 104. — Muscles de la jambe.

Région externe.

1, 2 . . . .   Jambier antérieur.

3 . . . .   Extenseur commun des orteils.

5 . . . .   Tendon de l'extenseur propre du gros orteil .

6, 7 . . . .   Long péronier latéral.

8, 9 . . . .   Court péronier latéral.

13 . . . .   Tendon d'Achille.

15 . . . .   Pédieux.

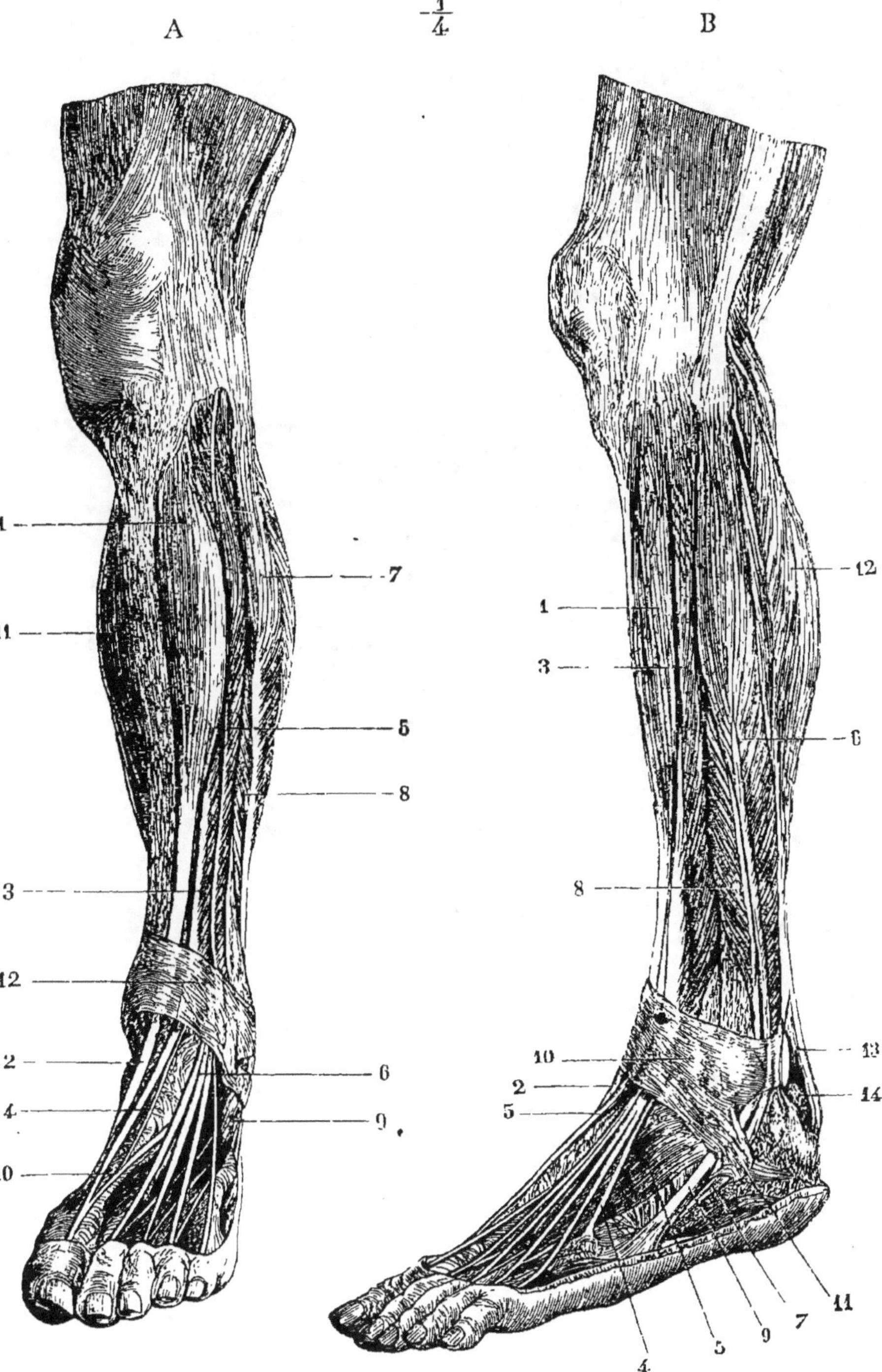

Fig. 103. — Muscles de la jambe
(face antérieure).

Fig. 104. — Muscles de la jambe
(face externe).

Fig. 105. — Muscles de la région postérieure de la jambe.

Couche superficielle.

1 . . . .   Biceps crural.

2 . . . .   Grand adducteur.

3 . . . .   Vaste interne.

4 . . . .   Tendon du demi-membraneux.

6 . . . .   Jumeau interne sectionné.

8 . . . .   Soléaire.

11 . . . .   Jumeaux sectionnés.

12 . . . .   Tendon d'Achille.

13, 14 . . . .   Plantaire grêle.

15 . . . .   Poplité.

Fig. 106. — Muscles de la région postérieure de la jambe.

Couche profonde.

1 . . . .   Jumeau interne.

2 . . . .   Jumeau externe.

3 . . . .   Plantaire grêle.

4 . . . .   Tendon d'Achille sectionné.

7, 8 . . . .   Long fléchisseur commun des orteils.

9, 10 . . . .   Jambier postérieur.

11 . . . .   Fléchisseur propre du gros orteil.

12 . . . .   Péroniers latéraux.

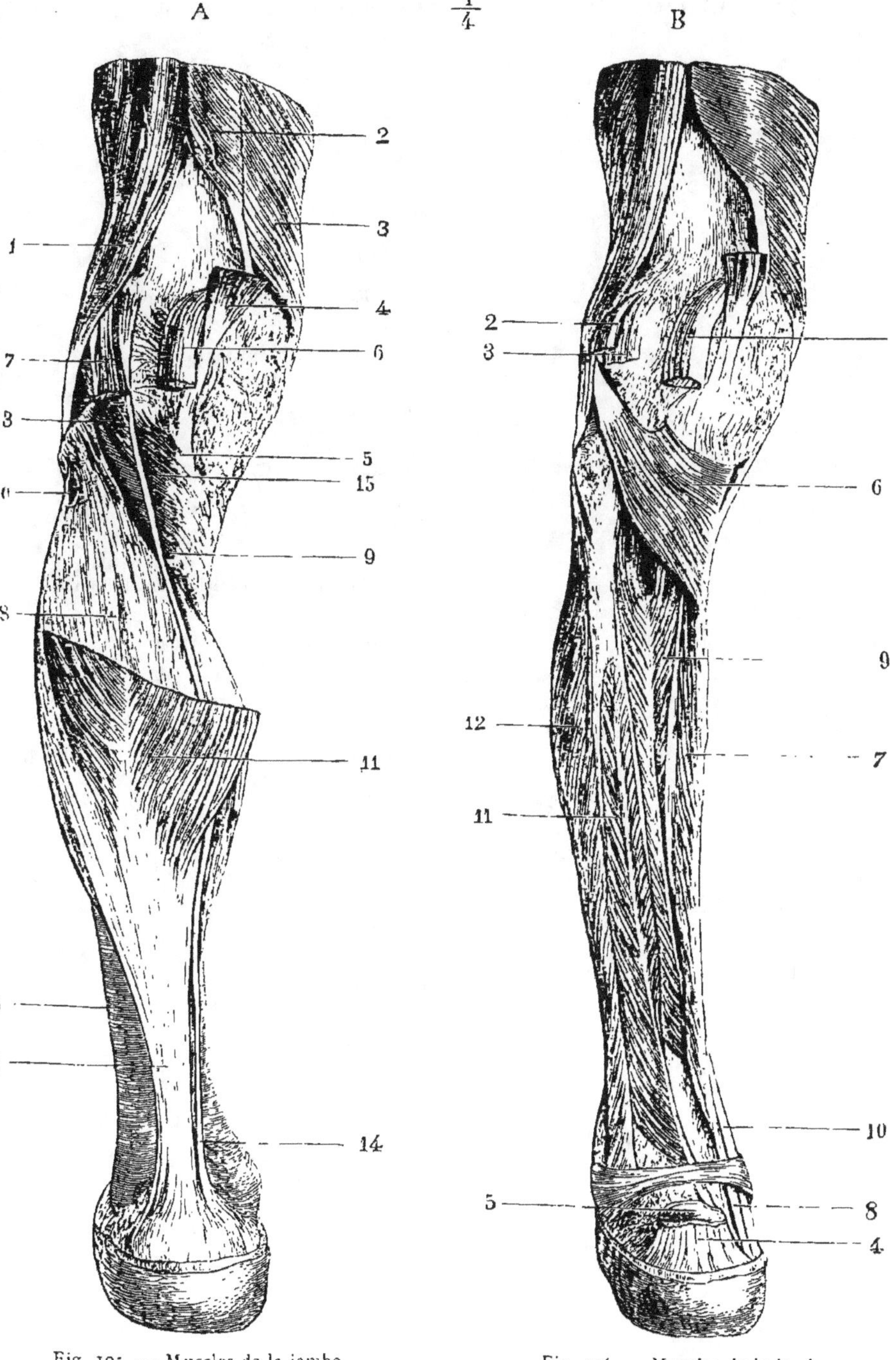

A $\frac{1}{4}$ B

Fig. 105. — Muscles de la jambe
(face postérieure et couche superficielle).

Fig. 106. — Muscles de la jambe
(face postérieure et couche profonde).

Fig. 107. — Muscles de la plante du pied.

1 . . . .   Court fléchisseur commun des orteils.

3 . . . .   Son tendon allant au cinquième orteil.

4 . . . .   Tendon du long fléchisseur commun allant

                       au cinquième orteil.

6 . . . .   Premier lombrical.

7 . . . .   Gaine du troisième orteil ouverte ; les ten-

                       dons sont conservés dans leur gaine.

9 . . . .   Tendon du long fléchisseur propre du gros

                       orteil.

10 . . . .   Court abducteur du gros orteil.

11, 12 . . . .   Court fléchisseur du gros orteil.

13 . . . .   Adducteur oblique.

14 . . . .   Adducteur transverse.

15 . . . .   Court abducteur du cinquième orteil.

16 . . . .   Court fléchisseur.

17 . . . .   Interosseux plantaire.

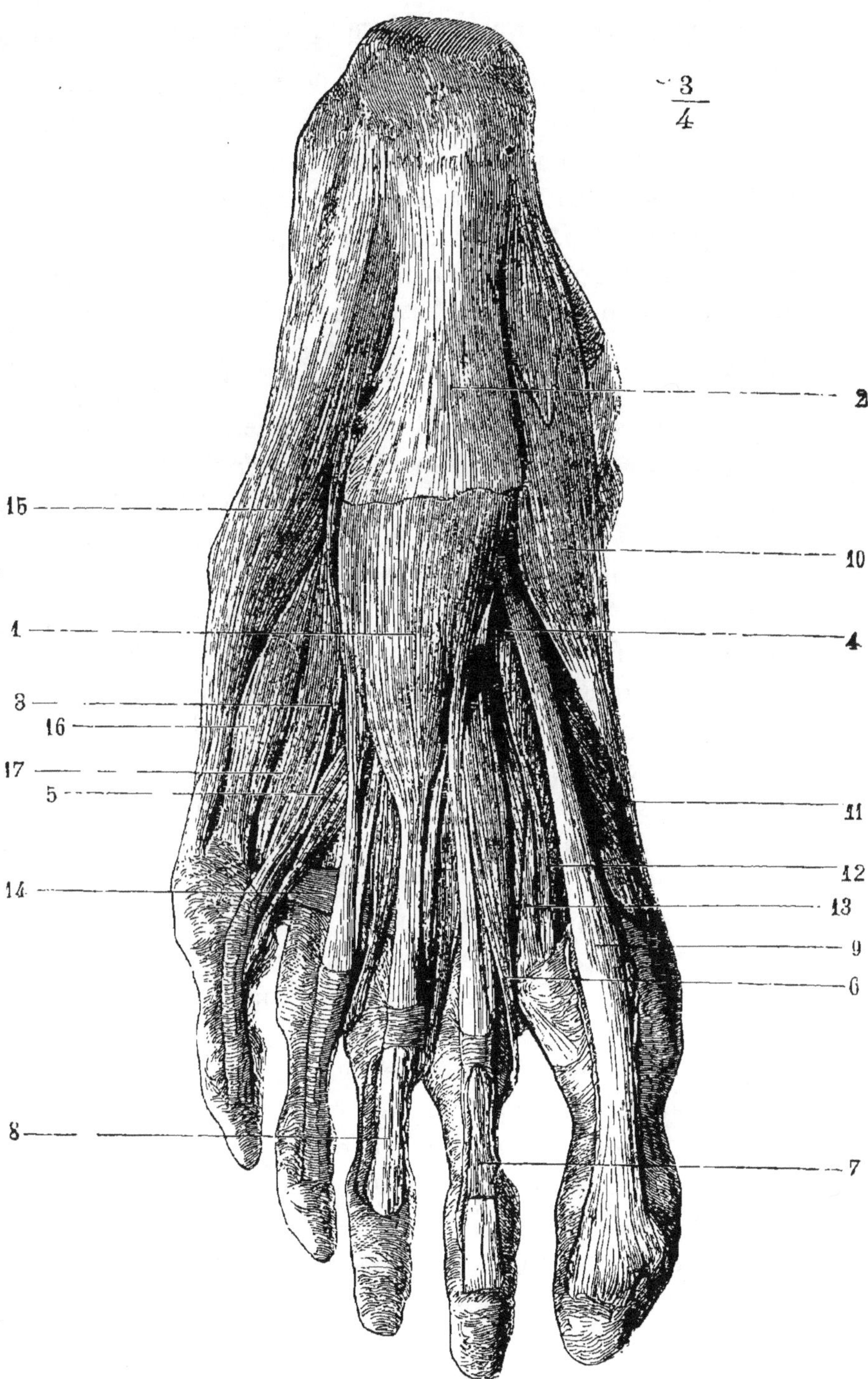

Fig. 107. — Muscles du pied.

leuse du mollet et s'unissent tous trois pour s'insérer à un fort tendon, le *tendon d'Achille,* dont les attaches puissantes se font au calcanéum. Ce groupe des trois muscles est l'extenseur par excellence du pied sur la jambe et joue un rôle très important dans la marche. Entre le soléaire et le jumeau externe existe souvent un petit muscle, le *plantaire grêle,* qui, partant du condyle externe du fémur, arrive, par un long et mince tendon, accolé au bord interne du tendon d'Achille, jusqu'au calcanéum. Il est sujet à se rompre brusquement et détermine alors subitement une douleur très intense, connue sous le nom de *coup de fouet.*

Les *muscles profonds* sont : le *jambier postérieur,* le *fléchisseur commun des orteils* et le *fléchisseur propre du gros orteil,* qui, cachés sous les muscles superficiels, s'insèrent à la face postérieure du tibia et du péroné et dont les tendons, après s'être réfléchis derrière la malléole interne, s'engagent dans une gouttière de la face interne du calcanéum, et pénètrent ainsi sous la plante du pied. Le jambier postérieur s'attache au tarse, les deux autres tendons se rendent aux orteils où ils se comportent comme, à la main, les fléchisseurs profonds des doigts.

III. Muscles du pied (fig. 107). — Ils sont distribués à la région *dorsale* où à la région *plantaire.*

La *région dorsale* présente un seul muscle, le *pédieux* qui, inséré en arrière sur le calcanéum, se dirige obliquement en avant et en dedans, et se divise en quatre languettes qui se confondent avec les extenseurs des orteils ; il est extenseur des orteils (voir fig. 103 et 104).

La *plante du pied* présente dix-neuf muscles répartis, comme à la main, en trois masses : l'une *interne,* destinée au gros orteil, comprenant son *abducteur,* qui part du calcanéum, ses *court fléchisseur, adducteur oblique* et *adducteur transverse* qui partent des os antérieurs du tarse et du métatarse ; l'autre *externe,* destinée au petit orteil, comprenant son *abducteur* et son *court fléchisseur* qui s'insèrent en arrière sur le tarse ; enfin une *masse moyenne* formée du *court fléchisseur commun des orteils* (qui se comporte comme le fléchisseur superficiel des doigts), des *lombricaux* et des *interosseux* dont la disposition est analogue à ceux de la main.

CHAPITRE XI

LE MOUVEMENT AU POINT DE VUE MÉCANIQUE

La connaissance des os, des articulations, organes passifs, et des muscles organes actifs du mouvement nous permet de comprendre dans quelles conditions physiologiques il se produit.

D'une façon générale, le mouvement est le résultat de la contraction d'un muscle qui change la position d'un os mobile par rapport à un os fixe.

Il reste à préciser les différentes phases de cet acte.

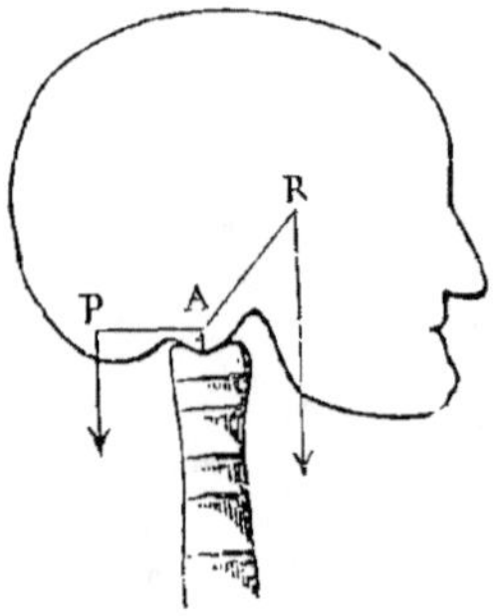

Au point de vue mécanique, les os peuvent être considérés comme des leviers, et dans l'économie on trouve des exemples de leviers des trois genres, la puissance étant représentée par l'effort musculaire, et la résistance par le poids des parties à mouvoir.

1º *Leviers du premier genre.* — Le point d'appui A se trouve placé entre la puissance P et la résistance R, comme dans les balances. On retrouve les plus nombreux exemples de ce genre de levier dans *l'équilibre de la station*. Lorsque la tête est en équilibre sur la colonne vertébrale,

Fig. 108. — Équilibre de la tête sur la colonne vertébrale.

Levier du premier genre.

A. Point d'appui. — P. Puissance. — R. Résistance.

le *point* d'*appui* est à l'union de la tête et de la colonne vertébrale, la *résistance* est représentée par le poids de la tête,
qui la fait pencher en avant, et la *puissance* par les muscles
de la nuque, qui s'y opposent. Il en est de même pour le
maintien en équilibre du tronc sur les têtes des deux fémurs,
de la cuisse sur la jambe, et de la jambe sur le pied dans la
station verticale.

2° *Leviers du deuxième genre ou interrésistant.* — Le

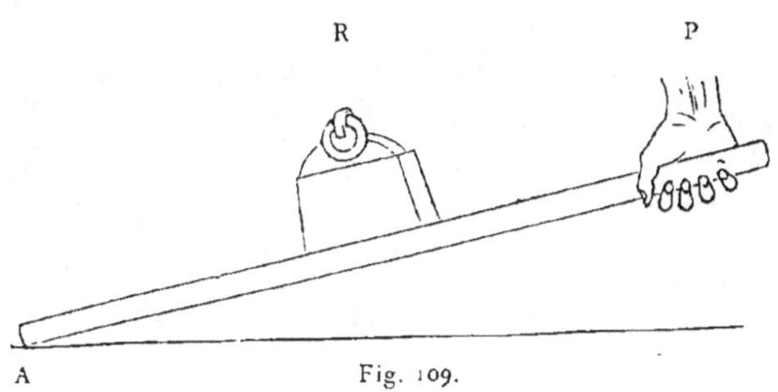

Fig. 109.

Levier du deuxième genre.

A. Point d'appui. — R. Résistance. — P. Puissance.

point d'appui A est à une extrémité du levier, la puissance
P à l'autre et la résistance R entre eux. Le bras de levier de
la puissance A P est toujours plus
long que celui de la résistance A R.
La brouette ou le casse-noisette
représentent des types parfaits de ce
genre de levier qui est le *levier de la
force*.

Dans l'économie, on le retrouve
dans les cas où la vitesse est sacrifiée
à la force : par exemple, dans la
marche, où tout le poids du corps se
soulève par suite de l'élévation du
pied sur sa pointe.

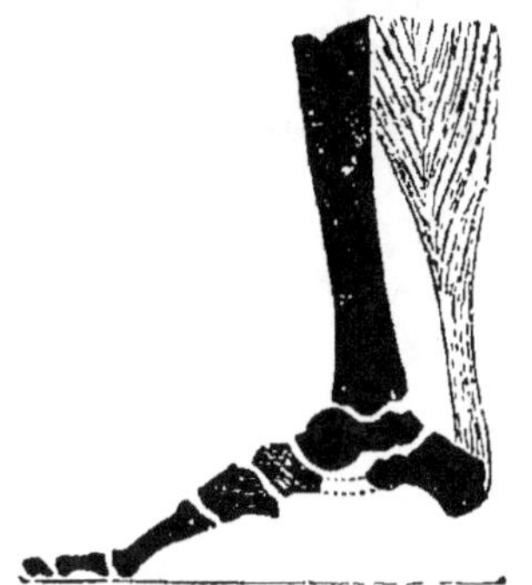

Fig. 110. — Talon soulevé par
le tendon d'Achille (levier du
deuxième genre).

Le sol est le point d'appui, le poids du corps la résistance, et l'action des muscles qui s'insèrent au calcanéum par

le tendon d'Achille, la puissance. D'après la loi des leviers, cette puissance peut être inférieure au poids du corps, condition favorable pour la marche.

3° *Leviers du troisième genre ou interpuissant.* — Le point d'appui A se trouve encore à l'extrémité du levier, mais la résistance R est à l'autre extrémité et la puissance P entre eux.

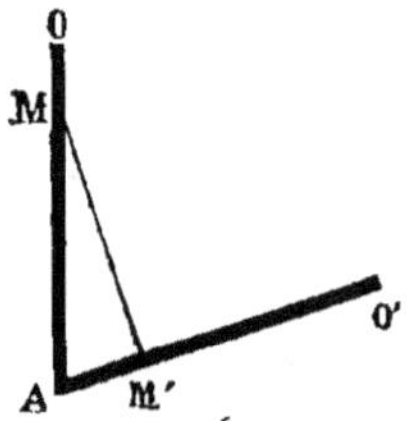

Le bras de la puissance A M′ est toujours plus petit que le bras de la résistance A O′. Ce genre de levier est avantageux au point de vue de la vitesse et désavantageux à celui de la force ; il est donc le *levier de la vitesse.* Dans l'économie, où il est très répandu, on peut le considérer comme le *levier par excellence du mouvement volontaire.*

Fig. 111.
Levier du troisième genre
(Schéma d'après Küss
et Duval).

O A. Humérus. — M M′. Biceps. — A O′. Avant-bras. — A. Point d'appui. — O′. Résistance. — M′. Puissance.

Ainsi, dans la flexion de l'avant-bras sur le bras, le point d'appui est à l'articulation du coude, la puissance à l'insertion du biceps, et la résistance au niveau de l'avant-bras qui supporte le poids de la main. Dans presque tous nos mouvements volontaires nous retrouvons ce genre de levier ; en général, la force y est donc sacrifiée à la vitesse.

CHAPITRE XII

DE LA STATION

La station est l'état d'équilibre où se maintient le corps humain lorsqu'il reste immobile. Il y a plusieurs espèces de stations suivant l'attitude qu'on prend : *station couchée ou décubitus, station assise, station debout.*

Station couchée ou décubitus. — Cette attitude est essentiellement passive, le poids du corps s'exerçant directement sur le sol, sans l'intervention du système musculaire ; elle est beaucoup moins fatigante que toutes les autres, parce que les muscles, restant inactifs, se reposent. On conçoit facilement pourquoi cette attitude est celle du repos, du sommeil. Plus l'être humain est faible et plus il se complait dans la station couchée ; le nouveau-né et le vieillard, le convalescent et le malade passent couchés la plus grande partie, sinon la totalité de la journée. Le décubitus peut être *latéral, dorsal* ou *ventral ;* dans les maladies adynamiques telles que la fièvre typhoïde, le décubitus est presque toujours dorsal. Pendant le sommeil, il est le plus souvent latéral ; à ce sujet, il est un fait assez curieux à noter : on se couche généralement sur le côté droit pour dormir et cette particularité s'explique par la présence du foie, glande volumineuse qui comprime les autres viscères dans le décubitus latéral gauche. Les malades atteints d'un épanchement pleurétique se couchent de préférence sur le côté malade ; le liquide renfermé dans la plèvre exerce ainsi le minimum de compression sur les organes voisins.

Dans le décubitus, la lutte du sang contre la pesanteur est presque nulle et la circulation devient plus facile, surtout dans les veines. Ainsi les membres inférieurs se dégonflent chez les sujets atteints de varices lorsque ceux-ci sont restés pendant quelques heures dans la position horizontale. Par contre, la respiration est plutôt gênée dans le décubitus dorsal à cause de la pression de la colonne d'air qui s'exerce sur une plus grande surface de la poitrine : pour cette rai-son, les malades ayant des accès d'oppression s'assoient brusquement sur leur lit ou passent les nuits dans un fau-teuil ; les personnes bien portantes que le sommeil sur-prend couchées sur le dos ont des rêves pénibles, parfois même des hallucinations.

La position couchée ou assise est forcément celle qui doit être adoptée pour le nouveau-né, aussi n'oublions jamais que la première enfance est impropre à la marche et modérons l'impatience des mères qui prennent plaisir à faire marcher leurs enfants avant l'heure, oublieuses des difformités de toute espèce auxquelles elles les exposent en voulant forcer la nature.

Station assise. — Cette attitude repose les membres inférieurs, surtout lorsque ceux-ci sont étendus.

Dans la station assise, le tronc s'appuie sur les ischions et le centre de gravité du corps se trouve placé en arrière de ses points d'appui : de là l'utilité des dossiers qui assurent l'équilibre, reposent les muscles du dos et empêchent les déformations de la colonne vertébrale. Lorsque l'on s'as-soit sur des sièges dépourvus de dossiers, on fléchit ins-tinctivement le tronc afin de porter en avant son centre de gravité : cette attitude vicieuse gêne les fonctions respiratoires et exagère la courbure dorsale de la colonne vertébrale.

Il est indispensable — on le conçoit facilement — que les bancs des mobiliers scolaires soient garnis de dossiers, parfaitement en rapport avec la taille des enfants et avec les courbures de la colonne vertébrale (fig. 113).

Suivant Couvreur, pour qu'un voyage en voiture repose au lieu de fatiguer, le dossier doit présenter des courbes spéciales en harmonie avec les courbures de la colonne vertébrale (fig. 112). La figure 113 représente un dossier remplissant les conditions voulues. Celui de la figure 114 est, au contraire, défec-

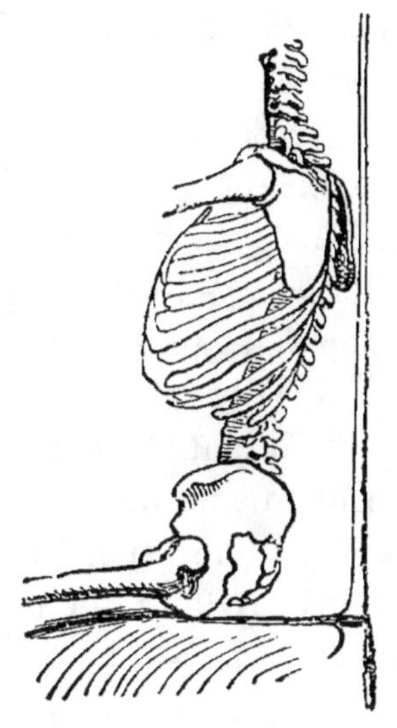

Fig. 112. — Courbure de la colonne vertébrale.

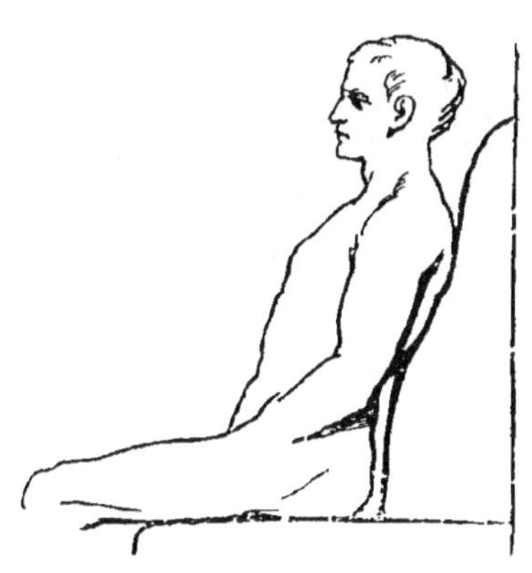

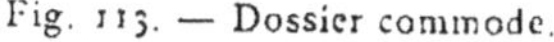

Fig. 113. — Dossier commode.

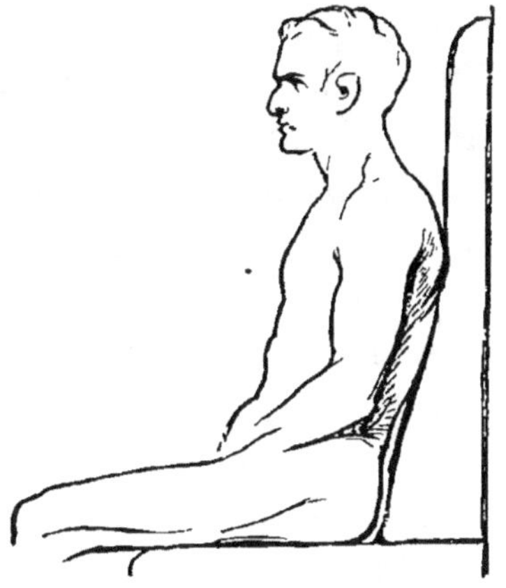

Fig. 114. — Dossier défectueux.

tueux et existe cependant dans beaucoup de wagons de chemins de fer.

Station debout. — Les conditions d'équilibre dans la station debout dépendent du *centre de gravité*, de la *base* de *sustentation* et du *maintien de la ligne de gravité dans la base de sustentation*.

Le *centre de gravité* du corps se trouve dans le canal de la deuxième vertèbre sacrée. Sa position varie naturellement suivant les diverses attitudes que prend le corps.

La *base de sustentation* est constituée par les pieds ; elle est d'autant plus large que leur écartement est plus considérable. Plus cette base est étendue, plus la *ligne de gravité* s'y maintient facilement et plus l'équilibre est assuré.

Lorsque les deux pieds sont complètement rapprochés, ou que l'on se tient sur un seul pied, la *base de sustentation* est aussi réduite que possible et l'équilibre du corps tout à fait instable. Le factionnaire qui se tient au port d'arme, les deux talons rapprochés, se trouve dans de mauvaises conditions d'équilibre ; le marin, au contraire, se maintient sur le pont oscillant de son navire les jambes fortement écartées, afin d'augmenter sa base de sustentation et d'améliorer les conditions d'équilibre peu favorables où il se trouve.

Comme la position du centre de gravité varie avec les attitudes, nous sommes obligés de modifier celles-ci suivant les circonstances, afin que la ligne de gravité ne sorte pas de la base de sustentation. Il y a là un véritable système de compensation fort intéressant à étudier, surtout chez les gens chargés d'un fardeau ; lorsque celui-ci est porté sur le dos, le corps se fléchit en avant ; lorsqu'il est porté sur le ventre, le tronc s'étend en arrière ; lorsqu'il est porté avec un bras, le corps s'infléchit du côté opposé.

L'obèse, dont le ventre volumineux pèse en avant, se tient la taille cambrée, les épaules effacées, la tête portée en arrière ; l'homme maigre a, au contraire, la tête en avant, le dos voûté.

Le *maintien de la ligne de gravité dans la base de sustentation* s'obtient par la contraction de groupes musculaires importants. Malgré leur développement, ceux-ci se fatigueraient très vite si la disposition des grandes articulations n'était telle que le poids même des divers segments du corps les maintient forcément dans l'extension.

Ainsi, dans l'articulation de la hanche, le centre de gravité du tronc tombe en arrière et le ligament antérieur qui est très résistant empêche la chute du corps en arrière par sa tension toute mécanique. Pareille disposition existe aussi au genou et l'on peut considérer le corps dans la station debout comme un tout rigide dont la solidité est due, en grande partie, à la tension même des ligaments articulaires (Beaunis), mais cet équilibre serait fort instable si la contraction musculaire n'intervenait constamment pour le maintenir. Les muscles de la nuque empêchent la flexion de la tête dont le centre de gravité tombe un peu en avant de son articulation avec la colonne vertébrale ; les fessiers empêchent la flexion du tronc sur les cuisses ; le triceps fémoral maintient l'extension du genou, etc.

Deux faits prouvent bien l'importance de la contraction musculaire pour le maintien de l'équilibre du corps dans la verticale : 1° dans les pertes de connaissance où la résolution musculaire survient subitement, le corps s'abat en quelque sorte sur le sol, comme une masse inerte ; 2° la fatigue se produit d'une manière intense et très rapide dans la station debout, qui est beaucoup plus pénible que la marche, que la course même, lorsqu'elle se prolonge.

Aussi, l'homme cherche-t-il instinctivement à diminuer la fatigue de la station debout en prenant la position dite *hanchée* ou *station insymétrique* ; à cet effet, il fait reposer alternativement le poids du corps sur un seul membre inférieur placé dans l'extension, tandis que l'autre, légèrement fléchi et placé en avant, n'appuie que très peu sur le sol. Cette attitude si naturelle se retrouve dans la plupart des statues; elle s'observe aussi chez le cheval et un certain nombre d'animaux.

CHAPITRE XIII

DE LA MARCHE

La *marche*, allure habituelle de l'homme, est caractérisée par ce fait que le corps reste en contact avec le sol, tandis qu'il l'abandonne dans la course. Elle résulte du *pas*, c'est-à-dire du mouvement alternatif des membres inférieurs qui portent le poids du corps en avant et le font avancer par une série de déplacements successifs.

D'abord étudiée par les frères Weber, la marche a été plus récemment l'objet de travaux très remarquables de la part de Duchenne (de Boulogne), de Carlet et surtout de Marey. Ce dernier physiologiste l'a étudiée à l'aide de deux méthodes différentes : la méthode *graphique* et la méthode *photographique*.

I. Méthode graphique. — Afin d'enregistrer les moûvements du corps pendant la marche, Marey a construit plusieurs appareils fort ingénieux. Pour connaître exactement les appuis successifs du pied sur le sol, il a imaginé la *chaussure exploratrice ;* la semelle

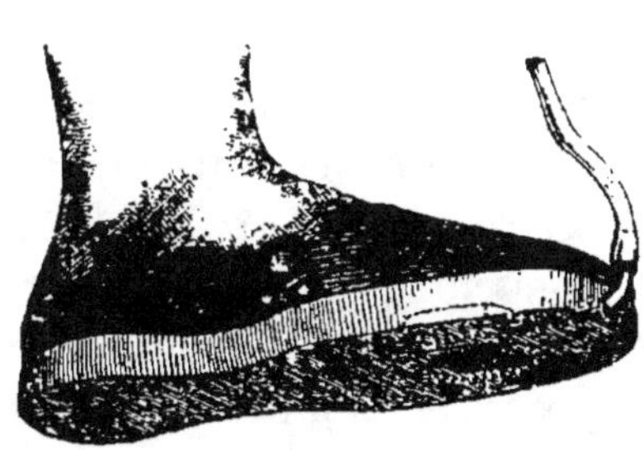

Fig. 115. — Chaussure exploratrice de Marey.

de cette chaussure renferme une chambre à air communiquant avec un tambour à levier, analogue à celui du myographe. Chaque pression du pied sur le sol comprime l'air de la chambre et cette pression, transmise au tambour,

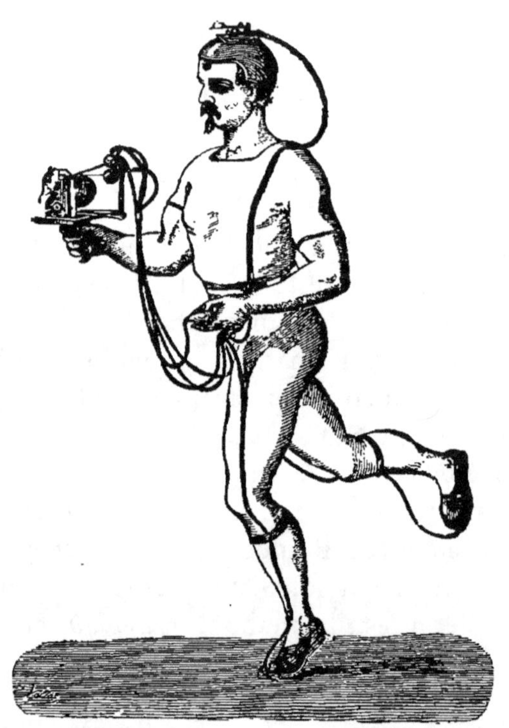

Fig. 116.   Coureur muni de l'appareil enregistreur de Marey.

soulève le levier enregistreur qui fournit ainsi le tracé graphique des *mouvements des deux pieds* pendant la marche. Pour apprécier les *oscillations verticales du tronc*, Marey emploie un autre appareil explorateur qu'il assujettit sur le sommet de la tête du marcheur ou du coureur qui lui sert de sujet d'expérience ; cet appareil se compose d'un tambour dont le levier porte à son extrémité une masse de

plomb qui agit par son inertie ; quand le corps s'élève,
la masse de plomb s'abaisse et *vice versa :* les oscillations
qui se produisent ainsi pendant la marche sont enregis-
trées sur un cylindre portatif nommé *odographe*. Outre les
oscillations verticales du tronc, l'odographe sert à enregistrer
la marche des voitures, des trains de chemin de fer, etc., en
indiquant les espaces parcourus, la vitesse, les accélérations
et les ralentissements, les arrêts, etc.

II. Méthode photographique. — Elle consiste à braquer
un appareil photographique sur un écran noir. Devant cet

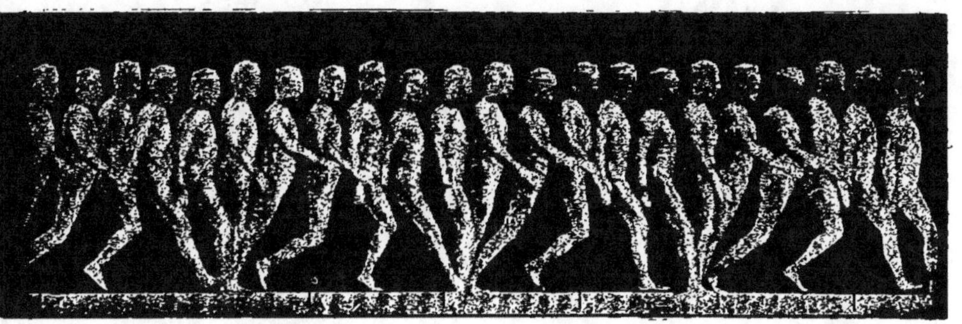

Fig. 117. — Photographie instantanée d'un marcheur indiquant ses positions successives (Marey).

écran marche un homme vivement éclairé par le soleil; il
est mi-vêtu de blanc et de noir, de façon à supprimer la
moitié de son image, ce qui simplifiera et rendra plus in-
telligible l'épreuve photographique.

Un appareil rotatif, installé devant l'objectif, masque et
démasque cet homme à des intervalles réguliers ; à chaque
admission de lumière sa demi-image se forme sur la plaque
sensible. La série de ces demi-images indique toutes les positions que prennent successivement le tronc et les membres
pendant la marche ou la course : en plaçant cette série
d'images dans un *zootrope*, la marche ainsi décomposée se

reconstitue et les différentes allures de l'homme peuvent être reproduites par ce procédé de façon à en donner l'illusion parfaite.

Analyse des divers actes de la marche. — Les procédés de Marey ont permis de déterminer avec précision la

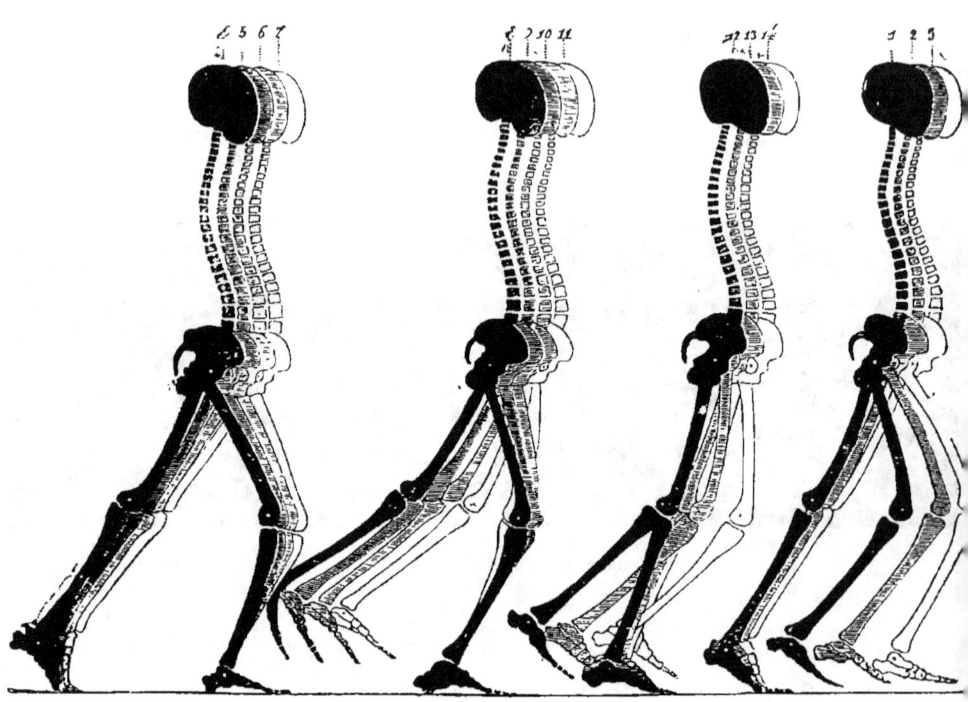

Fig. 118. — Schéma des différentes positions du corps dans la marche.

série des divers actes dont se compose la marche. Cette allure est plus compliquée qu'on ne serait tenté de le croire : nous en limiterons la description aux points les plus importants.

Supposons que nous soyons debout et sur le point de marcher, la jambe gauche en avant, la droite en arrière. Comment ferons-nous un premier pas? La jambe gauche (*jambe active*), d'abord légèrement fléchie, s'étend, le talon se soulève et le pied ne s'appuie plus que sur le métatarse de façon que le bassin se trouve poussé en avant et en haut. Alors la jambe droite (*jambe passive ou oscillante*), entraînée par le mouvement de propulsion du bassin, se détache *passivement* du sol, oscille en avant comme un pendule, si bien que le pied droit vient se placer en avant du pied gauche : le *pas* est fait. Immédiatement un second pas recommence, semblable au premier, la jambe qui était *passive* devenant à son tour active.

Les frères Weber pensaient que l'oscillation de la jambe passive était, ainsi que celle du pendule, déterminée uniquement par la pesanteur. La méthode graphique a établi, au contraire, que cette oscillation différait essentiellement de celle du pendule, qu'elle n'était point purement physique, que le système musculaire intervenait en même temps que la pesanteur. Les muscles qui agissent en cette occurrence sont le psoas-iliaque, le tenseur du fascia lata (muscles fléchisseurs de la cuisse sur le tronc) et le couturier (muscle fléchisseur de la cuisse sur le tronc et de la jambe sur la cuisse).

Quant à l'élévation du talon de la jambe active, mouvement si important au point de vue de la propulsion du corps en avant, elle est produite par la contraction des muscles jumeaux et soléaire qui s'insèrent au tendon d'Achille et dont le développement est d'autant plus considérable que le sujet s'adonne davantage à la marche.

Chaque pas n'entraîne pas le *tronc*, comme une seule masse, directement en avant ; celui-ci s'avance, au contraire, par une série de projections obliques à gauche et à droite. Lorsque la jambe gauche se place en avant, le tronc se porte sur elle en pivotant autour de la tête du fémur droit et *vice versa*. Il en résulte dans la démarche humaine un balancement particulier, plus prononcé chez la femme dont le bassin est plus large et dont les jambes, par conséquent, sont plus éloignées l'une d'autre.

Les *membres supérieurs* jouent aussi leur rôle dans la marche ; ils sont animés d'un mouvement d'oscillation qui se fait en sens inverse de celui des jambes. Duchenne (de Boulogne) a démontré que cette oscillation des bras n'était pas purement passive et analogue à celle du pendule : là aussi, l'action musculaire (deltoïde) entre manifestement en jeu, et cela est si vrai que, chez les personnes paralysées du membre supérieur, le bras conserve l'immobilité verticale pendant la marche.

Hildebrand a évalué en kilogrammètres le travail du marcheur. Les chiffres qu'il a trouvés ont leur éloquence ; nous reproduisons les plus importants :

Chez un homme pesant 76 kilogrammes et ayant 88 centimètres de longueur de jambe, un pas de 80 centimètres de longueur représente 7,215 kilogrammètres, et un pas de 48 centimètres de long 4,333, ce qui donne dans le premier cas (2 pas par seconde) 51,948 kilogrammètres par heure, et, dans le second cas (1 pas par seconde) 15,588 kilogrammètres ; le travail ordinaire d'un ouvrier en 24 heures, qui égale environ 300,000 kilogrammètres, équivaudrait ainsi à 33 kilomètres.

Les frères Weber ont calculé que la vitesse moyenne de la marche chez un adulte était de 6 kilomètres à l'heure ; d'après ces physiologistes, la vitesse *maxima,* chez certains marcheurs bien doués et spécialement entraînés, peut atteindre 9,389 mètres à l'heure. Les « pédestrians » anglais, qui rentrent dans cette catégorie de marcheurs, ont beaucoup dépassé ces chiffres ; ainsi, dans ces dernières années, Merrill a franchi, au pas, 1,800 mètres en 6 minutes et 49 secondes ; Sinclair a fait au pas 185 kilomètres en 10 heures 41 minutes et 50 secondes ; W. Clarke, 18 kilomètres en 1 heure 19 minutes.

Il s'agit dans ces cas d'une marche spéciale, précipitée, à toute vitesse et non d'une marche prolongée. D'autres « pedestrians » sont arrivés à soutenir pendant longtemps une vitesse de 8 kilomètres à l'heure. Ainsi, on connaît les récents exploits du capitaine Weston, capable de faire 80 kilomètres par jour pendant 100 jours de suite. Autrefois, les montagnards des Alpes étaient réputés les meilleurs marcheurs de l'Europe, autant par leur vitesse que par leur résistance à la fatigue. Le Pileur nous a retracé, à ce sujet, le récit de plusieurs courses fort intéressantes accomplies par des guides alpins et notamment par la famille, restée légendaire, des Balmat : « Jacques Balmat, qui le premier parvint à la cime du mont Blanc, pouvait, à l'âge de seize ans, s'élever du hameau des Pélerins à la montagne de la Côte en deux heures, et cette course exige quatre heures pour des touristes très exercés. Lors de sa dernière tentative pour arriver au mont Blanc, ce même guide, alors âgé de vingt ans, passa cinq jours et quatre nuits sans dormir ni se reposer un moment. — Un de ses fils, Édouard Balmat, parti de Paris pour rejoindre son régiment à Gênes, arriva le cinquième jour au soir à Chamonix, ayant parcouru 546 kilomètres[1]. Plusieurs années après, ce même homme parti des bains de Louèche à deux heures du matin, arrivait à Chamonix à neuf heures du soir, ayant franchi en dix-neuf heures une distance équivalente à environ 120 kilomètres.

« En 1844, un vieillard nommé Marie Couttet, ancien guide de Saussure et âgé de quatre-vingts ans, partit dans l'après-midi du hameau des Praz, situé dans la vallée de

---

1. Tout récemment, dans la course Paris-Belfort organisée par le *Petit Journal,* le professeur Duval faisait un record de 159 kilomètres, et Ramogé, le vainqueur, franchissait le parcours total (environ 500 kilomètres) en 100 heures.

Chamonix, à l'altitude de 1,070 mètres et arriva aux Grands-Mulets (3,050 mètres) à dix heures du soir ; puis, après quelques heures de repos, il s'éleva sur le glacier jusqu'au voisinage du Grand-Plateau, à une altitude d'envrion 4,000 mètres et redescendit d'une traite à son village. Nous citerons encore la course faite, en septembre 1867, par un homme de Thun, qui parcourut en vingt-trois heures une distance estimée à 40 lieues de Suisse, et représentant au moins 34 heures de marche pour un touriste ordinaire. »

Le « pedestrian » n'arrive à ces résultats surprenants de vitesse que par une connaissance parfaite des conditions mécaniques de la marche, dont il a fait, en quelque sorte, une science spéciale.

Nous avons vu (page 245) que la marche est produite par deux forces : la pesanteur et l'action musculaire. Dans l'évolution de chaque pas, la pesanteur fait osciller, à la manière d'un pendule, une des jambes qui reste plus ou moins passive pendant quelques instants. Plus cette oscillation, toute mécanique, se produit facilement, moins le système musculaire intervient et, par suite, moins la marche est fatigante. *Les conditions essentiellement favorables sont réalisées lorsque le marcheur se meut sur un plan résistant horizontal ou légèrement descendant.*

La *résistance du sol* permet au pied reposant bien à plat de se dresser énergiquement sur sa pointe ; elle favorise ainsi le mouvement de propulsion du corps en avant, point capital au point de vue de la rapidité de la marche. On marche bien plus vite sur une grande route, plate, dure, que dans des terres labourées, surtout quand la pluie a détrempé et amolli le sol : les chasseurs en savent quelque chose lorsque, surpris par une averse, ils ont été obligés de rentrer à travers champs ; de même les alpinistes consommés se lèvent avant le jour afin de traverser les glaciers couverts de neige lorsque le soleil n'en a pas encore ramolli la couche superficielle : ainsi ils marchent avec facilité sur un plan résistant, au lieu d'enfoncer à chaque pas dans la neige.

Le défaut de *résistance du sol* n'empêche pas seulement le pied porté en avant de se dresser facilement sur sa pointe ; il nécessite en outre un supplément d'intervention musculaire pour dégager ce pied plus ou moins enfoncé et nuit à la régularité de l'oscillation passive de la jambe : autant de conditions défavorables. Aussi les épreuves des « pedestrians » se font-elles, en Angleterre, sur des pistes spéciales parfaitement planes, suffisamment résistantes et recouvertes même de cendres très fines, afin d'empêcher les pieds de glisser.

Le plan où se meut le marcheur doit être *horizontal* ou légèrement *descendant* pour que l'oscillation de la jambe passive se fasse régulièrement. *Si le plan est ascendant,* en effet, la lutte contre la pesanteur devient nécessaire et les muscles des membres inférieurs doivent intervenir avec d'autant plus d'énergie que la pente est plus roide.

Dans la marche de l'ascensionniste, les muscles extenseurs de la cuisse se contractent fortement pour élever le tronc ; à la longue, le triceps, fatigué, devient douloureux. Cette douleur siège, le plus souvent, sur le tendon du droit antérieur au niveau de l'insertion des fibres musculaires, à un travers de main environ de la rotule ; il suffit parfois, pour la ressentir, de monter un grand nombre d'étages consécutivement.

La *descente rapide* est fatigante parce que, pour empêcher la chute du corps en avant, les muscles de la partie postérieure du tronc se contractent et portent la tête, le cou et la poitrine en arrière. Lorsque *le plan est légèrement descendant,* cet effort musculaire devient inutile et, le corps se trouvant légèrement entraîné en avant par l'action de la pesanteur, la marche en devient d'autant plus rapide et plus facile.

Il nous reste maintenant à élucider la question suivante : Étant donnée une distance assez longue à parcourir, est-il plus avantageux d'employer une marche accélérée que la marche normale ?

Ce problème, intéressant pour tous les marcheurs, devient important lorsqu'il s'agit de la marche des armées. Depuis le maréchal de Saxe on a souvent répété que la victoire était toute dans les jambes du soldat et, de fait, Napoléon l'a prouvé plus d'une fois en gagnant mainte bataille grâce à la rapidité de ses colonnes qui ont parcouru jusqu'à 36 kilomètres par jour. Les frères Weber, qui avaient établi comme loi « que les pas sont d'autant plus longs que le rythme de la marche est plus rapide », semblaient donner raison aux partisans des marches rapides. Les travaux de Marey n'ont pas confirmé cette manière de voir ; théoriquement, dans la marche *on perd en force ce que l'on gagne en vitesse* et à la veille des batailles, la force physique du soldat est l'élément le plus précieux à ménager ; pratiquement, la formule des frères Weber ne se vérifie pas davantage et l'expérience a démontré depuis longtemps que l'allure modérée était celle qui faisait arriver le plus vite au but ; il convient donc de ménager la force musculaire, car la rapidité de l'allure tend sans cesse à l'épuiser. Les vrais marcheurs, les excursionnistes, endurcis le savent bien et mettent toujours en pratique le vieux dicton : « *Chi va piano, va sano* ». Quant aux étapes militaires, elles ne sont plus guère que de 24 kilomètres par jour : c'est bien suffisant pour le soldat qui porte un fourniment dont le poids atteint près de 20 kilogrammes.

La *chaussure* exerce aussi une certaine influence sur la marche : les dernières recherches de Marey sur la locomotion humaine ont prouvé l'influence favorable que des talons bas exercent sur la rapidité de la marche ; il a démontré, de plus, que chez bon nombre de sujets l'allure devient plus rapide quand la semelle est un peu longue. Le reste du vêtement doit être ample, tant au niveau des membres inférieurs qu'à celui de la poitrine, afin que tous les mouvements, même ceux de la respiration, puissent s'exercer avec facilité.

Le « pedestrian » anglais est vêtu d'un tricot de laine et d'un large caleçon de mérinos laissant les genoux libres ; il est chaussé de souliers plats, bien ajustés aux pieds sur des demi-bas en peau de chamois.

CHAPITRE XIV

DE LA COURSE ET DU PATINAGE

A l'inverse de la marche qui maintient toujours le contact du corps avec le sol, la course, allure plus rapide, présente un *temps de suspension* pendant lequel, les deux jambes étant détachées du sol, le corps reste suspendu en l'air.

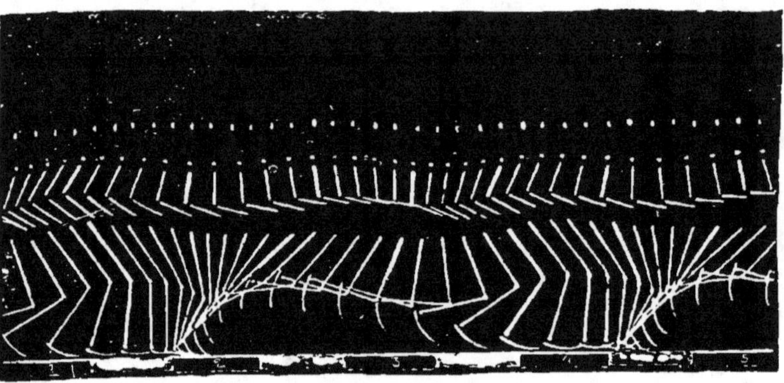

Fig. 119. — Photographies successives d'un coureur dont les membres sont réduits à des lignes brillantes, et la tête à un point brillant.

Ce *temps de suspension* croît avec la vitesse de la course. Marey a démontré, par ses procédés photographiques, que cette suspension ne tient pas à ce que le corps est projeté en l'air, à un moment donné de la course ; ce sont, au contraire, *les jambes qui se retirent du sol par l'effet de leur flexion ;* elles semblent se dérober sous le tronc.

La *course* n'est donc pas, comme on l'a dit, une succession de sauts en avant.

La vitesse de la course chez l'homme peut aller jusqu'à neuf mètres par seconde, sans pouvoir cependant se soutenir plus que quelques minutes dans ces conditions.

Avant l'invention des locomotives, les coureurs étaient chargés de porter les dépêches importantes : ils parcouraient parfois en peu de temps des distances énormes. De nos jours, la course est un genre de sport, fort apprécié en Angleterre où un grand nombre de clubs le cultivent avec ardeur et arrivent à réaliser de véritables prodiges de vitesse. Ainsi un certain Scott a récemment franchi une distance de quarante kilomètres, autour d'Ewel et d'Epsom, en trois heures et quelques minutes. En France, Léon Chenu a gagné, il y a quelques années, un pari important en ne mettant que trois heures et cinquante-huit minutes pour aller et revenir de Notre-Dame au château de Versailles, ce qui représente une longueur de 44 kilomètres. Un coureur de profession qui s'affublait du nom d'*homme-vapeur* parcourait récemment 25 kilomètres de piste en une heure et cinq minutes.

Dans l'antiquité, les exploits de certains coureurs avaient acquis un grand retentissement : le chevrier Polymnestor attrapait un lièvre à la course et, au dire de Pline, Philonide, coureur d'Alexandre, se rendait d'Elys à Syracuse en neuf heures, franchissant ainsi une distance de quarante-cinq lieues.

Chez les personnes peu entraînées, quelques minutes d'une course un tant soit peu rapide suffisent pour amener l'*essoufflement,* malaise caractérisé par un besoin exagéré de respirer qu'on ne parvient pas à satisfaire et par l'accélération des mouvements respiratoires.

Les notions que nous possédons sur les phénomènes chimiques liés à la contraction musculaire (voir page 149) expliquent la cause de l'*essoufflement* : l'exercice musculaire violent de la course augmente la production d'acide carbonique ; la quantité de ce gaz dans le sang dépasse le chiffre normal, la respiration s'exagère pour l'éliminer et y réussit plus ou moins, d'où malaise particulier, c'est-à-dire *essoufflement*.

La course, quand on l'exagère, produit le *surmenage* et nous avons vu (voir page 150) que celui-ci pouvait avoir des conséquences graves et même entraîner la mort.

La course forcée n'est donc plus un exercice hygiénique; elle devient, au contraire, un sérieux danger pour la santé.

Dans les courses anglaises, il n'est pas rare d'observer chez les coureurs l'essoufflement, arrivé à ses dernières limites, se compliquer d'asphyxie ou de syncope : souvent les moyens les plus énergiques arrivent seuls à rappeler à la vie les imprudents « pedestrians ». Ainsi succomba, dans l'antiquité, le soldat de Marathon qui, voulant être le premier à annoncer la victoire, courut d'un trait jusqu'à Athènes et expira en arrivant.

Au contraire, la course méthodiquement employée, n'arrivant pas jusqu'à l'*essoufflement,* est, ainsi que la marche, un exercice hygiénique d'autant plus utile qu'il se passe en plein air et amène un afflux considérable d'oxygène [dans l'économie.

Un physiologiste anglais, Edw. Smith, a établi dans le tableau suivant les effets comparatifs des diverses allures de l'homme sur la quantité d'air introduite dans le poumon.

Pour l'unité de temps, la quantité d'air respiré est de :

1,18 pour un homme qui reste assis;
1,33 pour l'homme debout;
2,76 pour celui qui marche au train de 4 kilom. à l'heure;
7,05 pour celui qui court au train de 12 kilom. à l'heure.

Si ces chiffres sont exacts, un homme qui marche pendant 4 heures a fait passer autant d'oxygène à travers ses poumons que celui qui a couru pendant une heure, ou, en d'autres termes, un quart d'heure de course est l'équivalent d'une heure de marche, si on admet — ce qui n'est pas démontré — que l'air introduit dans le poumon s'assimile de la même façon dans les deux cas. « Il est plus facile, fait remarquer Lagrange, de marcher une heure que de courir un quart d'heure et, le bénéfice étant égal au point de vue de l'oxygène acquis, il semblerait que la marche doive toujours être préférée à la course et que, d'une manière générale, les exercices de fond vaillent mieux que les exercices de vitesse. Ils sont préférables, en effet, toutes les fois qu'il s'agit de sujets dont les organes pulmonaires ou le cœur donnent de la préoccupation au médecin et dont le sang aurait pourtant besoin de s'enrichir d'un surcroît d'oxygène. »

En résumé, dans l'éducation physique de la jeunesse, il convient d'user largement de la marche et même de la course, à condition que cette dernière ne soit ni trop rapide, ni trop prolongée, de manière à n'amener ni essoufflement, ni points de côté, ni aucune complication du côté des organes de la respiration ou de la circulation, telle que crachement de sang ou tendance à la syncope.

Les courses au pas gymnastique, les exercices militaires, certains jeux, comme les *barres,* répondent à ces conditions hygiéniques si importantes.

D'autres jeux ont, en outre, l'avantage d'exercer simultanément les membres supérieurs et les membres inférieurs; tels sont la *balle,* le *jeu de paume,* la *courte-paume* dont les Anglais ont fait le *lawn-tennis,* le *cricket* qui est bien compliqué et le *foot ball* (balle lancée avec le pied) qui est dangereux et grossier.

Le *patinage* est un genre de course excellent au point de vue de l'hygiène. L'action de glisser sur la glace à l'aide

de patins, est moins pénible que la course et, pour cette
raison, peut se prolonger longtemps sans fatigue; le pati-
neur reste facilement cinq à six heures consécutives sur la
glace, se gavant, en quelque sorte, d'air pur, oxygénant
son sang par cette méthode véritablement intensive qui
porte les gaz atmosphériques dans l'appareil respiratoire
d'autant plus denses et comprimés, que la température est
plus basse et la course plus rapide. Et il faut voir, à la suite
de ces belles journées passées sur la glace, les visages frais,
colorés de nos jeunes et alertes patineurs, qui cèdent à
regret leur place à la nuit s'étendant sur la rivière ou sur le
lac! Le patinage n'est pas une course uniforme : elle a lieu
dans tous les sens, en avant, en arrière, sur les côtés; elle
s'exerce tantôt sur un membre tantôt sur l'autre, elle exige
par conséquent les positions les plus variées et les efforts
musculaires les plus divers pour le maintien de l'équilibre :
peu de groupes musculaires de l'économie restent à l'état
passif pendant qu'on se livre à cet exercice qui est véritablement complet. De plus, le patinage, nécessitant une
vraie science de l'équilibre, développe, outre l'énergie musculaire, l'agilité et l'adresse.

CHAPITRE XV

DU SAUT

Dans le *saut,* le corps se détache complètement du sol, par suite de l'extension brusque de plusieurs parties du

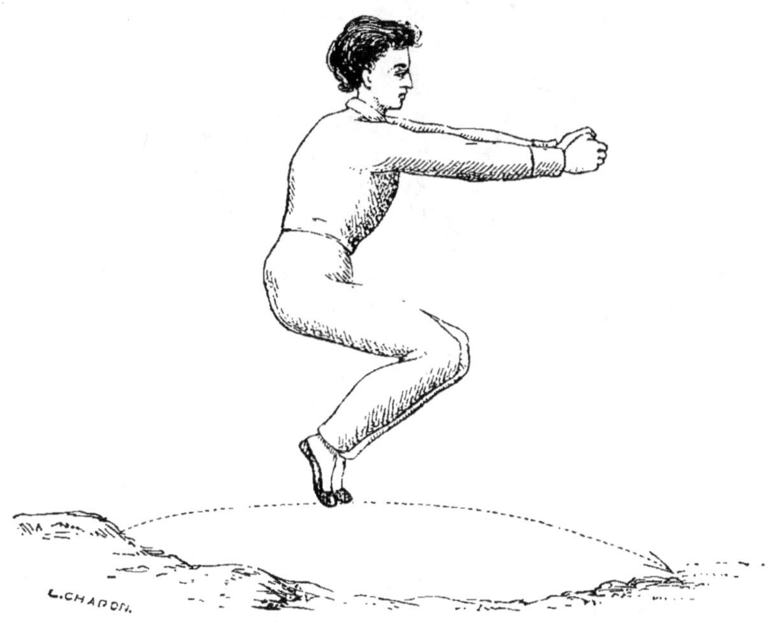

Fig. 120. — Saut en largeur.

corps préalablement fléchies. Le saut se fait en largeur, en hauteur et en profondeur ; il sert à franchir les obstacles qui se présentent pendant la course et à rendre accessibles des endroits plus ou moins élevés qui ne sauraient l'être du fait de la locomotion proprement dite.

Voici comment peut se décomposer le *saut sur place* :

1er *temps. Préparation.* — Les membres inférieurs se

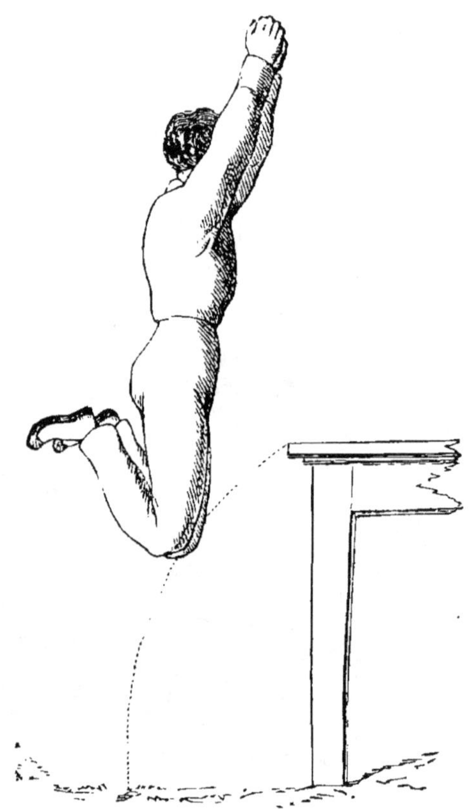

Fig. 121. — Saut en hauteur; les jambes seules sont fléchies.

mettent dans la flexion, le tronc se fléchit sur le bassin si bien que le thorax se rapproche des genoux : le corps est donc accroupi, les coudes portés en arrière.

2e *temps. Ascension.* — Le corps se défléchit brusquement, comme un ressort qui se détend, et s'élève au-dessus du sol.

3e *temps. Descente.* — Le corps retombe sur le sol dans

une position de demi-flexion des membres inférieurs. La
condition la plus favorable pour la descente lorsqu'on saute
d'une hauteur considérable est la chute élastique sur la

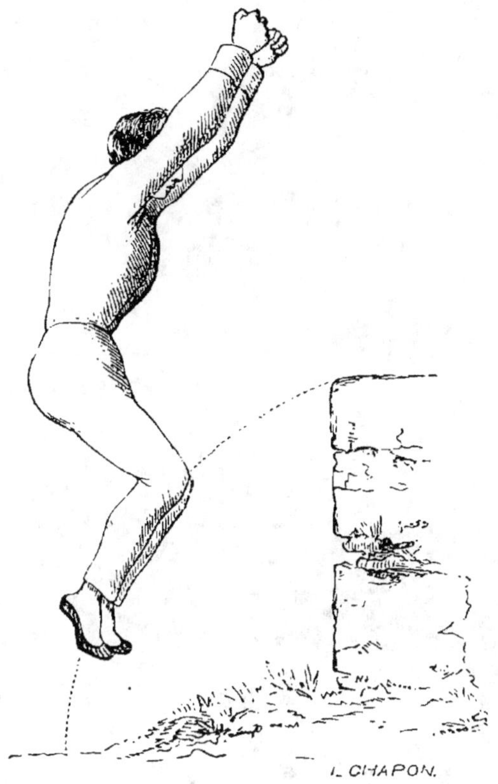

Fig. 122. — Saut en hauteur; les jambes et les cuisses sont fléchies.

pointe des pieds, les membres inférieurs et le tronc se fléchissant avec aisance et retournant à la position accroupie,
les coudes en arrière.

Le *saut en largeur* est généralement précédé d'un élan,
c'est-à-dire de quelques pas de course rapide, destiné à entraîner vivement le corps en avant; ce mouvement d'im-

pulsion sera, du reste, d'autant plus considérable que les membres inférieurs sont plus longs ; il est augmenté aussi par le balancement des bras en avant.

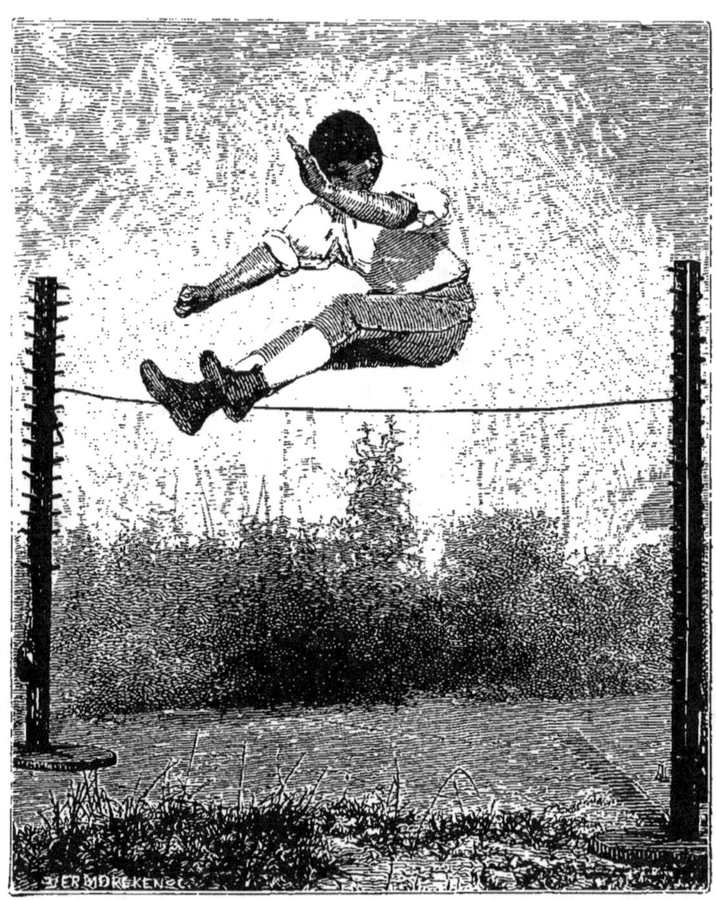

Fig. 123. — Saut en hauteur ; ascension (photographie instantanée).

Par le saut, l'homme peut franchir une distance de quatre à six mètres dans le sens horizontal.

Le *saut en hauteur* s'exécute par la flexion et l'extension consécutive des jambes seules, ou par la flexion simultanée des jambes et de la cuisse. Ce genre de saut, excellent au point de vue du développement musculaire, permet de franchir les obstacles ; alors il se combine avec le saut en largeur. Couvreur cite des exemples de sauteurs remarquables ; tels les Hindous qui sautent par-dessus un éléphant !

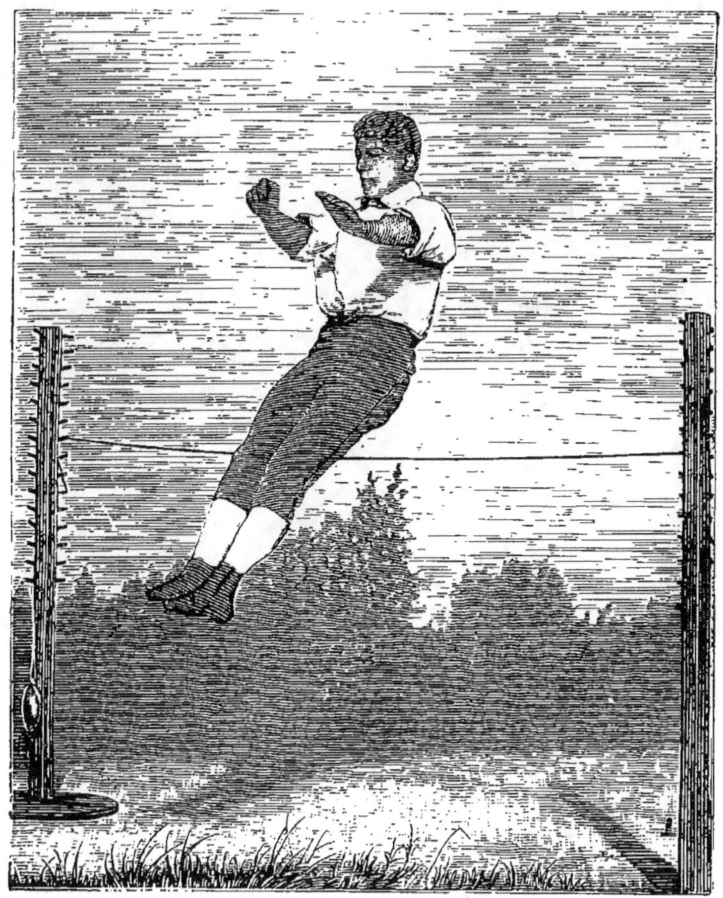

Fig. 124. — Saut en hauteur ; descente (photographie instantanée).

En Angleterre, dans les courses universitaires, les pistes sont presque toujours hérissées d'obstacles analogues à ceux de nos « *steeple-chases* », murs, barrières de bois, haies, larges ruisseaux. Il s'agit de ne pas même les effleurer au passage ;

un coureur ordinaire franchit facilement un obstacle de
3 pieds 6 pouces ; l'Irlandais Kelly, champion du saut en

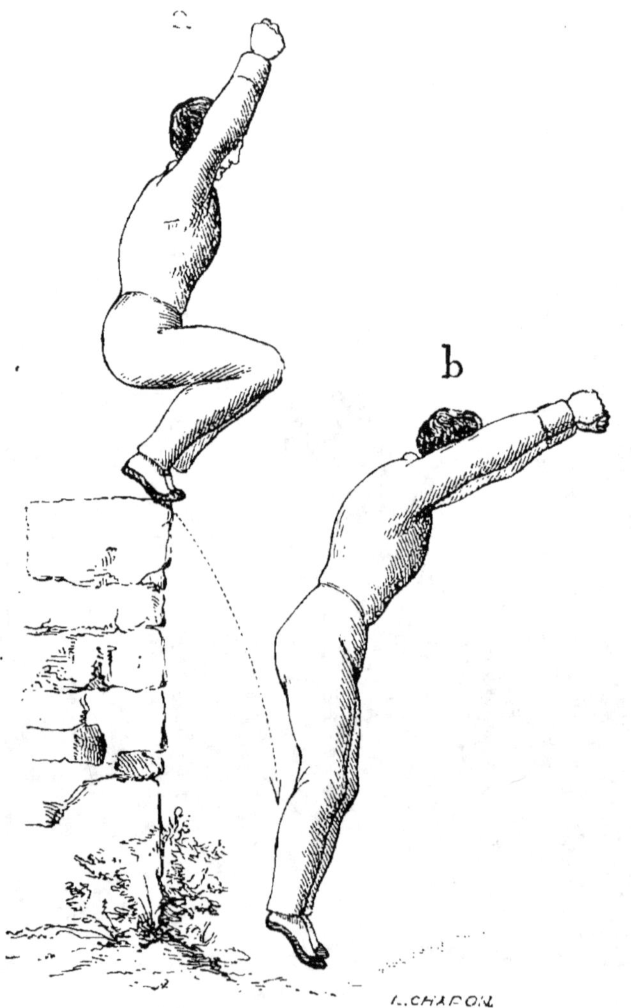

Fig. 125. — Saut en profondeur.

1885, sautait 5 pieds 11 douces ; l'Écossais Parsons, champion de 1880 à 1883, sautait par-dessus une barre rigide
haute de 6 pieds 1/4, avec un élan de 5 mètres seulement.

D'après Daryl, qui nous fournit ces intéressants renseignements, la piste a généralement 120 yards et dix obstacles : le vainqueur les franchit avec une vitesse incroyable, sans s'arrêter un instant, sans même modifier son allure, en prenant ses enjambées, en quelque sorte, par-dessus le marché.

Le *saut en profondeur* consiste simplement à se laisser tomber en un point placé au-dessous de celui qu'on occupe. Pour l'exécuter, on se pelotonne par une flexion des membres inférieurs et du tronc, afin d'abaisser le centre de gravité du corps et de diminuer la hauteur de chute, puis on s'élance légèrement en avant. Le corps se défléchit dès qu'il a quitté le sol et la chute doit se faire sur la pointe des pieds avec beaucoup de souplesse, pour atténuer le choc.

CHAPITRE XVI

DE LA NATATION

Chez les peuples civilisés, la *nage* est loin d'être un mode de locomotion habituel ; on est obligé de l'apprendre d'une façon tant soit peu artificielle. Mais certaines peuplades sauvages du littoral ou des petites îles ont recours à la nage aussi souvent qu'à la marche ou à la course et l'eau paraît être leur véritable élément : « Les Caraïbes, dit Van Couver, adroits à tous les exercices du corps, le sont surtout à nager ; ils semblent qu'ils soient nés dans l'eau. Ils nagent comme des poissons, les femmes s'en acquittent comme les hommes. »

Les nageurs intrépides, pouvant parcourir dans l'eau des distances énormes, ne sont cependant point rares chez les peuples civilisés ; voici quelques-uns de leurs exploits les plus connus :

Lord Byron, l'illustre auteur de *Lara*, renouvela la traversée de l'Hellespont, immortalisée par Héro et Léandre ; malgré son pied bot, il franchit à la nage le détroit dont la largeur est de 1,500 mètres environ.

Le capitaine américain Webb traversa à la nage le Pas-de-Calais entre Douvres et Boulogne ; malheureusement il trouva plus tard la mort en se jetant témérairement dans les cataractes du Niagara.

Après lui, un Anglais, nageur non moins extraordinaire,

M. Cavill, passa en douze heures le détroit, depuis le cap Gris-Nez jusqu'au phare South-Foreland.

La natation peut se faire sur le *ventre* ou sur le *dos*.

La natation *ventrale* a lieu en *brasse* ou en *coupe*.

Dans la *natation en brasse*, le corps, placé presque horizontalement et à fleur d'eau, exécute une série de mouvements qui peuvent se décomposer en quatre temps :

1er *temps*. — Les membres supérieurs sont fléchis, les mains placées au niveau du menton et en contact par leurs faces palmaires : les jambes fléchies et les pieds ramenés presque au niveau des fesses.

2e *temps*. — Les bras se portent en avant, les mains restant en contact, les jambes se défléchissent, les pieds s'écartent.

3e *temps*. — Les mains se séparent, leur face palmaire se renverse franchement en bas, *puis en dehors,* tandis que les bras s'écartent en décrivant un demi-cercle horizontal ; les jambes sont ramenées l'une contre l'autre.

4e *temps*. — Les membres reprennent la position du premier temps.

La *natation en coupe* diffère peu de la précédente ; au 3e temps, le quart de cercle décrit par les bras est vertical au lieu d'être horizontal. Il en résulte que les bras sortent momentanément de l'eau ; d'autre part, au lieu d'agir *simultanément,* ils décrivent leur quart de cercle l'un après l'autre.

Ce mode de natation est rapide et élégant, mais il fatigue.

Ici encore on perd en force ce que l'on gagne en vitesse.

Dans les concours de vitesse, les nageurs adoptent généralement un mode de natation sur le côté, le bras droit se portant en avant et le bras gauche agissant d'avant en arrière, à la façon d'une nageoire.

Ainsi que son nom l'indique, la *planche* consiste à maintenir à fleur d'eau le corps allongé, à peu près immobile et étendu sur le dos. Cette attitude du nageur n'est pas purement passive : elle exige la contraction de certains muscles, ceux de la région lombaire notamment, pour maintenir le corps demi-rigide et étendu. L'eau de mer, à cause de sa densité, soutient beaucoup mieux le nageur faisant la planche que l'eau des fleuves ou des lacs ; aussi la fatigue en devient-elle moins forte et, lorsque la mer est calme, il n'est pas rare d'y voir des baigneurs étendus sur le dos, flotter presque passivement et même s'endormir.

La natation est un exercice excellent ; elle met en mouvement à la fois les membres inférieurs et les supérieurs. De plus, elle devient un agent de conservation et doit, à ce point de vue, être enseignée dès l'enfance.

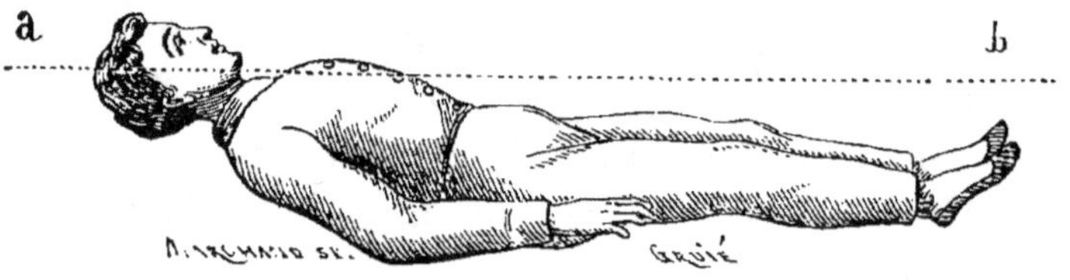

Fig. 126 — La planche.

« On a craint, disait Jean-Jacques Rousseau, qu'un enfant ne se noie en apprenant à nager ; qu'il se noie en apprenant ou pour n'avoir pas appris, ce sera toujours votre faute. »

Cette boutade est fort spirituelle, mais elle dépasse le but ; un enfant ne court aucun risque, en effet, si on lui enseigne avec la moindre prudence l'art, assez facile en somme, de la natation.

Il est fort regrettable qu'en France beaucoup de personnes (des habitants du littoral même, des pêcheurs, des matelots) ne sachent pas nager ; aussi ne saurait-on trop encourager les tentatives faites pour propager la natation. L'installation de vastes piscines, où l'on utilise les eaux de condensation des usines, permet de s'exercer à la nage en toute saison et mérite d'être recommandée également au point de vue de l'hygiène.

CHAPITRE XVII

INFLUENCE DE L'EXERCICE MUSCULAIRE
SUR LA SANTÉ

L'exercice musculaire active la respiration, la circulation du sang, la digestion, les fonctions du système nerveux, y compris le cerveau ; nous l'avons établi d'une façon générale (voir page 139). Il nous reste maintenant à préciser certains détails et à étudier l'influence de cet exercice sur la santé.

I. Influence de l'exercice musculaire sur la respiration. — L'accélération des mouvements respiratoires sous l'influence de l'exercice est un fait connu de tout le monde ; la moindre course la produit, une course prolongée ou rapide finit par amener l'essoufflement.

Nous avons fait remarquer (page 254) que les changements de position ou d'allure modifient la quantité d'air introduite dans le poumon et qu'*une heure de marche fait bénéficier de la même quantité d'oxygène qu'une course d'un quart d'heure*.

Au point de vue du choix des exercices du corps, ce calcul a une réelle importance et ne doit jamais être perdu de vue.

Il est beaucoup plus facile, avons-nous dit, de marcher une heure que de courir un quart d'heure ; aussi conseillera-t-on la marche à tous les sujets anémiques ou atteints d'affections des organes de la poitrine rendant la course dangereuse, et cela avec d'autant plus de confiance qu'au point de vue de l'acquisition d'oxygène le résultat pourra être le même.

Dans certaines localités telles que Davos, les médecins tirent un parti énorme de l'oxygénation amenée par la marche, comme complément du traitement climatérique. A mesure que les malades s'améliorent et peuvent supporter des efforts respiratoires plus considérables, on leur fait accélérer la marche, ou gravir des pentes plus ou moins fortes, de manière à augmenter insensiblement l'oxygénation sans amener aucun trouble dans l'appareil de la respiration. Toutes les promenades de Davos ont été cataloguées dans un plan fort ingénieusement construit qui indique pour chacune d'elles si le plan est presque horizontal, si la montée est modérée, plus prononcée, ou rapide. Cette gymnastique respiratoire ainsi sagement réglée a amené des résultats excellents et la méthode de Davos mérite d'être généralisée.

L'exercice musculaire, en accélérant les mouvements respiratoires, amène dans l'organisme une augmentation dans la proportion de l'oxygène ; sous l'influence de cette suroxygénation, les combustions vitales sont exagérées et l'acide carbonique, résultat de ces combustions, apparait, à son tour, en plus forte proportion dans le sang. Mais *aussitôt que le travail musculaire a cessé, le sang ne tarde pas à redevenir plus riche en oxygène et finalement l'exercice se traduit par une plus-value de ce gaz.* Ce fait est prouvé à la fois par les analyses des gaz du sang et par un phénomène physiologique très bien mis en lumière par Lagrange :

« Si l'on étudie un homme qui vient d'exécuter un travail musculaire capable de faire sentir son influence à la respiration, on constate qu'après avoir présenté la dyspnée et l'essoufflement dus à l'excès d'acide carbonique, il offre ensuite une remarquable diminution du besoin de respirer et un ralentissement notable des mouvements respiratoires. Quand on observe un homme qui se repose à la suite d'un travail musculaire intense et soutenu, on voit la respiration, qui avait d'abord pris une accélération très marquée, revenir peu à peu à son rythme habituel, et si l'observation continue, on voit les mouvements respiratoires se ralentir encore, si bien qu'ils finissent par tomber au-dessous du chiffre normal.

« Au cours d'une ascension dans les Pyrénées-Orientales, nous avons fait sur nous-mêmes et sur un guide les constatations suivantes : au bas d'une montée, avant que la respiration ne fût influencée par l'exercice, les mouvements respiratoires étaient, chez notre guide, de 14 par minute, et chez nous de 16. Après vingt minutes de montée, presque à pic, le guide respirait 28 fois par minute, et nous 30 fois. Mais après six minutes de repos, la respiration était descendue chez l'un au chiffre de 10, chez l'autre au chiffre 9 pour une minute. Le résultat final de l'exercice avait donc été une diminution du besoin de respirer, une *apnée* momentanée. Or, on sait que l'augmentation de la quantité d'oxygène emmagasinée dans le sang produit la diminution du besoin de respirer.

« Ainsi un homme qui prend de l'exercice fait provision d'oxygène. Ce gaz s'emmagasine en quelque sorte au sein des éléments anatomiques qui entrent dans la structure de l'organisme ; il s'attache surtout aux globules sanguins, dont il rend la couleur plus rutilante, tout en augmentant leur pouvoir vivifiant. Ce sang plus *vivant,* si l'on peut dire, apporte aux organes une excitation salutaire qui les dispose à fonctionner plus activement.

« On a prouvé expérimentalement que tous les éléments de l'organisme subissaient une sorte de réveil de leur énergie par le contact d'un sang très fortement oxygéné. Sous l'influence d'une injection de sang oxygéné, on a vu les sécrétions des glandes être activées, la contractilité des fibres musculaires fatiguées reparaitre, et même la vie renaitre dans les cellules cérébrales d'un animal décapité.

« On comprend que, sous l'influence d'un sang très oxygéné, les glandes du tube digestif puissent sécréter plus activement les sucs nécessaires à l'élaboration des aliments ; que les fibres contractiles de l'intestin accomplissent avec plus d'énergie leurs mouvements péristaltiques si nécessaires à la digestion ; que les vaisseaux absorbants, enfin, attirent à eux, par un mouvement d'endosmose plus puissant, ces molécules nutritives élaborées dans le tube digestif. C'est ainsi que l'acquisition d'une plus grande quantité d'oxygène entraîne une intensité plus grande des mouvements d'assimilation et par conséquent l'accroissement du volume du corps. »

L'exercice musculaire a une action évidente sur l'ampliation de la cage thoracique ; les montagnards, les chanteurs présentent généralement une cavité respiratoire considérable par suite des inspirations profondes et nombreuses qu'ils exécutent forcément. Lagrange prétend même, en s'appuyant sur des observations nombreuses, qu'il suffit de faire volontairement chaque jour un certain nombre de respirations forcées pour constater, au bout d'un temps assez court, des ampliations du thorax qui atteignent 2 et 3 centimètres. D'après lui, tout exercice musculaire augmentant l'intensité de l'effort respiratoire produit un résultat identique, et les membres inférieurs seraient même plus capables que les bras d'éveiller le besoin de respirer ; celui-ci étant proportionnel à la quantité de force dépensée qui est trois fois plus forte pour les membres inférieurs. Dans cette manière de voir, la course serait préférable aux exercices pratiqués avec les engins gymnastiques de suspension ou de soutien (anneaux, trapèze) qui augmentent seulement le volume des muscles et des os, mais n'auraient qu'une action insignifiante sur les diamètres thoraciques.

Je crois que Lagrange en défendant pareille théorie s'est montré trop exclusif ; les exercices gymnastiques auxquels il vient d'être fait allusion, développent les muscles respiratoires, contribuent à rendre les inspirations plus profondes, plus vigoureuses et augmentent par conséquent la puissance respiratoire, condition favorable entre toutes pour agrandir la cavité thoracique. Rappelons à ce sujet que Dumény a très nettement déterminé les attitudes favorables à la dilatation de la poitrine.

« Nous avons constaté, dit-il, qu'il est, à divers degrés, des attitudes favorables à la dilatation thoracique.

« Les attitudes dans lesquelles les omoplates, attirées et fixées en arrière par la tonicité et la contraction des muscles rhomboïdes, trapèzes, grands dorsaux, servent de points fixes aux muscles élévateurs des côtes, ces attitudes, dont le type est la position du soldat au port d'armes, le corps droit, le ventre déprimé par l'aspiration des viscères, produisent sur le thorax une dilatation manifeste.

A plus forte raison l'abduction modérée des bras en arrière, la rotation des bras en dehors, l'abduction horizontale, et, au plus haut degré, l'élévation verticale des bras, ainsi que la suspension passive, les bras allongés, soulèvent les côtes au maximum, donnent aux articulations des cartilages costaux une mobilité qui permet de grands mouvements inspiratoires et s'opposent à la fixation du thorax en expiration. »

Pour résumer cette question de la dilatation du thorax, si importante au point de vue de la santé des jeunes sujets, je pense que celle-ci peut être obtenue par la course et les marches ascensionnelles, mais qu'il faut considérer également comme fort utiles les exercices gymnastiques qui, effaçant les épaules, favorisent le développement de la poitrine en avant, et qui, fortifiant les muscles thoraciques, contribuent à augmenter la puissance de l'inspiration.

II. Influence de l'exercice musculaire sur la circulation du sang. — Le travail musculaire active la circulation du sang et augmente la fréquence des battements du cœur. Comptez vos pulsations avant et après une course rapide ou un exercice prolongé, vous les trouverez notablement augmentées de fréquence. Le pouls varie même suivant les changements de position du corps et Guy a établi les chiffres suivants, basés sur un grand nombre d'observations très précises :

L'homme présente en moyenne :
- 79 pulsations dans la position *debout* ;
- 70 — — *assise* ;
- 67 — — *couchée*.

Le moindre exercice musculaire, même la mastication des aliments, suffit pour activer la circulation sanguine ; l'expérience suivante le démontre : A l'aide d'un appareil enregistreur spécial adapté à l'artère nourricière du muscle *masséter* d'un cheval, on constate que la vitesse du courant sanguin augmente dans cette artère lorsque l'animal mastique son avoine ; cette accélération ne reste pas limitée à la région de la mâchoire, elle ne tarde pas à se propager aux gros vaisseaux, au cœur et finalement se traduit par une augmentation de la fréquence du pouls.

Les exercices très violents et très rapides donnent même aux battements du cœur une fréquence excessive et occasionnent parfois des palpitations intolérables ; ce fait s'observe surtout chez les sujets accoutumés à l'inaction qui n'ont aucune habitude des exercices du corps, dont le cœur est gras et entouré de tissu graisseux. Une éducation musculaire bien réglée a pour effet de débarrasser le cœur de cette surcharge graisseuse, d'en régler les battements et de faire disparaître cette impressionnabilité, ce véritable affolement qui s'empare de l'organe sous l'influence des mouvements violents ; la respiration elle-même finit, dans ces cas, par conserver un rythme plus régulier et plus calme.

En se contractant, les muscles exercent en outre une compression sur les capillaires et les veines avec lesquels ils sont en contact, compression qui a pour effet de les vider, d'empêcher le sang d'y stagner trop longtemps et finalement d'activer la circulation. L'exemple suivant fait bien comprendre l'effet de voisinage, purement mécanique, des muscles sur les vaisseaux ambiants : lorsqu'un cheval séjourne trop longtemps à l'écurie, ses membres se gonflent, s'œdématient ; il suffit alors, pour que ce gonflement disparaisse, de sortir l'animal et de lui faire exécuter une course, c'est-à-dire un exercice musculaire suffisant pour dégorger les vaisseaux et y activer la circulation.

D'après Lagrange, les effets de la compression musculaire sur les parties avoisinantes peuvent, en s'exagérant, amener des accidents parfois graves.

« L'effort, dit-il, a pour condition essentielle la compression du poumon gonflé d'air, sur lequel les côtes prennent point d'appui. Une énergique pression, proportionnée à l'intensité du travail musculaire, se fait sentir pendant l'effort aux gros vaisseaux de la poitrine et même au cœur. Il peut arriver ainsi que la pression exercée sur les vaisseaux soit assez forte pour faire refluer le sang dans les capillaires du poumon ou du cerveau et pour amener des déchirures de ces vaisseaux, et, par suite, l'hémorrhagie pulmonaire et cérébrale. »

On a observé des ruptures des grosses veines sous l'influence d'un effort trop violent. Dans ce cas, il se produit une hémorrhagie de la moelle épinière, et une *paraplégie*, c'est-à-dire une paralysie de la partie du corps située au-dessous de la lésion. On voit quelquefois un cheval, attelé à une voiture trop lourde, donner un coup de collier énergique et tomber paralysé du train de derrière.

Dans son effort, l'animal s'est rompu, — non les reins comme on le dit communément, — mais un vaisseau de la moelle épinière, et une paraplégie s'est produite.

On a cité même des ruptures du cœur sous l'influence d'un effort exagéré. Un portefaix de Bordeaux avait parié de soulever à lui seul une barrique pleine. Dans l'effort surhumain qu'il voulut faire pour déplacer cet énorme fardeau, le cœur se rompit, et la mort fut instantanée.

Il est, par conséquent, absolument nécessaire, lorsqu'on se livre à des exercices corporels ou à un travail musculaire quelconque de ne pas faire d'*effort* trop violent ou trop prolongé. Examinez la face et le cou d'un individu qui *exagère l'effort* : la face est rouge, congestionnée, les yeux sont saillants et injectés de sang ; le cou est augmenté de volume par suite du gonflement des veines et particulièrement des jugulaires qui dessinent sous la peau de gros cordons saillants et violacés. On sent que les limites saines de l'hygiène sont dépassées ; un degré de plus et la vue peut se troubler, les oreilles être prises de bourdonnements, symptômes d'une congestion cérébrale imminente.

III. Influence de l'exercice musculaire sur la digestion et la nutrition en général. — L'exercice musculaire active d'une façon manifeste les fonctions digestives. Remarquons tout d'abord qu'il augmente les sensations de faim et de soif; lorsque l'appétit est faible ou nul, je ne connais pas de meilleur moyen de l'éveiller qu'un exercice modéré au grand air. Les chasseurs, les excursionnistes, les gymnastes rapportent de leurs exercices une faim et une soif devenues légendaires.

Si l'exercice fait naître ou augmente les sensations de faim et de soif, on peut dire qu'il est lui-même un véritable besoin pour l'organisme.

Regardez un cheval arrêté depuis longtemps devant une

porte : il piaffe d'impatience, il est prêt à s'élancer et toute son attitude exprime le besoin instinctif de mettre en jeu le plus vite possible sa puissante musculature. Sous l'empire de cette même sensation, les fauves des ménageries longent fiévreusement les parois de leurs cages, s'agitent ou se balancent dans tous les sens. Lorsque ce besoin d'exercice s'émousse ou disparaît, l'appétit ne tarde pas à diminuer et en général l'acte digestif se fait mal. Les employés de bureau et tous ceux qui exercent dans une quasi-immobilité des professions sédentaires ont des fonctions digestives languissantes, parfois même difficiles ou douloureuses (dyspepsie). Chez eux la constipation est fréquente et s'accompagne d'hémorrhoïdes — ce qui nécessite l'emploi du traditionnel *rond de cuir*.

Le nouveau-né, même en excellent état de santé, présente aussi très souvent une constipation plus ou moins opiniâtre pendant sa première année, au grand désespoir de sa mère obligée de recourir journellement à l'emploi de l'instrument ridiculisé par Molière ; mais la scène change et les fonctions se rétablissent lorsque l'enfant sort de ses langes et fait ses premiers pas.

_ La contraction des *muscles abdominaux,* dont l'action est augmentée par la marche et l'exercice en général, joue, en outre, un rôle local ou de voisinage sur le tube digestif, rôle parfaitement analogue à celui que nous avons déjà signalé à propos de la circulation des veines et des capillaires.

Ces muscles agissent vigoureusement sur le tube digestif, contribuent à y faire progresser les aliments et luttent par conséquent contre la fâcheuse constipation ; la preuve en est que le massage abdominal est une des meilleures méthodes de traitement de l'atonie ou de la paresse des fonctions digestives.

Seulement il ne faut pas que cette contraction si utile des muscles abdominaux vienne à s'exagérer, car, s'il y a *effort,* les intestins, trop fortement comprimés, sont en quelque sorte poussés hors de leur cavité naturelle et quand une anse intestinale s'en échappe et apparait sous la peau à l'ombilic ou au pli de l'aine, nous nous trouvons en présence de la désagréable et parfois dangereuse infirmité connue sous le nom de *hernie.*

On a dit que l'exercice musculaire avait pour effet d'accroitre la nutrition générale ; l'expression n'est pas absolument exacte, nous le considérerons plutôt comme le *régulateur de la nutrition.* Certainement sous l'influence de l'exercice, les sécrétions des glandes de l'intestin reçoivent un sang plus riche en oxygène et sont, de ce fait, activées, la contractilité des muscles lisses du tube digestif est réveillée et, d'une façon générale, l'acte digestif se trouve stimulé ; condition essentiellement favorable à un accroissement de la nutrition.

Mais le travail de nos muscles produit d'autres résultats non moins importants ; il amène la combustion *des tissus de réserve* accumulés dans l'économie par excès d'alimentation ou par défaut d'exercice ; il brûle les graisses et fait disparaitre l'*obésité.*

En amenant au sein des organes un sang plus oxygéné, l'exercice musculaire complète l'oxydation des déchets devenus inutiles ou nuisibles et qui doivent être rejetés au dehors ou *désassimilés,* pour employer l'expression scientifique consacrée.

Ces produits de *désassimilation* suffisamment oxydés forment l'*urée,* corps soluble, presque inoffensif quand il s'élimine facilement par les urines, *à l'état normal.* Insuffisamment oxydés, les matériaux de désassimilation donnent lieu à la formation de *l'acide urique,* corps peu soluble, s'éliminant mal, ayant une tendance à imprégner l'organisme, en s'accumulant autour des articulations, et qui amène ainsi la maladie connue sous le nom de *goutte.* L'augmentation de l'*acide urique* amène également la *gravelle urique*, c'est-à-dire de petites concrétions analogues à la brique pilée qui se forment dans les reins et sont éliminées avec les urines par les uretères en donnant lieu à des douleurs plus ou moins vives (*coliques néphrétiques*).

Les liens qui existent entre la *goutte* et la *gravelle* n'avaient pas échappé à Érasme qui disait finement à un de ses amis :

« J'ai la néphrétique et tu as la goutte ; nous avons épousé les deux sœurs. »

Ces deux maladies s'observent chez les personnes dont l'alimentation est trop fortement azotée et on en prévient les accès à l'aide d'un régime alimentaire spécial, mais les *exercices du corps* sont non moins utiles dans ce traitement en provoquant la transformation de l'*acide urique* en *urée*.

IV. Influence de l'exercice musculaire sur le cerveau et le système nerveux. — L'exercice musculaire favorise l'oxygénation du sang et en active la circulation ; cet effet a un retentissement très net sur les fonctions cérébrales.

Tout travail du cerveau exige un apport sanguin dans cet organe et ce travail s'exécutera dans des conditions d'autant meilleures que l'afflux du sang sera plus franc et son oxygénation plus parfaite.

Un physiologiste italien, M. Mosso, a démontré d'une façon fort ingénieuse que, sous l'influence du moindre effort intellectuel, le cerveau se gorge de sang et par conséquent augmente de poids. Le sujet d'expérience est placé horizontalement sur une balance très sensible dont l'un des plateaux reçoit la tête et l'autre les pieds ; l'équilibre est établi à l'aide d'une tare et se maintient tant qu'il y a inertie et repos complet du cerveau. Mais, sous l'influence d'une tension d'esprit un peu prolongée, le plateau qui soutient la tête s'abaisse ; le cerveau est devenu plus lourd parce que ses vaisseaux ont reçu une quantité de sang plus considérable, nécessitée par le travail cérébral.

Il est d'observation vulgaire que l'exercice musculaire, en favorisant l'afflux au cerveau d'un sang parfaitement oxygéné, augmente l'activité du cerveau. Lorsque cet organe fonctionne mal, que les idées sont confuses, que la conception est difficile, embarrassée, ne s'empresse-t-on pas de sortir de la chambre, de faire une promenade en plein air, de se livrer à un exercice salutaire et de rentrer tout dispos et prêt à reprendre avec fruit ses occupations intellectuelles ? « La marche et le mouvement, a dit Jean-Jacques Rousseau, favorisent le jeu du cerveau et le travail de la pensée. » Bien avant lui, des philosophes de l'antiquité, disciples d'Aristote, discutaient leurs doctrines en marchant dans les promenoirs du Lycée et ont, pour cette raison, mérité le nom de *Péripatéticiens.*

Lagrange fait remarquer que « l'excitation du cerveau peut aller très loin sous l'influence de la congestion active déterminée par l'action musculaire. On peut se griser de mouvement, et, chez certains cerveaux prédisposés soit par leur organisation native, soit par des idées exaltées ou par des passions, l'exercice musculaire est souvent le prélude d'actes analogues à ceux de l'ivresse et même de la folie. Les danses des sauvages, les contorsions des derviches tourneurs, amènent, sans le secours d'aucune boisson alcoolique, un état de surexcitation cérébrale capable de produire les phénomènes nerveux les plus violents.

« On raconte que nos ancêtres les Gaulois, au milieu de l'excitation d'une bataille, étaient pris quelquefois d'une sorte d'ivresse qui les rendait furieux et insensibles aux blessures.

« Sans aller jusqu'à l'ivresse, l'exercice, au début, produit chez tout le monde une excitation légère, une sorte d'entrain. La jeune fille qui danse se *met en train* et passerait la nuit et le jour, oubliant la fatigue ; un quart d’heure de valse la met dans le même état qu’un verre de champagne.

« Le cheval vigoureux se met en train par un léger temps de galop et s’anime quelquefois si fort qu’il subit une sorte de vertige et *s’emballe*. Tous ces faits sont le résultat d’une légère congestion cérébrale. Les effets apparents de l’exercice sur l’individu sont, du reste, semblables à ceux que produit l’alcool : même teint animé, mêmes yeux brillants, même allure décidée. »

Le sang, qui afflue au cerveau dans les conditions que nous venons de déterminer, apporte à cet organe une quantité considérable de matériaux nécessaires à sa nutrition. Contrairement à ce que nous avons signalé pour les muscles, ces matériaux sont surtout albuminoïdes ; il en résulte que le travail cérébral amène, en raison même de sa durée et de son intensité, une augmentation des produits de désassimilation — notamment de l’urée — qui apparaissent dans le sang, puis s’éliminent par les urines et par le foie. Les excès d’étude finissent par laisser une accumulation de ces déchets dans l’organisme et alors se déclarent des états fébriles à forme typhoïde parfaitement comparables à ceux qui se développent à la suite d’excès de fatigue corporelle.

Le *surmenage* peut être, on le voit, soit *physique,* soit *intellectuel* et, dans l’un et l’autre cas, il se complique de fièvres dues à un véritable empoisonnement de l’organisme encombré par les produits de désassimilation. Les cliniciens ont remarqué depuis longtemps la gravité des maladies qui évoluent chez les gens *surmenés,* c’est-à-dire sur un terrain vicié par ces déchets excrémentitiels : la fièvre typhoïde, l’érysipèle, la pneumonie, prendront un caractère de gravité tout particulier et présenteront des symptômes infectieux aussi bien chez le soldat épuisé par des marches forcées que chez le polytechnicien surmené par un travail intellectuel acharné.

Le fait matériel suivant, que chacun peut contrôler, vient confirmer l'identité d'origine des complications liées au *surmenage,* qu'il soit physique ou intellectuel : Examinez vos urines à la suite d'excès de travail musculaire ; elles présenteront un état trouble dû à la présence des urates et de l'acide urique ; examinez-les à la suite d'un travail intellectuel intense et de longue durée, *elles auront le même aspect.* La présence des urates et de l'acide urique dans les urines indique l'accumulation des produits de désassimilation dans le sang.

Cela est si vrai qu'un excès de travail intellectuel peut provoquer un accès de goutte et l'on rapporte le cas de Sydenham, auteur d'un traité célèbre sur la goutte, qui fut pris de son premier accès en mettant la dernière main à son livre.

Au point de vue de la conservation de la santé, il faut donc modérer le travail intellectuel surtout chez les enfants où s'éveillent plus facilement encore qu'à l'âge adulte les accidents fébriles du surmenage. Il ne faut pas que les élèves de nos établissements scolaires soient surchargés de devoirs au point de prendre sur leur sommeil le temps nécessaire pour les terminer. Le sommeil est précieux non seulement parce qu'il repose l'esprit, mais encore parce qu'il empêche les produits de désassimilation de s'accumuler dans le sang. Un médecin anglais, Durham, et Claude Bernard ont démontré, en effet, par des expériences absolument concluantes, que, pendant le sommeil, le cerveau recevait moins de sang, revenait en quelque sorte sur lui-même et s'anémiait.

Il suffit de pratiquer une couronne de trépan sur les chiens et d'enlever ainsi une rondelle de leur crâne, pour voir par cette véritable fenêtre ce qui se passe dans la circulation cérébrale ; à l'état de veille, les vaisseaux sont gorgés de sang et le cerveau a son volume et sa coloration ordinaires ; à l'état de sommeil, les vaisseaux renferment moins de sang au point que les plus petits sont même vides et deviennent invisibles, le cerveau devient pâle, exsangue, diminue de volume et s'affaisse notablement au-dessous de la plaie osseuse.

Dans ces conditions, il n'y a plus afflux trop considérable de matériaux vers l'organe crânien, partant moins de déchets nuisibles dans le sang qui en revient ; les conditions fâcheuses dans lesquelles se produit le surmenage sont supprimées.

CHAPITRE XVIII

LA GYMNASTIQUE

Les exercices du corps développent les organes et en activent le fonctionnement ; nous avons fait la preuve qu'ils sont également utiles pour augmenter à la fois la puissance de nos muscles et celle de l'intelligence. Tout être humain, désireux de se perfectionner physiquement et intellectuellement pour arriver à une robuste vieillesse, doit les cultiver en les choisissant avec soin et suivant certaines règles hygiéniques que nous allons essayer de déterminer exactement.

Déjà nous avons étudié la marche, la course, le saut, la natation en indiquant leurs avantages et en signalant les inconvénients que peuvent présenter ces exercices lorsqu'on les applique mal ou qu'on ne sait pas les régler.

Il nous reste à passer en revue, dans le même esprit, les autres exercices corporels dont l'usage est le plus répandu et nous commençons par la *gymnastique*. Ce mot vient de Γυμνος qui signifie nu ; en effet, les anciens se livraient aux exercices corporels revêtus d'un simple caleçon ou même entièrement nus.

La gymnastique est une science qui a pour but l'éducation méthodique et le développement régulier du système musculaire. Très en honneur chez les Romains et surtout chez les Grecs, les exercices corporels tombèrent en désuétude pendant le moyen âge, ou du moins devinrent l'apanage d'une aristocratie guerrière restreinte. Les joutes à la lance, les tournois de la chevalerie ne tardèrent même pas à disparaître après la découverte de la poudre à canon.

La renaissance de la gymnastique nous vient d'Angleterre et d'Allemagne. Déjà Rabelais et les réformateurs religieux Luther et Mélanchton, puis Desessarts et J.-J. Rousseau avaient réclamé énergiquement le rétablissement des exercices corporels dans l'éducation de l'enfance. Après les guerres de l'Empire, en 1811, Jahn, patriote allemand, connu vulgairement sous le nom de « *Père Jahn* », lança un formidable appel au patriotisme de la jeunesse allemande contre la domination étrangère et lui démontra que la régénération physique était indispensable pour le salut de la Germanie. Il établit à Berlin son gymnase fameux (*Turn-platz*) qui servit de modèle aux gymnases provinciaux et fonda ainsi cette vaste association des gymnastes allemands (*Turnvereine*) qui, après les exercices réglementaires, se livraient aux discours patriotiques les plus haineux contre « l'ennemi héréditaire » (*Erbfeind*), c'est-à-dire la France. Le nombre des « *Turnvereine* » est aujourd'hui de 1,400 en Allemagne. La gymnastique allemande a un caractère militaire ; elle a puissamment contribué et contribue encore à l'aguerrissement de l'armée.

Depuis les événements de 1870, une organisation analogue, guidée par les mêmes sentiments patriotiques, s'est créée en France avec un succès qui va croissant d'année en année. Si M. Philippe Daryl a pu écrire en 1888 : « Que notre gymnastique savante et raisonnée, telle qu'elle est instituée en France depuis la Restauration, soit un fiasco absolu... », que « les seuls soldats qui aient du muscle en arrivant au régiment sont les paysans et les ouvriers, lesquels n'ont jamais mis les pieds dans un gymnase », ses sentiments doivent être bien changés aujourd'hui , car au congrès d'hygiène du Trocadéro, le nombre des sociétés de gymnastique de France dépassait déjà la centaine, suivant l'estimation de Dally, et il ne cesse d'augmenter avec une progression rapide, pour ainsi dire mathématique ; les résultats que ces sociétés produisent au point de vue de l'éducation physique sont d'ailleurs aujourd'hui hors de toute conteste.

Les exercices gymnastiques se divisent en trois classes :

a) Exercices sans appareils.

b) Exercices avec appareils mobiles.

c) Exercices avec appareils fixes.

a) **Exercices sans appareils.** — Ils consistent en une série de mouvements raisonnés destinés à développer régulièrement les muscles, corriger certaines difformités ou attitudes vicieuses, donner de l'aisance à l'allure et aux mouvements réputés difficiles.

Lorsque cette gymnastique est pratiquée par plusieurs personnes, on y joint des mouvements d'ensemble (formation de section, demi-tours, dédoublement de files, courses au pas de

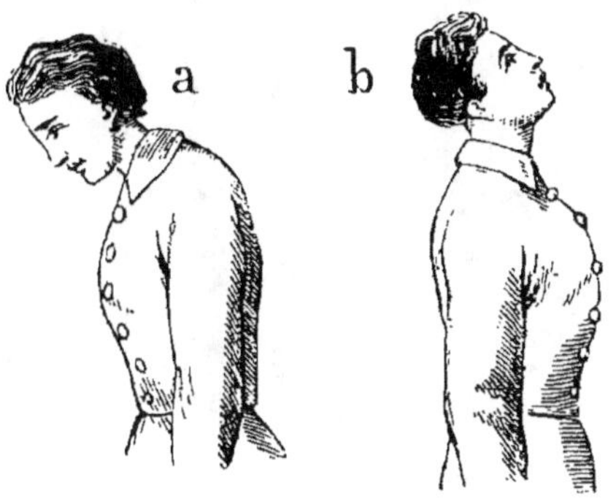

Fig. 127.   Exercices sans appareils.
(Flexion et extension de la tête)

gymnastique, etc.) qui rompent la monotonie des exercices proprement dits et nous donnent l'habitude de l'obéissance passive aux commandements. « Il faut nous abestir pour nous assagir », disait Montaigne.

Pour obtenir l'ampliation du thorax, il est utile d'introduire dans ces exercices le chant ou la numération à haute voix 'des divers temps ; c'est aussi une façon de rompre la monotonie de ces exercices qu'il ne faut pas trop prolonger car ils paraissent, à la longue, fastidieux ; les élèves gymnastes doivent sentir qu'il s'agit simplement d'une préparation aux exercices avec appareils qui sont plus récréatifs.

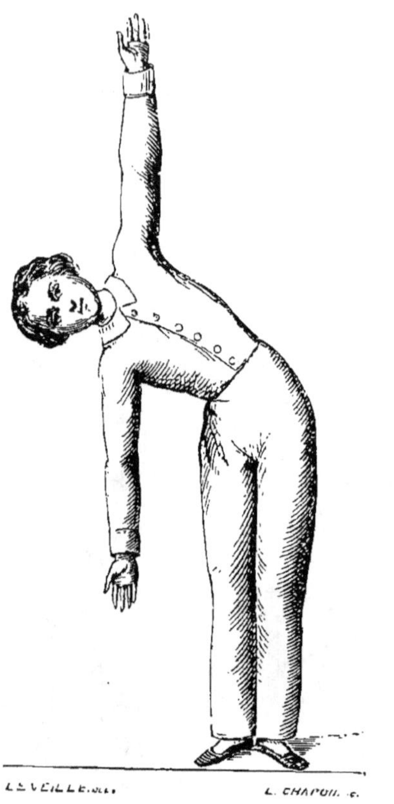

Fig. 128. — Exercices sans appareils.
(Flexion latérale du corps.)

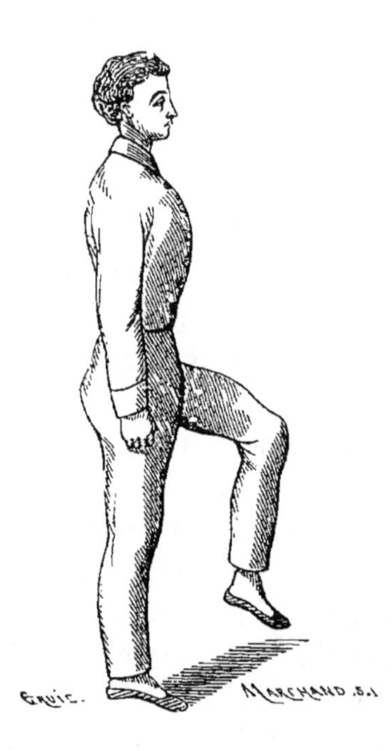

Fig. 129. — Exercices sans appareils.
(Flexion de la cuisse.)

Aux personnes ayant une profession sédentaire, prédisposées à la goutte, aux congestions ou à l'obésité, aux diabétiques nous conseillons la méthode de Schreber, véritable gymnastique d'appartement qui peut être exécutée, au moins partiellement, même par des personnes infirmes.

Cette série d'exercices étant assez pénible pour provoquer la sudation, il est très utile de la faire suivre d'une ablution froide dans un *tub* et finalement de frictions sèches.

Spécimen de la méthode de Schreber (d'après Lacassagne). — Exécuter avec le bras un mouvement circulaire (20 fois). — Étendre les bras en avant (30 fois); — en dehors (30 fois); — en hauteur (12 fois). — 8 à 10 respirations fortes et profondes.

Exécuter un mouvement circulaire avec le tronc (30 fois). — Se frotter les mains (80 fois). — Redresser le tronc (12 fois). — Élever la jambe latéralement (18 fois). — 8 à 10 respirations.

Rapprocher les jambes (8 fois). — Étendre et fléchir le pied (40 fois). — Exécuter un mouvement analogue à celui de scier (30 fois). — Élever le genou en avant (12 fois). — 8 à 10 respirations.

Lancer les bras en avant et en arrière (10 fois). — S'accroupir (24 fois). — Lancer les deux bras latéralement (100 fois). — 8 à 10 respirations. — Exécuter le mouvement analogue à celui de fendre du bois (20 fois); — de faucher (24 fois). — Trotter sur place (300 fois). — 8 à 10 respirations. — Lancer la jambe en avant et en arrière (24 fois). — Latéralement (24 fois).

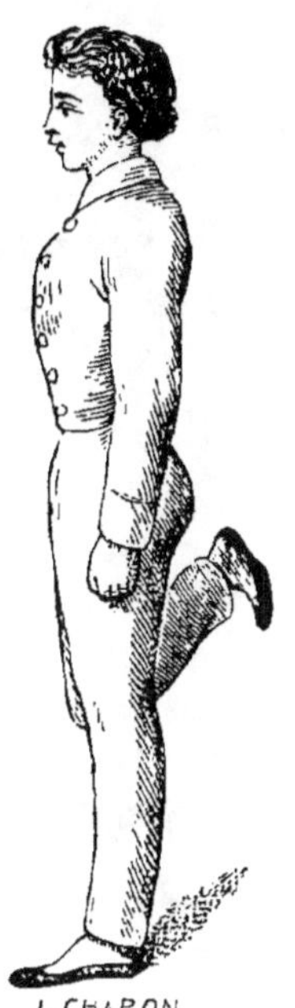

Fig. 130. — Exercices sans appareils. (Flexion de la jambe.)

b) **Exercices avec appareils ou instruments mobiles.** — Ces instruments sont :

1° Les *haltères* (deux boulets de fer réunis par une tige métallique) et les *mils* (massues coniques en bois) que l'on manœuvre avec les bras; la contraction musculaire lutte contre la résistance de ces poids, ce qui augmente la force des membres supérieurs et développe la poitrine (fig. 131 et 132).

2° La *canne*, le *bâton*, le *fleuret*, la *perche à sauter* qui sont manœuvrés également par les membres supérieurs,

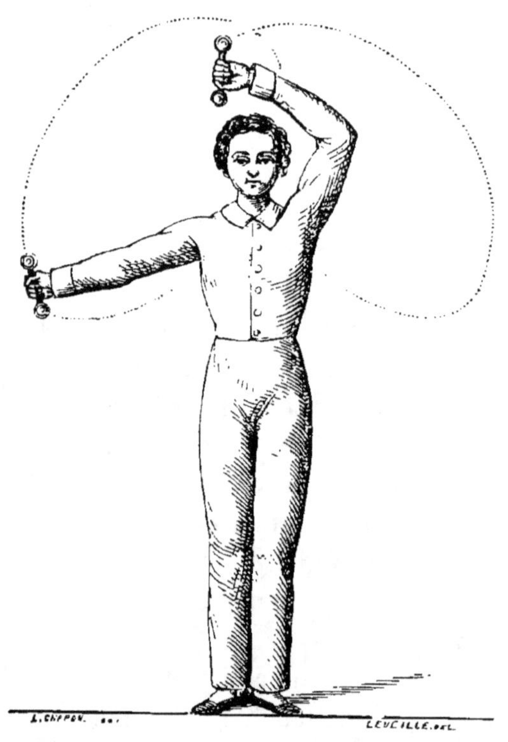

Fig. 131. — Exercices avec instruments mobiles (haltères).

mais dont l'exercice se généralise à presque tous les muscles de l'économie.

C'est dans cette catégorie qu'il faut ranger les divers jeux (*paume, tennis, ballon, boules,* etc.) dont nous avons déjà fait ressortir l'utilité dans notre étude sur la course.

Le maniement du fleuret ou de l'épée est une véritable science qui nécessite une étude approfondie et compte de nombreux adeptes. L'*escrime* est un exercice violent; elle développe le système musculaire d'une façon intense, assouplit les jointures, rend la démarche aisée et élégante.

L'action de « se fendre » et de « rompre » en produisant le ploiement et le déploiement successifs du corps donnent aux mouvements du tronc la prestesse et la sûreté, développent considérablement les muscles des membres inférieurs. Pour que l'exercice musculaire soit également réparti, il est très important de tirer des deux mains. Nous ne saurions aussi trop recommander aux habitués des salles d'armes d'avoir d'excellents masques et des fleurets bien boutonnés, car les accidents y sont relativement assez fréquents et les observations de coups de fleuret ayant entraîné la perte de l'œil ou autres lésions graves ne sont pas absolument rares. L'aération des salles mérite aussi d'être surveillée ; pendant la belle saison on devrait toujours pouvoir s'escrimer dans des préaux ; une salle d'hydrothérapie et de

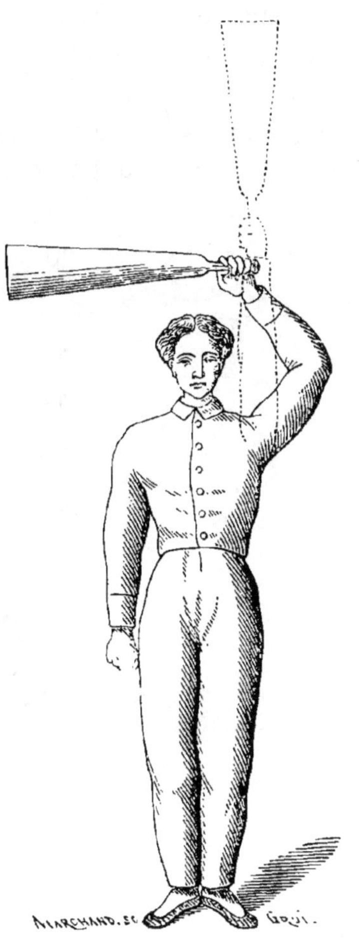

Fig. 132. — Exercices avec instruments mobiles (mils).

massage me semble le complément indispensable d'un établissement modèle.

Le *maniement du fusil* a des avantages incontestables au point de vue de l'hygiène ; l'arme, assez pesante, passant successivement d'un bras à l'autre pendant que les jambes sont alternativement ramenées en avant et en arrière, fournit un exercice parfaitement coordonné et régulier de toutes les parties du corps ; les manœuvres à la baïonnette sont particulièrement excellentes au point de vue de l'hygiène.

c) **Exercices aux appareils fixes.** — Ces appareils sont : le trapèze d'Amoros, les anneaux, les cordes lisses,

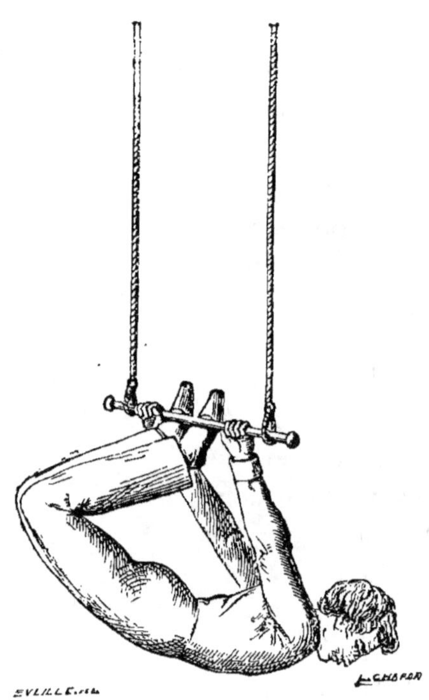

Fig. 133. — Exercices aux appareils fixes (le trapèze d'Amoros)

les perches verticales, les barres fixes ou parallèles, les cordes, les échelles verticales ou horizontales, le cheval, etc. (fig. 133-139).

Les exercices pratiqués à l'aide de ces appareils développent surtout la musculature des membres supérieurs et du thorax ; ils contribuent à obtenir la rectitude de la colonne vertébrale ; aussi les orthopédistes y ont-ils fréquemment recours pour lutter contre les déviations rachidiennes.

Et cependant la « gymnastique avec engins » rencontre actuellement de nombreux détracteurs ; à leur tête, Lagrange, dont la compétence est si grande et le jugement si sûr, signale les difformités qu'elle produit, s'élève contre le préjugé qui fait des gymnastes le type classique réalisant la beauté et l'harmonie des formes. D'après le sympathique auteur de la « Physiologie des exercices du corps », ce qui frappe à l'examen d'un gymnaste, c'est le développement exagéré du buste et l'amoindrissement de la partie inférieure du corps, anomalie qui tient à ce que les membres supérieurs soutiennent trop souvent le poids du corps au détriment des jambes. Outre ce défaut de proportion, le gymnaste présente, d'après le même auteur, une véritable difformité professionnelle, le *dos rond,* et ses omoplates, attirées en avant par leur partie articulaire, subissent un mouvement de bascule qui en relève et en fait saillir en arrière l'extrémité inférieure. Alors la pointe de l'os vient faire dans le dos une saillie comparable à celle qui, chez les phtisiques très amaigris, produit les épaules ailées, avec

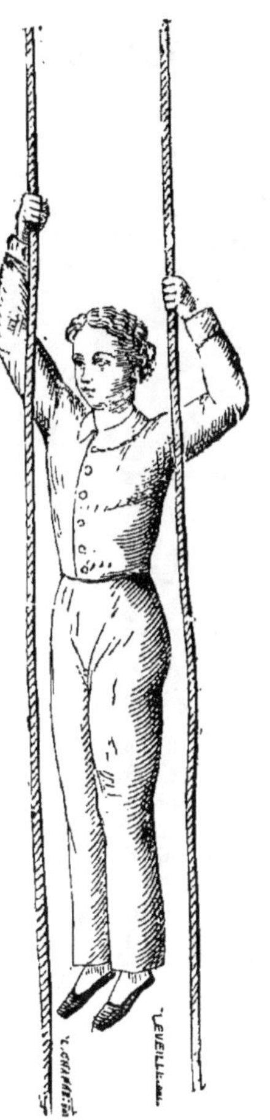

Fig. 134. — Exercices aux appareils fixes (les cordes verticales et lisses).

cette différence que, chez le gymnasiarque, de grosses saillies musculaires accompagnent les saillies osseuses, tandis que chez les sujets cachectiques la pointe de l'os semble prête à percer la peau. — Je ne sais vraiment où Lagrange a vu ces gymnastes difformes ; pour ma part, je ne les ai jamais rencontrés ni dans les cirques, ni dans les hippodromes, ni surtout dans les fêtes de gymnastique où nos jeunes patriotes se livrent sur les divers appareils à des

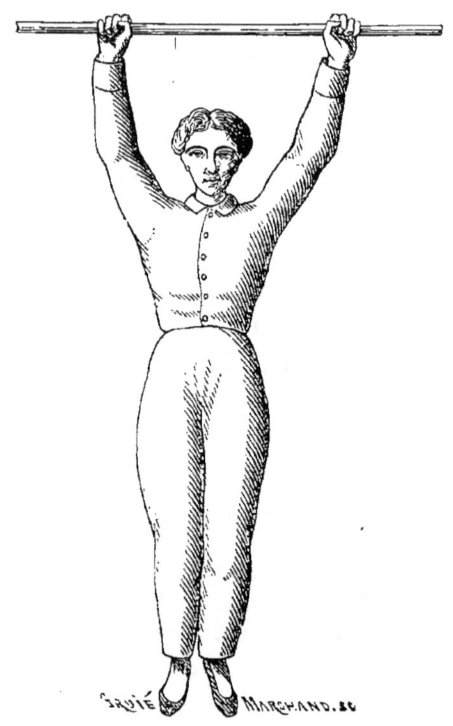

Fig. 135. — Exercices aux appareils fixes (la barre fixe).

prouesses vraiment extraordinaires, sans avoir, nous en répondons, ni le *dos rond,* ni les *épaules ailées,* ni même le développement exagéré de la partie supérieure du corps au détriment de l'inférieure !

Beaucoup d'*engins,* tels que le cheval, les barres parallèles et fixes auxquelles on se suspend aussi bien par les jambes que par les bras, favorisent le développement des membres inférieurs ; d'ailleurs un gymnaste amateur cultive, outre les *appareils,* les exercices sans instruments qui ont l'inconvénient précisément de s'adresser trop exclusivement aux membres inférieurs.

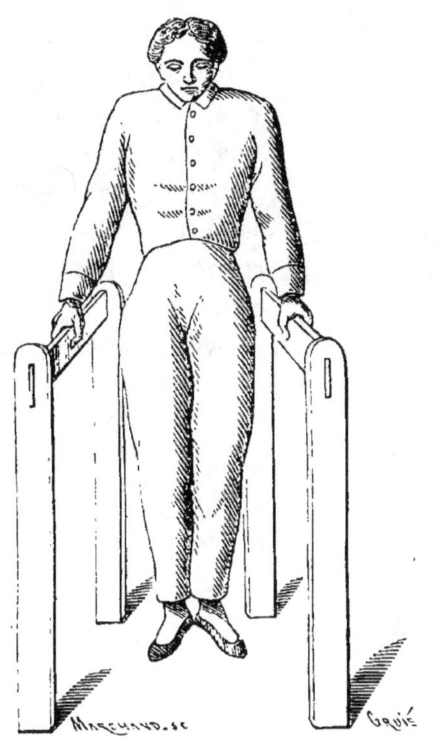

Fig. 136. — Exercices aux appareils fixes (les barres parallèles).

Quant aux professionnels, aux « acrobates du trapèze », ils se croiraient déshonorés s'ils quittaient leur public sans l'avoir préalablement salué de quelques *sauts périlleux* qui témoignent suffisamment en faveur du développement et de la puissance des muscles de leurs jambes. Un physiologiste sérieux, Jules Arnould, s'exprime ainsi sur les « professionnels » qui font de la gymnastique un métier : « Il y a un assez grand nombre d'hommes et de femmes qui font des exercices de gymnastique en public, pour gagner leur vie. C'est un spectacle et ces gens s'intitulent *artistes*. Le public prend un goût infini à les voir faire du trapèze à 20 mètres au-dessus du sol et ne les appelle pas moins *acrobates*. Blatin a carrément pris la défense de ces hommes contre le dédain de la gymnastique classique et, sous certaines réserves, nous n'hésitons pas à nous ranger à son avis. Les gymnastes du cirque sont un assez beau type d'audace et de mépris du danger ; au simple point de vue de la gymnastique ils prouvent de la meilleure façon ce que peuvent, avec de l'exercice, l'adresse et la force humaines. Il y a des cœurs d'airain sous ces muscles d'acier. Nous ne pensons pas qu'il convienne à notre époque de mépriser les uns ni les autres. Ce que l'hygiène doit exiger, c'est que l'on n'associe pas les enfants, en public surtout, à des exercices dangereux ou hors de la portée de leur âge, et que les gymnastes s'entourent des précautions nécessaires pour prévenir les chutes et les rendre inoffensives. »

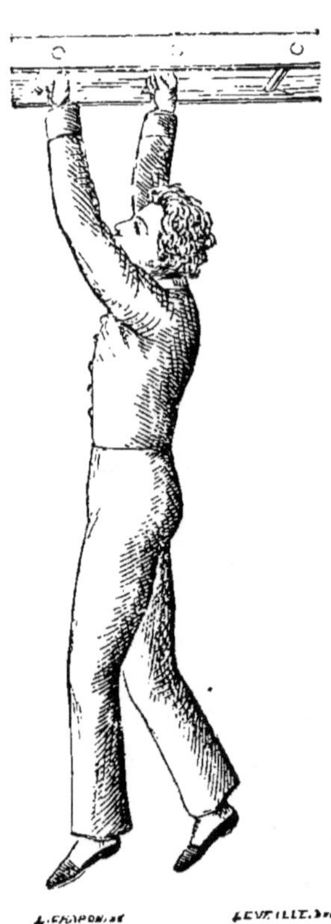

Fig. 137. — Exercices aux appareils fixes (échelle horizontale).

Cette opinion tend à se généraliser et les exercices du cirque jouissent de plus en plus de la vogue du public ; qui croira un seul instant que tous ces spectateurs raffinés, blasés, accourent en masse dans les amphithéâtres pour admirer des acrobates « difformes » ?

Lagrange a fait également le procès des *barres parallèles*, qui, suivant lui, tendent à *rentrer* les épaules, à les *relever* et à les *porter en avant*. Une attitude vicieuse peut, à la rigueur, produire cet effet chez un gymnaste mal dirigé ; mais les *barres parallèles* elles-mêmes ne sauraient être mises en jeu : elles *effacent* au contraire les *épaules* et *développent*

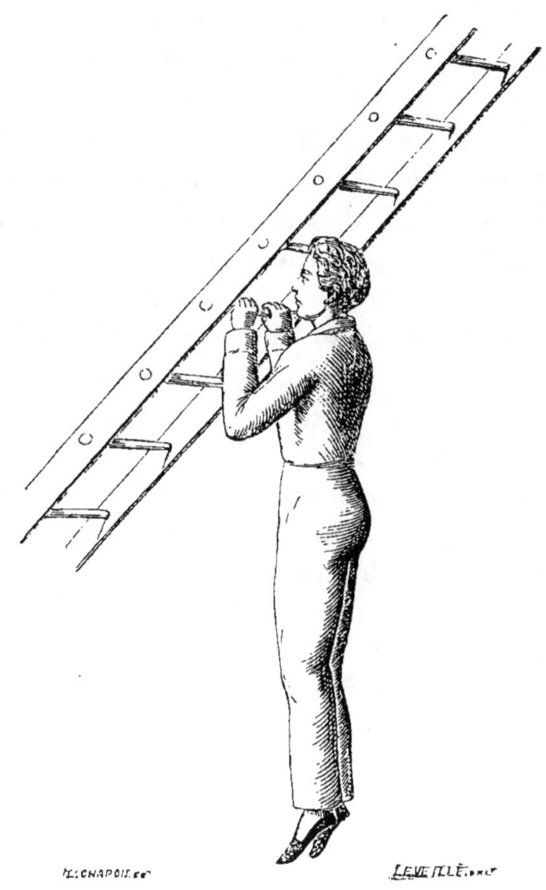

Fig. 138. — Exercices aux appareils fixes (échelle verticale).

le thorax en avant : de nombreuses observations faites depuis la lecture de l'ouvrage de Lagrange nous ont démontré ce fait d'une façon irréfutable (fig. 136).

En résumé, la *gymnastique avec engins* ne nous semble

pas aussi *antiphysiologique* que beaucoup l'écrivent : nous croyons, au contraire, qu'elle peut rendre de grands services, — à condition d'être dirigée avec une méthode excellente, — car elle seule permet de développer systématiquement certains groupes musculaires, de rétablir l'harmonie, lorsqu'elle n'existe plus, dans l'ensemble de la musculature humaine, de corriger enfin certaines difformités, ce qui l'a fait rechercher et cultiver par les orthopédistes. — Il existe encore une méthode de gymnastique très utile pour certains malades (les infirmes, les obèses, les personnes même atteintes de maladies du cœur ou du poumon), et qui, malheureusement, a beaucoup de peine à s'acclimater parmi nous, c'est la *gymnastique suédoise*. Le principe de cette méthode est de procurer aux malades les bénéfices de l'exercice musculaire sans les exposer aux troubles généraux qu'il pourrait déterminer chez eux. Elle comprend deux ordres de mouvements : les uns sont *actifs* et exécutés par deux personnes dont l'une est *agissante* et l'autre *opposante* ou *résistante ;* ces mouvements sont, en quelque sorte, dosés, admirablement gradués, et procèdent par des variantes échelonnées à l'infini : les autres mouvements sont *passifs* et ne nécessitent de la part du sujet aucune contraction fibrillaire effective ; ils sont produits par un aide (*gymnastique manuelle*) ou par des machines (*gymnastique mécanique*) mues par la vapeur qui produisent sur toutes les parties du corps, et suivant une méthode très exacte, des mouvements actifs, passifs, et un massage complet. Cette gymnastique véritablement médicale a des indications aussi nombreuses que précises : elle est *orthopédique* et *corrective* dans les raideurs articulaires, les déviations de la taille et des membres, *abdominale* pour régulariser les fonctions digestives, *respiratoire* pour décongestionner les poumons ; dans les maladies du cœur, elle stimule heureusement la *circulation périphérique ;* dans les névroses, elle peut, suivant les indications, calmer l'irritabilité du système nerveux ou en réveiller l'atonie.

Il serait fort désirable que cette gymnastique suédoise finisse par prendre dans notre capitale l'importance méritée que les docteurs Zander et Wide ont su lui donner à Stockholm où leurs établissements sont devenus des centres d'attraction et de réunions mondaines.

———

CHAPITRE XIX

L'ÉQUITATION

L'équitation est un exercice excellent et qui a l'avantage de se passer toujours en plein air ; malheureusement, bien qu'elle soit en réel progrès depuis une quinzaine d'années, elle n'est pas encore suffisamment répandue dans notre pays.

Il faut la pratiquer dès l'enfance. « Quiconque n'a pas monté à poil dès six ou sept ans, dit Ph. Daryl avec sa verve habituelle, sera presque toujours un centaure d'occasion. Ajoutez tous les autres exercices physiques qui font au jeune Anglais des muscles d'acier et étonnez-vous qu'auprès de lui le cavalier tardif ou spécialiste fasse une pauvre figure, avec ses jambes trop fortes pour sa poitrine étriquée, ses bras malingres et sa correction d'emprunt. Ajoutez encore que l'Angleterre est la patrie des chasses aux renards, et que ces chasses ont lieu, en hiver, pendant les grandes vacances des écoliers anglais, qui sont placées à la Noël. Dans tous les comtés, il y a des meutes sans nombre et qui courent deux ou trois fois par semaine, à des dates et des rendez-vous indiqués d'avance par tous les journaux. Pour suivre ces meutes, pour prendre sa part des joies enivrantes du laisser-courre, point n'est besoin de l'invitation du maître et de sa permission. Tout fermier qui possède un cheval, tout gamin qui a su s'en procurer un pour la demi-journée peut se joindre à l'escadron volant des sportsmen et sauter avec eux les fossés, les ruisseaux et les barrières, à la queue des chiens. S'il arrive premier à l'hallali, personne ne songera à le trouver mauvais, et s'il se casse les os en tombant sur un obstacle, personne ne s'arrêtera pour le ramasser. Parmi les écoliers les plus pauvres, il en est peu qui ne se soient donné, une ou plusieurs fois dans leur enfance, le plaisir d'assister ainsi à une chasse au renard. L'enfant devenu homme en garde toute sa vie le goût du cheval, des galops vertigineux et des prouesses hippiques. Pour peu que les revenus de sa profession lui en donnent le moyen, il ne manquera pas d'avoir son *hunter* ou tout au moins son *hack* à lui, comme les innombrables rejetons de la bourgeoisie riche et de l'aristocratie.

« D'où cette prodigieuse quantité de cavaliers compétents et audacieux, qui deviendraient du jour au lendemain des hussards et des dragons de premier ordre, si la défense du sol natal exigeait qu'ils se fissent soldats. Même en temps de paix, à peine est-il nécessaire, dans les régiments de cavalerie britannique, d'instruire les recrues ; elles arrivent toutes dégrossies et n'ont qu'à se mettre à l'école de l'escadron. Quelle différence avec les nôtres, qui ont ordinairement tout à apprendre, même quand elles se destinent pour l'avenir aux honneurs et aux soucis du commandement en chef. Il nous souvient d'avoir vu pendant le siège de Paris, en 1870, deux membres du gouvernement de la Défense nationale, et non point des plus obscurs ou des plus plébéiens, prendre des leçons d'équitation dans le sous-sol d'un théâtre de féeries. Ils voulaient être prêts pour le jour de la sortie en masse ! — La pensée était assurément patriotique et louable. Mais, convenons que ces deux hommes d'État s'y prenaient un peu tard pour aller au manège. »

Voilà une révélation fort piquante ; en vérité, M. Daryl

était au manège en bonne compagnie, mais il s'y trouvait aussi, après tout, et peut-être bien pour le même motif que les deux hommes d'État auxquels il fait allusion !

Quoi qu'il en soit, il est bon d'avoir sous les yeux cet intéressant tableau de la vie sportive anglaise. Pour le compléter, transportons-nous à Londres, à l'heure habituelle de la promenade équestre, dans la célèbre allée de *Rotten Row*. Devant vous défilent de véritables escadrons civils : des enfants de sept ans escortant leurs grand'mères aux cheveux gris, mais dont la taille se dessine encore droite et svelte sous l'amazone irréprochable, des vieillards faisant corps avec leurs chevaux pur-sang, des troupes de jeunes gens lancés à des allures vertigineuses ; les types de cavalier les plus variés, parfois même les plus bizarres se succèdent sous vos yeux, tous dans une tenue simple, sans apparat, sans pose, et avec une correction parfaite ; jamais vous ne rencontrez un cavalier novice !

L'exemple que nous donne l'Angleterre mérite d'être suivi : des manèges en plein air devraient être annexés à tous nos établissements d'instruction et les leçons y être peu coûteuses sinon gratuites.

Des associations auraient avantage à s'organiser pour la propagation de l'équitation et pour sa popularisation surtout, à l'instar des sociétés de gymnastique ; de cette façon l'armée recueillerait d'excellents cavaliers et un plus grand nombre d'individus jouirait des avantages de cet exercice, hygiénique par excellence.

La promenade à cheval se passe au grand air, dans la rase campagne ou sous bois, loin de l'atmosphère malsaine des grandes villes ; le cavalier, galopant en pleins champs, se trouve, suivant l'heureuse expression de Peter, lancé comme un boulet au-devant d'un air vif et renouvelé. Cet air pénètre sous une certaine pression et en abondance jusque dans les derniers recoins des alvéoles pulmonaires : aussi, les médecins ont-ils souvent préconisé l'équitation dans certaines formes de la phtisie pulmonaire et Sydenham a-t-il déclaré qu'elle était plus efficace dans ces cas que le quinquina dans la fièvre. Pour permettre la libre action des poumons, et favoriser l'expansion de la poitrine, le cavalier doit avoir soin de tenir les épaules effacées. L'habitude du cheval développe principalement les muscles des cuisses, le cavalier devant en quelque sorte les mouler sur la selle et serrer les genoux pour adhérer plus fortement. Les jambes ne font que reposer sur les étriers, excepté cependant dans « le trot à l'anglaise » où le corps pour éviter une réaction sur deux s'enlève en pesant légèrement sur les étriers. Les muscles du tronc agissent également pour maintenir l'équilibre, la colonne vertébrale servant en quelque sorte de balancier dans les divers déplacements que subit le cavalier; ce sont même ces muscles qui se fatiguent surtout chez les novices, parce qu'ils en exagèrent inutilement les contractions.

Lagrange range l'équitation parmi les exercices qui déforment. D'après lui, tous les cavaliers de profession auraient « une courbure des membres inférieurs, d'autant plus prononcée que les os étaient plus malléables au moment où l'exercice a été commencé. Les membres, qui se placent de manière à envelopper le cheval, tendent à acquérir une forme concave. C'est en cherchant à se mouler que les jambes et les cuisses du cavalier prennent une forme arquée. » Cette opinion nous semble tout au moins exagérée : le gros ventre et les jambes arquées du vieil officier de cavalerie sont plutôt du domaine de la légende que de la réalité.

Commençons par nous expliquer sur la difformité osseuses des membres inférieurs : d'abord nous ne l'avons jamais contatée sur un très grand nombre de cavaliers que nous avons examinés avec soin à ce point de vue ; ensuite, nous croyons qu'elle ne peut se produire par le fait de l'exercice du cheval, et voici pourquoi :

L'ensemble des points du cavalier qui sont en contact avec le cheval, c'est-à-dire *l'assiette* sont : les fesses, les cuisses et les genoux. Plus ces points de contact sont nombreux et intimes, plus *l'assiette sera solide.*

Aussi, chez l'homme de cheval, les parties molles de la fesse et surtout de la cuisse se moulent-elles en quelque sorte sur la selle et peuvent-elles présenter une apparente difformité. Mais qui donc a jamais produit un fémur déformé dans ces conditions? Quant aux jambes, elles *sont libres, tombant naturellement par leurs propres poids,* et ne doivent toucher le corps du cheval que pour lui faire connaître la volonté du cavalier. « Les jambes, abandonnées à leur pesanteur, dit J. Lenoble du Teil, feront deux poids égaux qui, tirant sur les cuisses, les feront poser et les affermiront sur la selle. Il s'ensuit donc que, plus elles seront relâchées, plus elles tireront ; et, plus elles tireront, plus elles coopéreront à l'adhérence de l'assiette. »

Le cavalier n'enveloppe donc point son cheval en donnant à ses membres inférieurs une forme arquée et, pour notre part, nous ne pouvons ranger l'équitation parmi les exercices qui déforment, à condition, bien entendu, qu'elle soit pratiquée suivant les saines règles de l'art équestre.

Nous devons cependant faire une réserve au sujet de la position de la femme montant en amazone, position peu naturelle nécessitant une véritable torsion de la colonne vertébrale pour que la ligne des épaules soit perpendiculaire à l'axe antéro-postérieur du cheval. Au point de vue de l'hygiène, *tout le monde devrait monter à califourchon* et l'on devrait abolir la *selle de côté,* si incommode et si difficile à équilibrer!

L'usage du cheval fait-il maigrir ou engraisser? Question délicate, complexe, fort souvent posée aux médecins et que nous allons essayer de résoudre !

L'homme de cheval, véritablement digne de ce nom, est généralement maigre; Fillis, l'écuyer célèbre, est d'une maigreur de jockey. En effet, l'équitation est un exercice fatigant; ceux qui s'y livrent pendant plusieurs heures par jour, montant des chevaux difficiles et trottant très sec sont certains d'échapper à l'obésité; le docteur de Saint-Germain, dans une conférence très spirituelle et pleine d'entrain sur la polysarcie, conseille l'équitation comme un excellent exercice pour les personnes dont l'embonpoint dépasse les limites raisonnables, il raconte même de façon fort plaisante les promenades équestres de son meilleur ami (qui lui ressemble fort), promenades d'un cavalier novice, qui les prolongeait pendant plusieurs heures et qui dépensait certainement plus de force musculaire que de raison ; dans ces conditions, l'amaigrissement est forcé et rapide. Mais le cavalier éprouvé qui se promène, le plus souvent au pas ou au galop, c'est-à-dire aux allures les moins fatigantes, en s'arrêtant souvent dans les allées du bois pour serrer les mains de nombreux amis, qui *stoppe* à la cascade pour consommer quelque boisson apéritive et alcoolique et qui gagne à cette promenade matinale un excellent appétit qu'il satisfait copieusement dans un restaurant à la mode : ce type de cavalier, assez répandu, ne maigrira pas certes; il méritera même parfois, pour peu que la nature l'ait doué d'une prédisposition particulière, la qualification de *gastrophore*, mot bien connu dans le monde des vieux officiers de cavalerie qui se mettent à un régime analogue.

Nous ne croyons pas faire un paradoxe en disant que l'équitation fait engraisser ou maigrir à volonté : tout dépend de la manière dont on la pratique.

Quelques *indications hygiéniques* doivent être nettement précisées et méditées sagement par tous ceux qui veulent se livrer à l'étude de l'équitation :

Il faut débuter par des allures modérées, et n'arriver que

peu à peu aux allures fatigantes ; il convient de s'arrêter pendant un certain temps ou même définitivement si les organes du bas-ventre présentent de la sensibilité ou de la douleur. Les excoriations et l'*ecthyma* (vulgairement les *clous*) qui se développent aux points de frottement avec la selle, doivent être enduits d'une légère couche de *collodion iodoformé*. La vessie et l'intestin seront vidés avant de monter en selle.

CHAPITRE XX

LA VÉLOCIPÉDIE

La vélocipédie a pris, depuis quelques années, une vogue énorme ; son avenir nous semble plus important encore et certainement ce mode de locomotion est appelé à se généraliser dans des proportions que beaucoup sont loin de soupçonner aujourd'hui.

Le *cheval d'acier* est en effet un rude concurrent pour son collègue à quatre pattes ; il est à la portée de tous, n'ayant besoin ni d'écurie, ni d'entretien, ni de palefrenier, pas même de vétérinaire ; il fait facilement 15 kilomètres à l'heure sans grande fatigue pour celui qui le monte, et quand il s'emballe, on le voit parcourir en peu de temps des distances considérables, jusqu'à 488 kilomètres dans une journée ! Voilà certes de beaux états de service ; aussi bien la vélocipédie n'est-elle pas seulement un excellent exercice physique, un sport intéressant, elle rend d'importants services à tous ceux qui ont besoin d'aller vite et loin : au facteur rural, au distributeur de petits colis ou d'imprimés, aux messagers, aux médecins de campagne et même à l'armée qui, outre ses fantassins et ses cavaliers, possède aussi ses *vélocipédistes*.

Beaucoup considèrent le vélocipède comme une invention récente qui nous serait venue d'Angleterre. C'est là une erreur contre laquelle nous sommes heureux de pouvoir protester en parfaite connaissance de cause. Dès 1867, Paris comptait un nombre respectable de *bicyclistes* dont les instruments (assez imparfaits, il est vrai) étaient fabriqués en France ; ils parcouraient avec rapidité les allées du Bois de Boulogne et quelques-uns avaient déjà adopté le bicycle pour vaquer à leurs occupations : témoin cet élève en médecine qui se rendait chaque matin du Quartier Latin à l'hôpital Sainte-Eugénie, dépassant facilement avec son bicycle, le coupé de son chef de service.

L'année terrible vint interrompre cet élan ; longtemps nos préoccupations furent ailleurs et les Anglais en profitèrent pour perfectionner et populariser le bicycle. Puis la création de la *bicyclette* mit à son comble la faveur dont jouit actuellement la vélocipédie, si bien qu'il est peu de lycéens aujourd'hui dont le rêve favori ne soit de pouvoir enjamber le fameux *cheval d'acier* et de faire sa promenade au Bois pour se mêler, lui aussi, aux véritables escadrons de cyclistes qui en sillonnent les allées.

Notre but étant d'étudier la vélocipédie uniquement au point de vue de l'hygiène et des avantages que l'on peut en retirer pour le perfectionnement ou le rétablissement de la santé, nous ne parlerons que pour le condamner du *vélocipédisme professionnel*.

Il faut, en effet, avoir vu arriver au but ces coureurs, couchés complètement sur la roue de devant de leur machine, le dos voûté, le cou tendu, le *facies* contracturé par l'effort, les membres roides, la respiration haletante et qu'on s'empresse de porter blêmes, demi-morts au bain ou sous la douche, pour être convaincu que ce genre de sport n'a absolument rien d'hygiénique, bien au contraire !

Il y a entre ces coureurs, le plus souvent *professionnels*, et le vélocipédiste raisonnable, aimant la course en plein air et l'exercice salutaire, une différence plus accentuée encore que celle qui existe entre le cavalier accompli et le jockey qui court se briser les os sur les obstacles d'un *steeple-chase.*

MM. Chibret et Huguet ont déterminé l'état physiologique de 4 vélocipédistes qui venaient d'accomplir une course de 397 kilomètres et ils ont établi, dans la note suivante communiquée à l'*Académie des sciences*, les rapports qui existaient chez ces sujets entre la fatigue éprouvée et l'utilisation de l'azote urinaire :

1° La température prise entre les cuisses, à leur naissance, est plutôt au-dessous qu'au-dessus de la normale ;

2° Le coefficient d'utilisation de l'azote urinaire varie en raison inverse du degré de fatigue ;

3° Ce coefficient est un peu inférieur à la normale pour un individu non fatigué par la course ;

4° La fatigue est liée au gaspillage de l'azote ;

5° Sur les quatre sujets examinés, les deux premiers arrivés avaient usé de la kola, les deux derniers s'en étaient abstenus ;

6° Le premier arrivé a dû probablement son succès à son énergie, aidée par l'alcool et la kola ; car son jeune âge et son extrême fatigue ne le désignaient pas comme le vainqueur d'une course de fond de dix-sept heures, avec un train de marche de plus de vingt-deux kilomètres à l'heure.

Ce gaspillage de l'azote lié à la fatigue est une cause puissante de dénutrition ; les courses forcées, longues ou trop fatigantes, au lieu d'être utiles, sont par conséquent nuisibles à la santé ; le vélocipédiste doit éviter le surmenage et, à cet effet, ne point dépasser certaine vitesse. Th. Tissié, de Bordeaux, qui s'est acquis une compétence toute spéciale dans les questions d'hygiène vélocipédiste, a très nettement précisé ce point dans une récente communication à la Société de Biologie ; d'après lui, en pays de plaine, la vitesse ne doit pas dépasser 18 à 20 kilomètres à l'heure pour les gens entraînés et 12 à 15 dans le cas contraire ; les enfants de 12 à 16 ans ne dépasseront pas, en aucun cas, 15 kilomètres à l'heure. L'usage du vélocipède sera interdit à l'enfant, avant l'âge de 12 à 13 ans ; quant à la femme, elle peut faire usage des nouvelles machines à condition que la selle en soit large et sans bec ; l'allure restera modérée, de 12 à 15 kilomètres à l'heure, au maximum. Voici le costume recommandé par Th. Tissié : pas de corset, pantalon à la zouave et jupe courte faite de laine ou de jersey.

La position doit être celle d'une personne assise sur une chaise, les bras légèrement allongés, le buste droit, la jambe déployée complètement quand la pédale arrive au point mort, et à angle droit quand elle arrive au point opposé. En général, toutes les personnes qui font usage du vélocipède font bien de surveiller avec soin leur attitude : les épaules seront effacées de façon à développer la poitrine, le dos sera tenu droit, sans roideur, ainsi que la tête.

Au point de vue de l'hygiène, la vélocipédie partage avec l'équitation un avantage énorme : elle se pratique en plein air et, grâce à la rapidité de son allure, le cycliste refoule les couches d'air qui, en se comprimant sur lui, produisent un véritable *gavage aérien*. « Le vélocipédiste en campagne, dit Lagrange, se trouve donc, pour absorber de l'oxygène, dans les mêmes conditions où serait placé, pour absorber des aliments, un homme de gros appétit, assis à une table bien servie. »

Ce maximum de respiration facilite l'oxygénation du sang, et entraîne par conséquent une stimulation générale des fonctions de l'organisme, notamment de la digestion.

L'usage du vélocipède développe considérablement les muscles des membres inférieurs et du bassin ; il n'est pas sans action sur ceux de l'avant-bras, du bras, de l'épaule, des muscles pectoraux et thoraciques. Il mobilise et assouplit les articulations de la hanche, du genou et du pied. Lagrange a fait remarquer avec raison qu'outre les mouvements actifs et volontaires, la vélocipédie provoquait des mouvements passifs. En effet, la roue, en vertu de sa vitesse acquise, imprime à la pédale un déplacement auquel participent tous les segments du membre inférieur. Un autre effet de gymnastique passive résulte, chez les cyclistes, des trépidations et des secousses ressenties par le corps tout entier. Ces secousses sont habituellement salutaires ; parfois, quand elles sont exagérées, elles peuvent, a-t-on dit, ébranler dangereusement les centres nerveux, surtout quand l'exercice a lieu sur une route mal pavée. Ce reproche semble plutôt théorique que pratique ; il est vrai que la trépidation longtemps prolongée amène une espèce de fatigue intellectuelle, un ahurissement qui, du reste, se dissipe assez rapidement. Pratiquée avec modération et dans des conditions favorables de sol et de route, la vélocipédie exerce, au contraire, une action sédative manifeste sur le système nerveux et constitue un excellent agent que l'on peut opposer au surmenage intellectuel.

Telle est l'influence hygiénique de cet excellent exercice sur notre organisme à l'état sain ; énumérons maintenant ses précieux avantages en cas de maladies : La suroxygénation du sang qu'il amène l'a fait recommander depuis longtemps aux obèses, aux goutteux, aux arthritiques, aux diabétiques, aux anémiques. Le professeur Bouchard a traité par la vélocipédie un anémique grave, chez lequel toute autre médication avait préalablement échoué ; il fallut au début le hisser et le soutenir sur l'instrument ; au bout de quelques semaines la guérison fut complète. Elle réussit, en général, à toutes les personnes atteintes de maladies par ralentissement de la nutrition : les lymphatiques, les dyspeptiques, certains rhumatisants même trouveront en elle un adjuvant précieux pour leur traitement. Richardson la préconise contre les varices et les hémorrhoïdes.

Les tempéraments nerveux et en particulier les neurasthéniques ressentiront ses effets sédatifs; on a même conseillé d'utiliser le tricycle chez les hémiplégiques.

Le Dr Hammond l'a recommandé dans la paralysie infantile, la paralysie hystérique et la polynévrite.

Toute médaille ayant son revers, il nous reste à mentionner certains inconvénients du vélocipède. Disons tout d'abord que la vulgarisation de la bicyclette a rendu les accidents traumatiques beaucoup plus rares et moins graves qu'à l'époque où tout vélocipédiste sérieux devait être juché aussi haut que possible sur la gigantesque roue antérieure de la machine : alors nous avons eu l'occasion de soigner nombre de contusions ou plaies du genou, de l'abdomen, voire même des fractures de l'avant-bras.

Tissié a signalé, chez les vélocipédistes, une paralysie passagère des deux mains précédée ou suivie de fourmillement et de troubles de la sensibilité ; sa durée est de une à trois semaines et n'a aucune gravité. Elle est causée par une inflammation du nerf cubital due : 1° à l'extension de ce nerf par une flexion prolongée des bras; 2° à la pression, sur le guidon, du bord interne de la main qui se confond avec le doigt auriculaire.

Ch. Lavieille a décrit également une arthrite du pied avec déformation chez des personnes abusant du vélocipède et des sujets trop jeunes dont les tissus, incomplètement développés, n'ont pas encore atteint toute la résistance désirable. Dans cette forme d'arthrite, la marche, loin de produire, comme d'ordinaire, une exacerbation de la douleur, amène, au contraire, un soulagement constant, une véritable détente ; preuve que l'affection est causée par mauvaise position et tiraillement. Enfin, on a dit aussi que l'usage immodéré du vélocipède pouvait produire l'allongement du pied et quelquefois des douleurs passagères dans les ligaments de la patte d'oie.

Ces diverses affections sont, du reste, tout à fait exceptionnelles et démontrent qu'il faut user de la machine avec méthode et modération ; il est préférable d'employer les caoutchoucs *pneumatiques* qui répartissent la fatigue dans tout le corps et l'empêchent de se localiser dans les articulations du pied et du genou. Le cycliste devra se vêtir de jersey, porter la culotte et le bas de laine, s'abstenir de boissons alcooliques, se soutenir avec le thé, le café léger et les diverses préparations de kola.

Toutes ces restrictions faites, nous sommes bien tentés de répéter cette phrase à la fois humoristique et enthousiaste du docteur Blacklaud : « La pharmacopée ne contient aucun tonique, dépuratif ou calmant, comparable, comme agrément et efficacité, à cette combinaison de fer et de caoutchouc qui constitue un bon vélocipède. »

CHAPITRE XXI

LE CANOTAGE

L'exercice de la rame est un des plus complets qui existe ; outre les muscles des membres, la rame met en action les muscles dorso-lombaires, psoas-iliaques, abdominaux antérieurs, pectoraux, etc. Il a l'avantage de se passer le plus souvent dans une atmosphère très pure, telle que l'atmosphère marine. Aussi, les Anglais et les Américains ont ils adopté le canotage en l'élevant presque à la hauteur d'une institution universitaire.

« Le canotage, dit Ph. Daryl, a toujours été fort cultivé en Angleterre. Cela se comprend du reste dans un pays qui a l'Océan pour limite et pour fossé, et dont la puissance est avant tout maritime. L'exercice de la rame est un des plus complets et des plus salutaires auxquels un homme bien portant puisse se livrer. Il met en jeu les principaux muscles, dilate le poumon et fortifie le cœur. Qu'on le pratique en mer ou sur un cours d'eau, c'est toujours dans un air plus vif et plus pur que l'atmosphère des villes et même des bas plateaux. Comme sport, il se prête à toutes les combinaisons et à toutes les comparaisons de forces. On peut trouver de l'agrément à promener solitairement sa périssoire sur le miroir des eaux silencieuses, comme à se grouper avec de bons camarades et à pousser de concert l'aviron... Autant de motifs pour que le canot fasse partie intégrante de l'outillage gymnastique dans les écoles anglaises de toute catégorie.

« Sur ce point comme sur les autres, Eton donne l'exemple. Chaque classe et presque chaque élève y a son embarcation, grande ou petite, à la seule condition de savoir nager. Des régates printanières servent de sanction aux exercices nautiques de chaque jour. Une fête traditionnelle réunit ces embarcations, le 4 juin, dans une sorte de procession qui remonte la Tamise jusqu'à Surly Hall, à trois ou quatre milles au-dessus de Windsor, pour un banquet général d'adieux, clôture de l'année scolaire.

« Dans les faubourgs des villes, dans les moindres villages anglais, partout où une rivière, une nappe d'eau quelconque permet de lancer et de manœuvrer un bateau, on trouve des clubs ou associations nautiques de tout état et de tout acabit.

« Mais c'est surtout dans les deux grandes Universités, à Oxford et à Cambridge, que l'aviron est l'exercice favori de la population scolaire. Le cricket, le cheval, le pédestrianisme et les autres sports ne viennent là qu'en seconde ligne, et le canot efface tout. Il est peu d'étudiants qui ne passent pas une ou plusieurs heures par jour sur la Cam ou sur l'Isis, réparant à coups de rame les fatigues de l'étude ou celles des nuits passées à boire en jouant aux cartes. L'art de ramer, seul ou avec des associés, devient pour eux une préoccupation quotidienne. On le pousse à ses dernières limites, on en parle constamment, et la grande affaire de l'année, après les concours et luttes préalables de collège à collège, est le choix de huit champions qui représenteront l'Université dans le match qui a lieu à Londres, la semaine avant Pâques, entre le pont de Putney et Mortlake.

« Seuls, les deux canots de deux vieilles Universités prennent part à cette lutte, qui a le privilège de surexciter au plus haut point l'intérêt de la population britannique. C'est par centaines de mille que les spectateurs et spectatrices se portent vers le fleuve. Comme à Constantinople au temps de Justinien, chacun se croit tenu de prendre parti pour l'une ou l'autre école et, selon qu'il fait des vœux pour Oxford ou pour Cambridge, d'arborer un ruban bleu clair ou un ruban bleu sombre.

« Les hommes, les femmes, les chevaux d'omnibus et les chiens même arborent ces couleurs à la boutonnière, au frontal ou à la racine de la queue. Une fièvre universelle, un mouvement peut-être un peu voulu, mais à tout prendre caractéristique, agite les couches diverses de la nation et donne à l'étranger un avant-goût de ce que sera dans quelques semaines le *delirium tremens* du Derby. »

En France, le canotage, sans être aussi répandu qu'en Angleterre, est néanmoins cultivé avec ardeur par un grand nombre de jeunes gens, robustes, bien trempés, à la santé de fer dont les canots sillonnent les fleuves avec la rapidité de la flèche[1] : le soir venu, on quitte l'aviron pour se mettre à table et les rives retentissent bientôt des cris joyeux des canotiers que l'exercice rend rebelles à la fatigue. Depuis quelques années, on essaie de propager cet exercice parmi la jeunesse des écoles ; encore faut-il le faire avec discernement. La rame est un exercice très violent qui ne convient qu'aux plus robustes parmi les jeunes sujets, sinon elle pourrait entrainer l'épuisement, le surmenage physique avec tous ses graves dangers, et même des affections organiques du cœur. En effet, l'exercice de la rame a une action très marquée sur la *circulation* et la *respiration*. L'accélération du pouls est constante et atteint facilement 110 à 120 pulsations ; le nombre des inspirations

---

1. La preuve en est dans la victoire des rameurs français sur l'équipe anglaise, en 1892, au match d'Andrésy.

est de 20 à 30 par minute. La respiration prend, du reste, le rythme du mouvement de la rame, car chaque coup d'aviron exige l'état d'expiration nécessité par l'effort. En promenade prolongée les coups d'aviron sont de 10 à 20 à la minute.

On a été jusqu'à prétendre qu'en Angleterre l'abus de la rame occasionne plus de maladies de cœur que le rhumatisme : les statistiques de Morgan (de Manchester) portant sur toutes les maladies des concurrents d'Oxford-Cambridge démontrent que cette assertion est pour le moins exagérée.

CHAPITRE XXII

HYGIÈNE ET CHOIX DES EXERCICES DU CORPS

Au point de vue de l'hygiène, il faut placer en première ligne les exercices qui se pratiquent au grand air : la marche, la course et les jeux, le patinage, le saut, la natation, l'équitation, la vélocipédie et le canotage.

Ces exercices sont recommandés presque exclusivement par une école nouvelle d'hygiénistes ayant à leur tête Ph. Daryl qui ont entrepris, avec une ardeur et une conviction qu'on ne saurait trop louer, la renaissance physique de la jeunesse française.

Faut-il abandonner la gymnastique classique avec ses engins qui à quelques-uns paraissent surannés, inutiles, dangereux même. Telle n'est point notre opinion et, dans l'étude que nous en avons faite précédemment, nous croyons avoir démontré que la gymnastique permettait seule d'agir efficacement et d'une façon véritablement scientifique sur certains groupes musculaires. Bouvier, dans ses leçons cliniques sur les maladies de l'appareil locomoteur, a fait comprendre cette vérité d'une façon irréfutable. D'après son livre, qui est l'honneur de la chirurgie française, l'influence de l'exercice musculaire est surtout sensible sur la colonne vertébrale dont il empêche les déviations dans les cas de faiblesse de constitution, croissance exagérée, convalescence de maladies longues et débilitantes.

Outre ces avantages spéciaux, la gymnastique permet seule une éducation parfaite de nos muscles ; elle apprend à grimper, à faire les rétablissements du corps sur les bras qui ont permis à plus d'un héros modeste, à nos braves pompiers par exemple, de se hisser à des hauteurs invraisemblables pour porter secours à des malheureux voués à une mort certaine. Elle doit être maintenue dans nos établissements comme un enseignement utile ; cependant il ne faut pas exagérer la durée et la fréquence des leçons de gymnastique proprement dite ; il convient de les rendre intéressantes en bannissant une foule d'exercices inutiles et fastidieux et en excitant l'émulation des jeunes gymnastes par des concours périodiques qui mettent leur progrès en relief. Aux gymnases doivent être annexés des préaux découverts afin que les exercices puissent se faire en plein air lorsque la température et l'état de l'atmosphère le permettent. La *gymnastique*, l'*escrime*, l'*équitation*, la *vélocipédie* ont été rangées par Lagrange au nombre des *exercices difficiles* qui nécessitent un effort d'esprit continuel : cette intervention cérébrale aurait des inconvénients sérieux chez les étudiants déjà surmenés par l'étude. D'après lui, le choix de l'exercice a une grande importance au point de vue de l'hygiène du cerveau et les *exercices faciles* auraient l'avantage de faire travailler les muscles sans amener de fatigue nerveuse.

« Regardez, dit-il, un jeune écolier en face d'un prévôt qui lui enseigne les premiers éléments de l'escrime. Sa mine renfrognée, sa physionomie maussade exprimant la fatigue et l'ennui semblent dire : « Qu'on me ramène à la version ! » Ouvrez au même enfant la porte de son collège, et donnez-lui la clef des champs : vous le verrez partir comme un trait, laissant ses jambes l'emporter dans la vive allure d'un temps de course. Il fera en quelques minutes dix fois plus de travail que tout à l'heure en plastronnant, mais ce travail est l'affaire de ses jambes : la tête ne s'en mêle pas. Il reviendra bouillant de chaleur, essoufflé, tout en nage, mais l'esprit libre et le cerveau reposé. »

L'argument est frappant, et il est évident pour tout le monde que, chez les jeunes sujets, les exercices difficiles doivent être relégués au second plan. L'enfance n'est pas encore apte aux laborieuses études, au travail soutenu, souvent opiniâtre qui font l'agilité et la vigueur du gymnaste, l'aisance et la souplesse des maîtres de l'épée, la solidité et l'élégance du cavalier. Laissez donc surtout les écoliers à leurs jeux, aux courses au grand air pendant lesquelles l'esprit peut vagabonder à son aise.

Les *exercices difficiles* doivent être réservés à l'adolescence, aux hommes faits qui ne sauraient se contenter de simples jeux et dont l'esprit veut toujours rester actif et éveillé. Chez nous, on n'exagère pas l'œuvre de régénération au point de laisser l'intelligence faire grève et nos jeunes gens nous paraissent incapables de passer, comme les champions d'Oxford et de Cambridge, six semaines entières au bord d'une rivière retirée, soumis à un régime de jockey, et n'ayant, pour unique distraction de l'esprit, que le billard, les quilles, le palet, les courses et l'aviron.

Il faut remarquer aussi que les exercices les plus compliqués deviennent, à la longue, automatiques et finissent par ne plus nécessiter l'intervention cérébrale.

Prenons pour exemple l'équitation : que d'efforts inutiles, au début, chez l'apprenti cavalier roidi sur sa monture et dont le visage contracté décèle bien une situation énervante et pénible ; mais la scène change lorsqu'il est devenu cavalier consommé et absolument maître de sa monture ; rien n'est alors plus reposant pour l'esprit et le système nerveux surmenés par les exigences de la vie « à outrance » qu'une paisible promenade à travers champs et bois.

Le choix des exercices du corps est avant tout une question de tact et de mesure, dans laquelle il ne faut pas considérer exclusivement l'exercice lui-même, mais aussi la personne qui doit le pratiquer. L'*âge,* la *constitution,* le *sexe,* la *profession* sont des facteurs importants dont il faut tenir le plus grand compte.

Une des premières questions que se pose un père de famille intelligent et désireux de mener à bien l'éducation physique de ses enfants, est celle-ci : *A quel âge convient-il de commencer les exercices musculaires chez un enfant ?* Dans la première enfance, l'intéressant sujet n'a pas besoin de leçons pour remuer ses petits membres et il faut avoir grand soin de ne pas serrer son maillot afin de lui laisser la liberté d'exécuter cette gymnastique naturelle. Il est même très utile, à chaque toilette de l'enfant, de laisser ses jambes nues, complètement libres pendant quelques minutes, en prenant la précaution d'allumer un bon feu lorsque la saison l'exige. Vous voyez alors le petit être étendre ses jambes, puis les fléchir et les lancer dans tous les sens, avec accompagnement de contorsions du tronc, et de témoignages de bonheur qui se traduisent par force mouvements des bras ramenés avec vigueur vers la poitrine. Ah ! qu'il serait utile de faire quelques bonnes démonstrations d'hygiène à ces pauvres paysans de l'Auvergne et de la Bretagne qui roulent une longue bande depuis la tête jusqu'aux pieds de leurs nourrissons, paralysant ainsi tous leurs mouvements !

Vers l'âge de trois ans, l'enfant (pour lequel on a pris la sage précaution de ne pas favoriser la marche avant que les membres inférieurs ne soient capables de soutenir le poids du corps sans s'incurver) commence à courir, à gambader, à sauter, à grimper. Il faut favoriser ses premiers jeux, ne pas se plaindre de sa turbulence, le laisser grimper et se remettre tout seul sur ses pieds lorsqu'il a fait quelque chute. Vers quatre ans, on peut lui apprendre à faire la culbute, à sauter un fossé peu large, à faire tourner la mécanique d'un cheval, à jouer avec une balle, ou pousser un cerceau devant lui. Ces jeux développent les muscles, éveillent l'appétit, donnent de l'adresse et du courage.

L'enfant pusillanime et maladroit, qui crie à la moindre chute et craint le mouvement, qui reste inerte pendant des heures, assis devant une table, ou couché dans un demi-sommeil, aura toutes les chances de devenir lymphatique, chétif et débile.

Lorsque l'écolier atteint sa dixième année et que ses études commencent à devenir sérieuses, le moment est venu de songer à développer le physique afin de favoriser l'évolution intellectuelle. A cet âge conviennent les longues courses, les jeux qui exercent les membres supérieurs, tels que la balle, les boules, le lawn-tennis et le jeu de paume, deux leçons par semaine de gymnastique proprement dite, l'équitation en hiver et la natation en été. Vers dix-huit ans, on ajoutera à ce programme la vélocipédie, l'escrime et le canotage.

Point n'est besoin de faire comprendre que la base de l'éducation physique de la jeune fille doit s'écarter par plusieurs points du programme que nous venons de tracer pour les garçons ; elle est de complexion plus fine et plus délicate, donc les exercices doivent être moins violents, plus gradués, appliqués avec plus de tact et de mesure ; son système nerveux est plus développé, il faut le ménager, le modérer et les exercices corporels en deviendront le régulateur par excellence. La gymnastique est devenue obligatoire dans les écoles de jeunes filles où les récréations doivent être entrecoupées par des *exercices sans appareils*. Cette innovation, introduite sous le ministère de M. Jules Ferry, sera fertile en résultats et nous la considérons comme un excellent remède préventif contre la névropathie, la chlorose et le lymphatisme, tristes affections qui ont désolé tant de familles.

Les promenades au grand air, les jeux, la danse (de préférence pendant le jour) et, avec quelques précautions, l'équitation, voire même la vélocipédie, sont les exercices les plus propres à préserver la femme des misères inhérentes à son sexe.

Dans l'âge mûr, l'homme, surtout lorsqu'il a une certaine prédisposition à l'obésité, ne se désintéressera pas des exercices corporels : la course, la chasse, la natation, l'équitation, la vélocipédie exerceront ses muscles, tout en lui procurant une distraction agréable et amèneront une utile détente de ses facultés intellectuelles.

Les tempéraments sanguins dont la tête se congestionne facilement après les repas, dont l'esprit devient lourd à certains moments de la journée, exécuteront régulièrement les exercices de la gymnastique de chambre de Schreber.

Les *conditions hygiéniques* dans lesquelles doivent se pratiquer les exercices corporels ont été très nettement déterminés par Leblond qui a formulé, à cet égard, les préceptes suivants :

1° Les exercices violents ou excessifs sont nuisibles à la santé. L'expérience enseigne que la plupart de ceux qui abusent de leurs forces sont enlevés à la fleur de l'âge ou du moins ne parviennent pas à un âge avancé.

2° Les exercices musculaires conviennent à tous les âges, les plus doux aux enfants et aux vieillards, les plus énergiques aux adolescents et aux hommes faits.

3° Les exercices modérés sont favorables au développement des organes chez la femme.

4° Le tempérament nerveux et le tempérament sanguin sont, de tous les tempéraments, ceux qui exigent le plus l'emploi des exercices musculaires actifs, tandis que les exercices mixtes et passifs sont ceux qui conviennent davantage au tempérament bilieux.

5° Les exercices doivent être en rapport avec la force et les habitudes antérieures de l'individu.

6° Les diverses positions sociales réclament à différents degrés l'emploi des exercices du corps. Il est évident en effet que ceux qui, par leur profession, sont astreints à un rude labeur, font par cela même de l'exercice.

7° Les exercices doivent être moins énergiques dans les saisons chaudes et sous les climats chauds que pendant les saisons froides et sous des climats froids.

8° Les exercices très actifs ne doivent être pris qu'avant les repas ou au moins trois heures après, lorsque la digestion a fini de s'accomplir; ils doivent être quittés environ une demi-heure avant de prendre la nourriture.

9° Il faut, pendant la durée des exercices actifs, faire usage de vêtements amples laissant le corps libre de toute entrave.

10° On ne doit jamais passer brusquement de l'état de repos absolu à celui d'activité, ni de l'état actif à l'état de repos. Il est nécessaire de ménager les transitions et de procéder conformément aux principes de la nature.

11° Autant que possible, les exercices du corps doivent être pris en plein air, le sol étant constitué par de la terre battue.

CHAPITRE XXIII

LES AFFECTIONS DES MUSCLES

Myosite. — L'inflammation du tissu musculaire porte le nom de *myosite* et consiste principalement dans la transformation granuleuse et la désagrégation de la substance contractile ; il est excessivement rare que cette inflammation survienne primitivement et d'une façon aiguë dans les muscles : ceux-ci, malgré leur position souvent superficielle et l'importance qu'ils ont dans l'économie, sont, de tous les tissus, les moins susceptibles de devenir malades pour leur propre compte.

Dans presque toutes les *myosites*, la *lésion primitive siège dans le système nerveux*. Cela n'a rien qui doive surprendre quand on connaît les étroites relations qui existent entre le nerf et le muscle, dont on a fait, à juste titre, les éléments constitutifs d'un seul et même système, le *système névro-musculaire*.

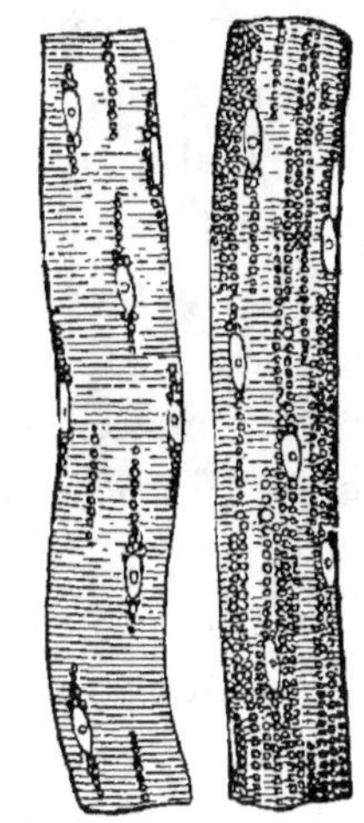

Fig. 139. — Examen microscopique d'un muscle strié atteint de dégénérescence graisseuse.

Un groupe de muscles est-il *contracturé* ou *paralysé*, la cause initiale de cette *contracture*, de cette *paralysie* se trouve dans le système nerveux ; en réalité, l'affection est *névro-musculaire*.

Le tissu musculaire présente aussi des altérations profondes, des *dégénérescences*, des *atrophies* dans certaines maladies fébriles graves (fièvre typhoïde), dans quelques maladies chroniques (scorbut) ou dans plusieurs formes d'empoisonnements lents (plomb) (fig. 139).

Myalgie ou rhumatisme musculaire. — Une affection très fréquente et véritablement propre au tissu musculaire est la *myalgie* ou *rhumatisme musculaire*.

A l'état sain, le muscle est peu sensible par lui-même ; ce fait, bien connu des physiologistes, se vérifie souvent dans la pratique chirurgicale et Bichat a fait remarquer depuis longtemps que les muscles coupés transversalement dans les amputations ou dans les expériences sur les animaux, ne font éprouver aucun sentiment pénible bien remarquable, tandis qu'il suffit de léser le moindre filet nerveux pour déterminer une douleur atroce.

Mais lorsqu'un groupe de muscles a été exposé à l'action prolongée et irritante du froid, que ses fibres ont été distendues, rompues, ou ont subi l'influence encore mal connue du rhumatisme, alors la scène change : le moindre mouvement, la plus légère pression deviennent excessivement douloureux et produisent une sensation déchirante qui arrache des cris au patient. La douleur peut même survenir spontanément, dans le repos absolu ; elle est alors sourde, continue, et par instants, entrecoupée par des élancements aigus.

Le *rhumatisme musculaire* a son siège de prédilection dans certains muscles superficiels : le deltoïde, le trapèze, le sterno-cléido-mastoïdien, et la masse des muscles sacro-lombaires. Le rhumatisme du sterno-cléido-mastoïdien et de quelques autres muscles du cou amène une inclinaison latérale de la tête, compliquée d'un mouvement de rotation du cou ; cette attitude particulière porte le nom de *torticolis*.

Le *lumbago* (vulgairement *tour de reins*) est une affection douloureuse des lombes, ayant son siège principal dans les masses musculaires volumineuses de la région et causé tantôt par le froid (*lumbago rhumatismal*), tantôt par la distension ou déchirure des fibres musculaires à la suite d'un effort violent (*lumbago traumatique*). Des frictions avec l'eau-de-vie camphrée ou l'essence de térébenthine, et, au besoin, les douches de vapeur, l'application de ventouses scarifiées triomphent facilement de cette affection, fort commune chez les travailleurs exposés au froid humide ou ayant à soulever de lourds fardeaux.

Dans les cas graves, Trousseau aimait à employer le moyen suivant : il faisait étendre sur les parties douloureuses, une compresse imbibée d'essence de térébenthine et promener ensuite sur cette compresse un fer *modérément* chaud, jusqu'à ce que le malade éprouvât une sensation de cuisson. Ce moyen est énergique, mais doit être employé avec circonspection, autrement on court le risque d'amener une inflammation violente et même gangréneuse de la peau.

Convulsion, crampe, contracture et paralysie. — La *convulsion* est une contraction involontaire, inopportune et souvent excessive d'un ou de plusieurs muscles ; elle prend le nom de *spasme* lorsqu'elle affecte les muscles de la vie organique.

La *crampe* est une forme de convulsion prolongée s'accompagnant de douleurs vives, parfois atroces ; elle s'observe de préférence dans les muscles du mollet, dans les fléchisseurs des orteils ; on la constate aussi, mais plus rarement, dans les muscles de la main, de la mâchoire, du cou et du tronc.

Une position fixe trop longtemps conservée, des mouvements exagérés, une violente douleur, une fatigue excessive et l'action du froid provoquent la crampe : elle est surtout dangereuse chez les baigneurs dont elle paralyse les mouvements ; certaines personnes sont sujettes aux crampes qui se répètent chez elles avec la plus grande facilité. Cette affection s'observe en outre dans les maladies nerveuses, les empoisonnements, la période de début du choléra.

Les frictions sèches ou chloroformées, le massage, les bains combattent les crampes avec avantage. Les personnes sujettes aux crampes doivent éviter les positions qui les font récidiver de préférence : à ce sujet, Jules Simon recommande de suivre l'exemple d'un médecin de Manchester, qui, la nuit, frappé du retour de ses crampes dans la position horizontale, et de leur absence quand il dormait dans un fauteuil, les jambes pendantes et formant un plan incliné avec le reste du corps, fit construire un lit à plan incliné, et passa d'excellentes nuits, exemptes de douleurs, dans cette meilleure position.

La *contracture* est caractérisée par le raccourcissement durable des muscles ; elle s'observe dans les maladies nerveuses, à la suite des paralysies et de certaines myosites traumatiques ou rhumatismales.

La *paralysie* consiste dans la perte du mouvement et l'abolition plus ou moins prolongée de la contraction musculaire.

Elle se produit aussi bien dans les muscles striés, c'est-à-dire soumis à la volonté, que dans les muscles lisses qui sont soustraits à son action ; l'intestin et la vessie peuvent être paralysés de même que les membres et la face. La paralysie a sa source dans une lésion du système nerveux ; nous en ferons ailleurs l'histoire.

Trichinose. — Pour terminer cette étude des maladies des muscles, mentionnons la *trichinose* qui a son siège dans le tissu musculaire.

La *trichine* (*trichina spiralis*) est un ver nématoïde, long de 1 à 3 millimètres, blanchâtre, transparent; on peut le trouver enkysté dans tous les muscles rouges, excepté le cœur. Les muscles du tronc, le diaphragme, les intercostaux et la langue sont les premiers envahis par cet entozoaire tristement célèbre surtout en Allemagne, où il a fait de cruels ravages, grâce à l'ingestion de la viande de porc trichinée peu cuite; des épidémies de trichinose ont été observées aussi en Angleterre, en Amérique, en Suisse et dans les Indes. L'embryon de ce ver, introduit dans le tube digestif, se développe complètement en deux jours; au sixième jour les femelles ont des petits qui traversent les parois intestinales et sont, suivant les estimations les plus probables, enkystés dans les muscles au bout de quinze jours. Lorsque les trichines ne sont pas en nombre considérable dans l'intestin, les désordres qu'elles produisent sont assez peu importants pour ne pas attirer l'attention, et les kystes musculaires finissent par mourir sans avoir occasionné d'accidents.

Il est probable que les choses se sont ainsi passées en France, où l'on a constaté des viandes trichinées dont l'ingestion n'a pas été suivie d'accidents graves : de plus, la cuisson prolongée que l'on fait subir dans notre pays aux jambons semble aussi avoir contribué à nous préserver de ce redoutable fléau.

Lésions traumatiques des muscles. — La position superficielle et le volume considérable des masses musculaires de l'économie les exposent à de fréquentes *lésions traumatiques*. Les *piqûres* des muscles n'ont généralement pas de gravité et des expériences sur les animaux ont même démontré que le cœur pouvait être impunément traversé par une aiguille très fine. Les plaies par *instruments tranchants* ont plus de gravité lorsque le muscle se trouve sectionné dans toute son étendue, parce que les surfaces sectionnées s'écartent l'une de l'autre, en vertu de l'élasticité du tissu musculaire ; dans ces cas, il convient de les rapprocher par une suture, afin de faciliter la cicatrisation et la rendre plus rapide.

Sous l'influence d'un effort subit, excessif ou trop rapide, les fibres d'un muscle prises entre deux forces contraires peuvent se rompre ; ces *ruptures musculaires* surviennent dans le saut, la course, la lutte ou dans l'action de soulever un fardeau trop pesant ; elles se traduisent par une douleur subite, intense, comparée à celle qu'occasionne un *coup de fouet* vigoureusement cinglé. De là le nom de *coup de fouet* donnée à la rupture, assez fréquente au mollet d'un muscle mince, allongé et par conséquent fragile : le plantaire grêle.

Parfois l'aponévrose qui enveloppe un muscle se rompt et à travers l'ouverture ainsi produite s'engagent les fibres charnues du muscle ; il en résulte sous la peau une tumeur molle, plus ou moins réductible et qui durcit chaque fois que le muscle se contracte. Cette *hernie musculaire* se produit généralement à la suite d'une contraction excessive du muscle et s'accompagne d'un craquement particulier que Mourlon a comparé, chez un cavalier, à un coup de pistolet.

Si des muscles proprement dits nous passons à l'étude des *affections des tendons*, nous aurons tout d'abord à entrer dans quelques détails au sujet des *sections tendineuses*.

Il est curieux, en effet, de savoir comment se comportent les deux bouts d'un tendon sectionné complètement : le bout périphérique n'étant plus en rapport avec le muscle, reste au niveau de la plaie des téguments, mais le bout central, sous l'influence de la contraction musculaire, se rétracte dans la gaine tendineuse et se trouve entraîné souvent fort loin du bout périphérique ; quelquefois, l'écartement est de plusieurs centimètres. Dans ces cas, le chirurgien est obligé de pratiquer d'assez longs débridements pour atteindre le bout rétracté et le suturer avec l'autre, opération délicate dont dépend le retour du mouvement dans la partie du membre à laquelle correspond le tendon sectionné.

Les tendons peuvent aussi se rompre ou être arrachés de leur point d'insertion à l'os, sous l'influence d'une énergique contraction des muscles : les coureurs, les danseurs, les gymnastes et les bateleurs sont exposés à la rupture des tendons et particulièrement à celle du tendon d'Achille ; l'arrachement du tendon rotulien se produit aussi assez souvent dans l'extension forcée et brusque de la jambe sur la cuisse. Chez certains sujets prédisposés, il n'est même pas nécessaire d'une contraction musculaire très énergique pour arriver à la rupture ou à l'arrachement d'un tendon. Ainsi, Desprès a rapporté l'histoire d'une femme dont le tendon rotulien se déchira pendant qu'elle montait un escalier ; Henck a observé un tambour qui se rompit le tendon du long extenseur du pouce en battant la retraite.

La gaine qui entoure les tendons est susceptible d'inflammation ; quand elle se produit, le tendon ne glisse plus à frottement doux, mais produit, au contraire, une crépitation douloureuse, désignée quelquefois sous le nom d'*aï*. Il suffit, pour percevoir très nettement ce frottement, d'appliquer la paume de la main sur la gaine malade et de prier le patient d'exécuter quelques mouvements du muscle intéressé : la crépitation qui se produit ainsi a été comparée avec beaucoup de justesse au bruit fait par l'amidon que l'on froisse entre les doigts, ou la neige gelée que l'on écrase sous les pieds.

L'*aï* s'observe principalement au poignet, sur le trajet de la gaine des muscles radiaux, court extenseur et long abducteur du pouce. C'est une affection professionnelle assez douloureuse, qui s'observe surtout à la suite de flexions répétées du poignet : j'en ai constaté un grand nombre chez les ouvriers qui, pendant dix heures de la journée, frottent les pianos pour les vernir et chez les corroyeurs qui se livrent à un travail analogue sur les peaux.

J'emploie, de préférence, pour guérir rapidement cette affection, le vésicatoire qui agit comme révulsif et présente en outre l'avantage de forcer les muscles à garder une immobilité salutaire ; ainsi traitée, la crépitation douloureuse des tendons ne dure que trois à cinq jours.

Tableau résumant les caractères les plus importants des principales affections des muscles et des tendons.

I. Affections des *muscles* survenant *spontanément* et causées par	Inflammation.	*Myosite.* Transformation granuleuse et désagrégation de la substance contractile. — Survient peu spontanément dans les muscles; est presque toujours le résultat d'une lésion siégeant *primitivement* dans le système nerveux. Produit des *dégénérescences musculaires* dans la fièvre typhoïde, le scorbut, l'empoisonnement par le plomb.
	Exagération de la sensibilité musculaire.	*Myalgie ou rhumatisme musculaire.* Sous l'influence du froid ou du rhumatisme, certains groupes musculaires deviennent très douloureux. Le *torticolis* et le *lumbago* sont souvent une des formes du rhumatisme musculaire.
	Exagération et perversion de la contraction musculaire devenue involontaire.	*Convulsion.* Contraction musculaire involontaire, inopportune et parfois excessive. *Crampe.* Contraction prolongée de certains groupes de muscles, *très douloureuse.* *Contracture.* Raccourcissement durable des muscles.

I. Affections des *muscles* survenant *spontanément* et causées par

Abolition de la contraction musculaire.

Paralysie. Perte du mouvement. A son origine dans une lésion du système nerveux.

Entozoaire s'enkystant dans les muscles.

Trichinose. Causée par un ver nématoïde introduit par l'alimentation et dont les petits, traversant l'intestin, vont finalement s'enkyster dans les muscles.

II. Affections traumatiques des *muscles,* causées par une violence extérieure.

Piqûres. Peu graves et se cicatrisent rapidement.

Plaies par instruments tranchants. Les lèvres de la plaie s'écartent par suite de l'élasticité musculaire, ce qui entrave la cicatrisation et nécessite le rapprochement par une suture des parties sectionnées.

Ruptures musculaires. Sont le résultat d'une contraction musculaire trop forte et trop brusque; occasionnent une douleur très vive (*coup de fouet*).

Hernies musculaires. Tumeurs sous-cutanées molles, mais se durcissant par la contraction du muscle, produites par une rupture de l'aponévrose d'enveloppe qui a donné passage aux fibres musculaires.

III. Affections des *tendons* causées par

Inflammation. La gaine d'enveloppe du tendon présente une crépitation douloureuse ou *aï*.

Traumatisme (violences extérieures).

Sections tendineuses. Le bout central se rétracte dans la gaine tendineuse et est difficile à trouver lorsqu'il s'agit de le rapprocher du bout périphérique pour les suturer l'un à l'autre.

Ruptures et arrachement des tendons. S'observent surtout au tendon d'Achille et au tendon rotulien.

TABLE DES MATIÈRES

DEUXIÈME PARTIE

LES ARTICULATIONS

TROISIÈME PARTIE

LES MUSCLES ET LES EXERCICES PHYSIQUES

TABLE ALPHABÉTIQUE

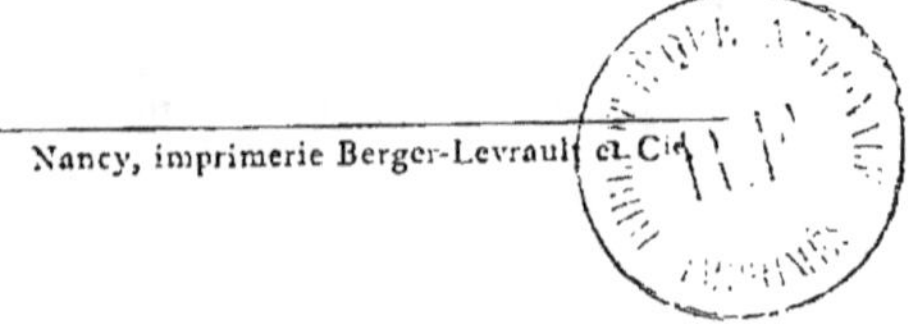

Nancy, imprimerie Berger-Levrault et Cie